全国高职高专创新教育"十三五"规划教材·护理类

病理学

主　编　郭红丽　张　骞

副主编　舒文环　关　鑫　陈　刚

编　委　（以姓氏汉语拼音为序）

陈　刚　滨州市人民医院

陈晓庆　莱芜职业技术学院

付丽梅　滨州市人民医院

郭红丽　滨州职业学院

关　鑫　泰山护理职业学院

黄书娟　沧州医学高等专科学校

孟卓然　云南中医学院

舒文环　滨州职业学院

孙静静　秦皇岛市卫生学校

王娜娜　滨州医学院附属医院

王汝峰　沧州医学高等专科学校

万小娟　济南护理职业学院

张　骞　滨州医学院

西安交通大学出版社
XI'AN JIAOTONG UNIVERSITY PRESS

内容简介

《病理学》主要介绍与护理专业相关的病理学知识,本教材分理论知识和实验指导两部分。理论知识共十二章,从第一章至第五章为总论,包括疾病概论,细胞和组织的适应、损伤与修复,局部血液循环障碍,炎症及肿瘤等内容,主要介绍各种疾病发生发展过程中的共同规律;从第六章至第十二章为各论,包括心血管系统疾病、呼吸系统疾病、消化系统疾病、泌尿系统疾病、乳腺与女性生殖系统疾病、内分泌系统疾病及传染病与寄生虫病等内容,主要阐述机体各系统不同组织和器官的常见疾病及病理过程中的特殊规律及防护原则。实验指导部分共设计炎症、肿瘤等十一个实验内容。

图书在版编目(CIP)数据

病理学/郭红丽,张骞主编. —西安:西安交通大学出版社,2016.7(2021.7重印)
ISBN 978 - 7 - 5605 - 8733 - 2

Ⅰ.①病… Ⅱ.①郭… ②张… Ⅲ.①病理学-高等职业教育-教材 Ⅳ.①R36

中国版本图书馆 CIP 数据核字(2016)第 157276 号

书 名	病理学
主 编	郭红丽 张 骞
责任编辑	田 滢
出版发行	西安交通大学出版社
	(西安市兴庆南路1号 邮政编码 710048)
网 址	http://www.xjtupress.com
电 话	(029)82668357 82667874(发行中心)
	(029)82668315(总编办)
传 真	(029)82668280
印 刷	西安五星印刷有限公司
开 本	787mm×1092mm 1/16 印张 17.125 字数 415千字
版次印次	2016年11月第1版 2021年7月第5次印刷
书 号	ISBN 978 - 7 - 5605 - 8733 - 2
定 价	52.80 元

读者购书、书店添货,如发现印装质量问题,请与本社发行中心联系、调换。
订购热线:(029)82665248 (029)82665249
投稿热线:(029)82668803
读者信箱:xjtumpress@163.com

版权所有 侵权必究

前　言

为积极响应教育部《高等职业教育创新发展行动计划(2015-2018年)》的号召,适应新形势下全国高职高专护理专业教育改革和发展的需要,根据高职高专护理专业人才培养目标,结合护理专业职业岗位能力分析,我们组织全国高职高专院校从事教学一线工作的优秀教师,编写了这本全国高职高专创新教育"十三五"规划教材——《病理学》。本书旨在指导学生学习病理学基础知识的同时,着力培养学生的自主学习能力、创新能力及岗位实践运用能力。

病理学是护理专业重要的基础课程之一,在整个课程体系中起着承前启后的"桥梁性"作用。该课程主要介绍与护理专业相关的病理学知识,包括常见病理过程及疾病的病因、发病机制、病理变化、病理临床联系和转归等。本教材分理论知识和实验指导两部分。编写过程中我们遵循三基(基本理论、基本知识、基本技能)、五性(思想性、科学性、先进性、启发性、适用性)、三特定(特定对象、特定要求、特定限制)的原则,坚持知识以够用为原则的编写理念,增强教材的科学性和适用性。在本书编写过程中,考虑到高职高专护理专业教学特点以及护士执业考试的要求,借鉴了我国相关教材的编写特点和护士资格证考试大纲及考试题型,突出教材中的病理基础知识部分,力求使其成为护士各类考试应试的重要参考书之一。

本教材以学习目标为导引,展开理论知识的学习,通过本章重难点小结进行归纳总结,最后以课后习题进行学习巩固和目标检测,使每一个学习单元形成一个完整的整体。

本书由来自全国高职高专院校的一线教师进行编写,由于我们的学术水平和编写能力有限,书中难免有疏漏和错误,恳请广大师生提出宝贵意见,以便我们今后进行修订和完善。

编　者

2016 年 3 月

目　录

上篇　理论知识

下篇 实验指导

绪　　论

一、病理学的任务和内容

病理学是研究人体疾病发生、发展规律的一门科学。该课程主要介绍与护理专业相关的病理学知识,包括常见病理过程及疾病的病因、发病机制、病理变化、病理临床联系和转归等,揭示疾病的发生发展规律,阐明其本质,为疾病的防护提供科学的理论和实验依据。本教材分理论知识和实验指导两部分。上编为理论知识,共十二章,从第一章至第五章为总论,包括疾病概论,细胞和组织的适应、损伤与修复,局部血液循环障碍,炎症及肿瘤等内容,主要介绍各种疾病发生发展过程中的共同规律,阐述疾病的基本病理过程;从第六章至第十二章为各论,包括心血管系统疾病、呼吸系统疾病、消化系统疾病、泌尿系统疾病、乳腺与女性生殖系统疾病、内分泌系统疾病及传染病与寄生虫病等内容,主要阐述机体各系统不同组织和器官的常见疾病和病理过程中的特殊规律及防护原则等。下编为实验指导,共设计炎症、肿瘤等十一个实验内容,与理论知识相辅相成、相互促进,力争做到理论与实验有机结合,以提高学生的临床应用能力。

二、病理学在医学中的地位和作用

病理学是护理专业重要的基础课程之一,在整个课程体系中起着承前启后的"桥梁性"作用。它除侧重从形态学角度研究疾病外,也研究疾病的病因学、发病学以及形态改变与功能变化和临床表现之间的关系。它以正常人体结构、正常人体功能等为基础,深入准确地分析疾病的病因和发生发展规律,探讨疾病的本质,同时也为以后学习相关临床护理课程打下坚实的理论基础。

病理学在对疾病的诊断方面有重要的意义。在临床诊疗中,除运用各种临床诊察、检验、治疗等方法对疾病进行诊治外,往往还必须借助于病理学的研究方法,如活体组织检查、尸体解剖检验以及脱落细胞学检查等,来对疾病进行观察研究,称诊断病理学。病理诊断具有直观性、客观性的特点,是最权威、最准确的诊断方法,也是最后的诊断。病理诊断在临床工作中也为医疗纠纷和法律纠纷提供了重要的诊断依据。因此,病理学在医学科学中具有十分重要的地位和作用。

三、病理学的研究方法

(一)尸体解剖检查

尸体解剖检查指对死者的遗体进行全面系统的病理解剖检查,简称尸检(autopsy),是病理学的基本研究方法之一。尸检的意义在于:①明确诊断,查明死因,通过对剖检器官和组织的肉眼及镜下观察,判断大体形态和组织细胞的形态结构变化,便于查明死亡原因,明确诊断结果,同时也可协助临床总结经验,提高诊疗水平;②为卫生防疫提供依据,及时发现和确诊某些传染病、地方病和流行病,为采取有效的防治措施而提供依据;③积累人体病理材料,开展对这些疾病的科研和医学教育工作;④为解决医疗事故及医疗纠纷提供法律依据。

(二)活体组织检查

活体组织检查指用局部切除、摘除、钳取、搔刮、穿刺针吸等手术方法,采取患者活体病变组织进行病理检查及诊断,简称活检(biopsy),是目前广泛采用的检查诊断方法之一。活检的意义在于:①准确、及时地对疾病作出诊断,为临床诊疗提供依据;②通过定期活检,观察疾病的动态变化,判断疾病的疗效及预后;③术中快速病理检查,尤其在对肿瘤良、恶性的鉴别方面,可为临床手术方案的选择提供重要依据。

(三)细胞学检查

细胞学检查指通过采集病变处细胞,经涂片、染色后进行观察诊断的方法。如食管拉网脱落细胞学检查可用于筛查早期食管癌,宫颈刮片脱落细胞学检查可用于筛查早期宫颈癌,甲状腺针吸细胞学检查可用于明确肿块性质等。另外,痰液、尿液、胸水、腹水等均可进行细胞学检查,其意义在判断肿瘤及进行良、恶性鉴别方面尤为重要。细胞学检查简便易行,被广泛应用于临床病理诊断及肿瘤的早期筛查,在诊断恶性肿瘤时,则另需活检进行验证,以确保诊断的准确性。

(四)动物实验

动物实验指通过在动物身上复制某些人类疾病的模型,来对疾病进行病因、发病机制、病理改变、疾病转归及药物疗效等方面研究的方法。此方法的优点在于可以弥补人体观察之受限和不足,但动物与人体之间毕竟存在种种差异,因此不能将动物实验的结果直接套用于人体,仅可作为研究人体疾病的参考。

(五)组织培养与细胞培养

组织培养与细胞培养指将组织或细胞用适宜的培养基在体外进行培养,并观察在各种病因作用下组织、细胞病变的发生发展情况,如细胞的癌变、肿瘤的生长、病毒的复制、染色体的变异等的方法。这种方法具有周期短、见效快、节约研究时间、易于控制、避免体内复杂因素干扰等优点,是很好的研究方法之一。

四、病理学的观察方法

(一)大体观察

大体观察主要运用肉眼、量尺及各种衡器等辅助工具,对所检标本及其病变性状(大小、形态、色泽、重量、硬度、表面及切面状态、病灶特征等)进行细致的观察和检测。借助这种方法能确定或大致确定疾病的诊断或病变性质(如肿瘤的良恶性等)。

(二)组织学观察

组织学观察是将病变组织制成厚数微米的切片,染色后用显微镜观察其细微病变特点的手段,采用组织学观察能千百倍地提高肉眼观察的分辨能力,以加深对疾病和病变的认识,是最常用的观察和研究疾病的手段之一。

（三）细胞学观察

采集病变部位的细胞，如脱落细胞、空针穿刺吸取的细胞、体腔积液中分离所含的病变细胞等，制成细胞学涂片，进行显微镜检查。此方法常用于肿瘤（如肺癌、子宫颈癌、乳腺癌等）和其他疾病的早期诊断。

（四）超微结构观察

运用透射及扫描电子显微镜对组织、细胞的内部和表面超微结构进行更细微的观察，其分辨率较光学显微镜高千倍以上，即可以从亚细胞（细胞器）或大分子水平上认识和了解细胞的病变特点。这是迄今最细致的形态学观察方法。

（五）组织化学和细胞化学观察

应用某些化学试剂对组织、细胞进行特殊染色，利用其可以特异性结合的特点，来观察组织、细胞内的某些化学成分（如蛋白质、酶类、核酸、糖原等）的分布状况，如苏丹Ⅲ染色可显示细胞内的脂肪成分，磷钨酸苏木素染色（PTAH）可显示横纹肌肉瘤胞浆内的横纹等。

此外，随着免疫学技术的进步，还可运用免疫组织化学和免疫细胞化学的方法，了解组织、细胞的免疫学性状，这对于疾病的研究和诊断都有很大帮助。

五、病理学的发展简史

病理学的发展与其他自然科学的发展及人类认识自然的能力关系密切。早在古希腊时期，西方医学之父希波克拉里就创立了液体病理学，认为人体疾病的发生与血液、黏液、黄胆汁和黑胆汁四种基本液体的失衡有关。直到18世纪中叶，意大利医学家莫尔加尼根据积累的尸检材料创立了器官病理学，认为不同疾病是由相应器官的形态改变引起的。19世纪中叶，德国病理学家魏尔啸在显微镜的帮助下，首创了细胞病理学，他认为一切疾病的基础在于细胞的演变和功能障碍。这一学说对医学的发展贡献巨大，至今还继续影响着现代医学的理论和实践。

我国在秦汉时期的《黄帝内经》中就有关于疾病的发生和死亡后解剖的记载；隋唐时代巢元方的《诸病源候论》中对疾病的病因和表现有较为详尽的论述；南宋时期著名法医学家宋慈的《洗冤集录》中有对尸体解剖检验、伤痕病变、中毒鉴定的记载，是世界上最早的一部法医学著作。这些著名的医学论著对病理学的发展作出了巨大的贡献。

20世纪中叶以来，随着电子显微镜、流式细胞术等一系列新技术、新方法的问世，病理学发展迅速，相继出现了超微病理学、分子病理学、免疫病理学、遗传病理学等分支学科，使病理学从细胞和亚细胞水平，深入到分子水平、遗传水平去认识有关疾病，研究其病因和发病机制，为许多疾病的防治开辟了新的前景。

作为一个发展中国家，我国的疾病和疾病谱具备自己的特点。在几代病理学家的带领和努力下，我国在诸如肿瘤、传染病、寄生虫病、地方病的防治方面已经取得了长足的进步。但根据我国目前的实际情况，仍既要充分学习、借鉴世界上的新方法、新技术，同时又得不断创新开拓自己的新方法、新技术，以使我国病理学的发展居于世界先进列，为医学事业的发展和人类的健康作出应有的贡献。

（郭红丽）

上篇 理论知识

第一章　疾病概论

学习目标

1. 掌握健康和疾病的概念；症状和体征的概念与区别；脑死亡的概念和判断标准。
2. 熟悉疾病的病因、条件、经过和结局。
3. 了解疾病发生的一般规律和机制；植物状态和脑死亡的区别。

第一节　健康、亚健康与疾病

一、健康

世界卫生组织（World Health Organization，WHO）指出，健康（health）不仅是指机体没有疾病和不虚弱，而且是身体、心理和社会功能三方面的完满状态，它包括躯体健康、心理健康、道德健康和良好的社会适应能力。

二、亚健康

亚健康（sub-health）是介于健康和疾病之间的一种生理功能低下状态，常表现为疲乏无力、头昏头痛、肌肉及关节酸痛、胸闷心悸、睡眠紊乱、食欲不振等，又有"次健康"或"第三种状态"之称。导致亚健康状态的原因有饮食不合理、缺乏运动、作息不规律、睡眠不足、精神紧张、心理压力大、长期不良情绪影响等。亚健康既可以恢复为健康状态，也可以发展为多种疾病，因此对于亚健康状态的早期评估和及时干预尤为重要。

知识链接

亚健康状态的分类

根据亚健康状态的临床表现，可将其分为以下三类：①躯体亚健康状态，以躯体症状为主，如疲劳、睡眠紊乱或疼痛等表现；②心理亚健康状态，以精神心理症状为主，如抑郁寡欢、焦躁不安、急躁易怒、短期记忆力下降或注意力不能集中等表现；③社会交往亚健康状态，以社会适应能力下降为主，如人际关系紧张或人际交往频率减低等表现。上述3条中的任何一条持续发作3个月以上，并且经系统检查排除可能导致上述表现的疾病者，可分别被判断为处于躯体亚健康、心理亚健康或社会交往亚健康状态。临床上，上述3种亚健康表现常常相兼出现。

三、疾病

疾病(disease)是指机体在一定病因作用下自稳调节紊乱而发生的异常生命活动过程。疾病发生时机体可出现一系列形态结构和功能、代谢的改变,常表现为异常的临床症状和体征。症状是指患者主观的异常感觉,如头痛、烦躁、心悸、焦虑等。体征是医生给患者进行体格检查时的客观发现,如心脏杂音、肝脾肿大等。存在于不同疾病中的共同的、成套的形态结构和功能、代谢的异常变化称为病理过程,如充血、炎症、发热、休克等。

第二节　疾病发生的原因和条件

一、疾病发生的原因

疾病发生的原因是指能引起疾病并决定疾病特异性的因素,简称病因。病因的种类很多,一般可分为以下几类。

(一)生物因素

生物因素是最常见的致病因素,主要包括各种病原微生物(如细菌、病毒、真菌、支原体、衣原体、螺旋体、立克次体等)和寄生虫(如原虫、蠕虫、线虫等)。此类因素侵入人体后是否致病,与其侵入人体的数量、毒力、侵袭力以及机体的免疫功能状态有关。尽管不同病原微生物引起疾病的机制不同,但都有其一定的入侵途径、作用部位和病变特点。

(二)物理因素

物理因素主要包括高温、低温、噪音、电离辐射、气压变化、机械性损伤等。其引起疾病的特点与该因素的作用强度、持续时间及作用部位有关,疾病发生常无潜伏期或潜伏期较短。

(三)化学因素

化学因素主要包括强酸、强碱、有机磷农药、一氧化碳、四氯化碳、蛇毒、蜂毒等。此类因素的致病程度主要取决于毒物的浓度、作用持续时间以及作用部位。许多化学毒物对引起损伤的组织器官具有一定的选择性作用,如四氯化碳主要引起肝损伤,强酸、强碱引起接触部位的损伤,一氧化碳引起缺氧而致损伤等。

(四)免疫因素

机体的免疫反应在一定程度上可抵御病原微生物的侵袭,但免疫过度或免疫低下则可引起组织、细胞的损伤和功能障碍。因免疫功能异常所导致的疾病称为免疫性疾病,主要包括:①自身免疫性疾病,如类风湿性关节炎、系统性红斑狼疮等;②超敏反应性疾病,如青霉素过敏、支气管哮喘、荨麻疹等;③免疫功能低下或免疫缺陷病,如艾滋病、感染、肿瘤等。

(五)先天因素

先天因素指能够影响胎儿发育的有害因素,由这类因素引起的疾病称为先天性疾病。如妊娠早期感染风疹病毒可致胎儿先天性心脏病的发生,某些可通过胎盘的药物或过量 X 线照射均可引起胎儿先天性损害。

(六)遗传因素

遗传因素指由遗传缺陷所致,包括遗传性疾病和遗传易感性。前者多因染色体异常或基因突变所致,如血友病、白化病、21-三体综合征等;后者是指在一定的环境因素下,对患某种疾病具有一定的遗传倾向,如糖尿病、原发性高血压、精神分裂症、某些肿瘤等。

(七)营养因素

营养物质缺乏可引起疾病,如儿童缺钙引起佝偻病,饮食缺碘引起地方性甲状腺肿,维生素A缺乏引起夜盲症等。营养过剩同样也会导致机体的代谢与功能障碍而引起疾病,如营养物质大量摄入引起的肥胖症、高脂血症、儿童维生素中毒等。

(八)心理及社会因素

长期焦虑、紧张、忧伤等不良情绪可导致多种心身疾病的发生,如高血压、应激性溃疡、神经官能症等。社会环境、生活、劳动、卫生条件等都与疾病的发生有着密切的关系。近年来,心理及社会因素引起的疾病越来越受到人们的重视。

二、疾病发生的条件

疾病发生的条件是指影响病因作用机体的各种因素,如环境因素、机体状况等。条件不会直接引起疾病,但可促进疾病的发生和发展,如酗酒是高血压病引起脑出血的条件之一,抵抗力下降是机体感染结核杆菌后致结核病发生的条件之一,上消化道出血可促使肝硬化患者肝性脑病的发生。这种促使某一疾病发生或发展的因素称为诱因,诱因属于条件的范畴。

同一因素对一种疾病来说是条件,对另一种疾病来说则可能是病因,如营养不良是结核病发生的条件,同时营养不良也是引起佝偻病的病因。因此,病因和条件是对某一特定疾病而言,临床及护理工作中应根据实际情况进行具体分析和研究。

第三节　疾病发生的一般规律与基本机制

一、疾病发生的一般规律

疾病发生的一般规律是指各种疾病过程中共同的、普遍存在的基本规律,主要包括以下三个方面。

(一)损伤与抗损伤

损伤与抗损伤贯穿于疾病过程的始终,两者常常同时出现,既相互对立又相互联系,两者之间的对抗关系决定疾病的发生、经过和发展方向。损伤既可以是病因引起的原发性损伤,也可以是在疾病过程中出现的继发性损伤。抗损伤是指机体针对损伤而发起的代偿和防御反应。当损伤占优势时,疾病趋于恶化,甚或引起死亡;当抗损伤占优势时,病情好转,乃至痊愈。损伤与抗损伤之间也可以相互转化,因此在临床及护理工作中,应积极消除或减弱损伤反应,同时保护和加强抗损伤反应,使病情尽快趋于好转。

(二)因果转化

在疾病发生、发展的过程中,原始病因(因)作用于机体产生相应的损伤结果(果),这些损伤结果在一定的条件下又可以作为病因引起新的损伤,这种因果的相互转化及交替推动着疾病的发展。如外伤所致大出血,引起血容量减少,心排出量减少,动脉血压下降,反射性引起交感神经兴奋,缩血管物质作用增强,血管收缩,回心血量减少,心输出量进一步减少,动脉血压进一步下降,以上过程交替转化将出现恶性循环,最终使病情恶化,甚至导致患者死亡。因此,在临床及护理工作中应积极采取有效措施,预防因果转化及恶性循环的发生,及时妥善治疗,使疾病向康复方向转化。

(三)局部与整体

疾病可以表现为局部病变和全身反应,局部与整体之间的关系非常密切。局部病变可以通过神经-体液等途径影响全身反应,而机体整体的功能状态也可以影响局部病变的发展。如化脓性扁桃体炎,严重时可引起发热、白细胞水平升高等全身反应;当机体抵抗力降低时,病菌也可趁机侵袭机体引起化脓性扁桃体炎。因此,正确认识局部和整体之间的关系,对临床治疗及护理均具有重要指导意义。

二、疾病发生的基本机制

疾病发生的基本机制是指在各种疾病发生过程中存在的一些共同机制,主要包括以下四个方面。

(一)神经机制

神经机制是指病因通过影响神经系统而使疾病发生的机制。如脊髓灰质炎病毒可直接引起脊髓灰质前角运动神经元损伤,导致小儿麻痹症的发生。病因也可以通过影响神经反射来引起相应组织、器官的代谢和功能变化,或者抑制神经递质的合成、释放和分解,促进致病因子与神经递质的结合,减弱或阻断正常递质的作用等而致病。如早期精神紧张、焦虑、烦恼导致大脑皮质功能紊乱,皮质与皮质下功能失调,导致内脏器官功能障碍。

(二)体液机制

体液机制是指病因通过引起体液质和量的变化,致使体液调节障碍及内环境紊乱而使疾病发生的机制。该机制常由各种体液因子数量或活性的变化引起,它包括各种全身性体液性因子(如肾上腺素、去甲肾上腺素、前列腺素等)和局部性体液因子(如内皮素、某些神经肽等)以及细胞因子(如肿瘤坏死因子、白介素)等。体液因子常通过以下三种方式作用于靶细胞:①内分泌(endocrine),内分泌细胞分泌的化学物质,通过血液循环运输到身体各部远距离靶细胞中发挥作用,如激素等;②旁分泌(paracrine),某些细胞分泌的信息分子只能对邻近的靶细胞起作用,如神经递质等;③自分泌(autocrine),细胞只能对自身分泌的信息分子起反应,即分泌细胞和靶细胞为同一细胞,如许多生长因子等。

疾病发生、发展过程中体液机制与神经机制常常同时发生,共同参与,故常称之为神经-体液机制。如长期精神高度紧张可导致大脑皮质和皮质下中枢功能紊乱,使交感肾上腺髓质兴奋,外周小血管收缩;同时,肾小动脉收缩,肾缺血,肾素-血管紧张素-醛固酮系统兴奋,血压升高。这就是在神经-体液机制共同作用下发生的高血压病。

(三)细胞机制

细胞机制是指病因作用于机体后造成某些细胞功能代谢障碍而发生疾病的机制。主要表现为：①病因对细胞的直接破坏作用，如创伤、病毒性肝炎等；②细胞膜或细胞器功能障碍，如缺氧所致钠泵(即 Na^+-K^+ATP 酶)功能障碍,造成细胞内 Na^+ 大量积聚,细胞水肿,甚至死亡；③细胞代谢障碍,如脂肪肝等。

(四)分子机制

分子机制是指病因通过引起分子水平的异常而使疾病发生的机制。近年来,通过对发病机制的研究,人们对疾病的本质有了更深刻的认识,出现了分子病理学(molecularpathology)。广义的分子病理学研究所有疾病的分子机制,狭义的分子病理学主要研究生物大分子(主要是核酸与蛋白质)在疾病中的作用。所谓分子病(molecular disease)是指由于 DNA 遗传变异引起的一类以蛋白质异常为特征的疾病。它主要分成以下几类：①受体病,由于受体基因突变使受体缺失、减少或结构异常而致的疾病称为受体病,可分为遗传性受体病(如家族性高胆固醇血症)和自身免疫性受体病(如重症肌无力)两种；②血浆蛋白和细胞蛋白缺陷所致的疾病,如镰刀细胞性贫血等；③酶缺陷所致的疾病,主要是指由 DNA 遗传变异引起的酶蛋白异常所致的疾病,如Ⅰ型糖原沉积病等；④膜转运障碍所致的疾病,这是一类由于基因突变引起的特异性载体蛋白缺陷而造成膜转运障碍的疾病,如胱氨酸尿症等。

第四节 疾病的经过和结局

一、疾病的经过

疾病是一个发展变化的过程,其经过一般包括以下四期。

(一)潜伏期

潜伏期是指从病因开始作用于机体到最初症状出现前的一段时期。通常传染病的潜伏期较为明显,从几天到几年,长短不一,但如创伤等有些疾病则无潜伏期。此期损伤与抗损伤相互斗争,患者可无明显症状。若抗损伤反应强过损伤作用,则疾病终止,反之疾病发展并出现症状,进入前驱期。因此,正确认识疾病的潜伏期对疾病实施有效防护具有重要意义。

(二)前驱期

前驱期是指从出现最初症状到典型症状出现前的一段时期。此期患者多表现为一些非特异性症状,如身体不适、低热、乏力、食欲不振等。早期发现前驱期症状,及时进行有效的治疗,有益于疾病的早期恢复。

(三)症状明显期

症状明显期是指疾病出现典型症状的这一段时期。此期出现的典型临床表现可为疾病的诊断提供依据,如糖尿病患者出现"三多一少"症状(多饮、多食、多尿、体重减轻),大叶性肺炎患者出现铁锈色痰等。此期持续的时间与病情的轻重及个体的反应性有关。

(四)转归期

转归期是指疾病走向终结的一段时期,也是疾病的最后阶段。疾病的转归主要取决于疾病过程中损伤与抗损伤的力量对比,以及是否采取及时有效的治疗,其转归包括康复和死亡两种形式。

二、疾病的结局

(一)康复

在疾病过程中,当抗损伤反应占优势时,病因被消除,机体转向康复。康复又分为完全康复和不完全康复两种。

1. 完全康复

完全康复是指病因去除,机体形态结构、功能和代谢完全恢复正常,临床症状和体征完全消失,机体的自稳调节及社会适应能力等完全恢复正常,又称完全痊愈。大多数疾病是可以完全康复的,但完全康复不等同于复原,如麻疹等疾病康复后机体可获得终生免疫。

2. 不完全康复

不完全康复是指损伤性变化得到控制,基本病理变化尚未完全消失,主要临床症状和体征消失,但机体形态结构、功能和代谢尚未完全恢复正常,机体需要通过代偿才能维持相对正常的生命活动,有时留下后遗症,如脑出血致肢体瘫痪、风湿性心瓣膜病致二尖瓣狭窄等。

(二)死亡

死亡是指生命活动的终结,可分为生理性死亡和病理性死亡两种,前者又称为老死,是指因衰老而致的生命活动的结束,后者是最常见的死亡类型。

1. 传统死亡的过程

长期以来,人们习惯上将呼吸、心跳永久性停止作为死亡的标志,传统上将死亡过程分三个阶段:①濒死期,是指脑干以上的神经中枢功能丢失或深度抑制,脑干以下神经中枢功能尚存,但因失去上位中枢的调控而处于紊乱状态,主要表现为意识模糊或丧失,反应迟钝或减弱,呼吸和循环功能进行性下降等;②临床死亡期,主要特点是延髓处于深度抑制和功能丧失状态,表现为呼吸和心跳停止,各种反射消失,但是组织、器官仍有微弱的代谢活动。濒死期和临床死亡期都属于死亡的可逆阶段,采取积极有效的抢救措施可使患者复活;③生物学死亡期,死亡过程的最后阶段,是不可逆的。此期机体各重要器官的新陈代谢相继停止,随即出现尸斑、尸僵和尸冷,最终腐烂、分解。

2. 脑死亡

脑死亡(brain death)是指以脑干或脑干以上全脑功能的不可逆性永久性丧失,使得机体作为一个整体功能的永久停止。其诊断标准有:①不可逆的昏迷和大脑无反应性;②呼吸停止,人工呼吸15分钟仍无自主呼吸;③瞳孔散大及固定;④颅神经反射(咳嗽反射、吞咽反射、瞳孔反射、角膜反射等)消失;⑤脑电波消失;⑥脑血液循环完全停止。脑死亡一经确定,在理论上和法律上具备了死亡的判断依据,可准确判定死亡时间,协助医务人员确定复苏抢救的界限,节约医疗资源,同时也为器官移植提供良好的时机。

植物状态(植物人)是一种特殊的昏迷状态,是指因颅脑外伤等引起的大脑皮层严重受损或处于突然抑制状态,但脑干的功能正常,患者有自主呼吸,脉搏、血压、体温可以正常,但无任何言语、意识和思维能力。植物状态不同于脑死亡,两者之间既有联系又有区别,植物状态和脑死亡的共同特征为脑组织的严重损伤,只不过在损伤程度上有所差别而已。主要区别有以下四点:①损伤部位及其功能变化,脑死亡是全部脑组织的损伤(含大脑、小脑及脑干),其所有功能永久性丧失。而植物状态是大脑皮层严重受损或处于突然抑制状态,但脑干的功能正常,这是两者最根本的区别;②脑电图表现,脑死亡发生后脑电图永远都表现为零电位,而植物人的脑电图在损伤后数月可有高波幅慢波及 α 节律;③心肺功能,脑死亡后患者心肺功能的存在需要复苏机械来维持,否则将随后丧失。而植物人一般有着正常的心肺功能;④其他表现,脑死亡后躯体永远处于深昏迷状态,所有脑神经反射都不复存在。而植物人仅表现为思想、意志、情感等活动和随意运动丧失,部分脑神经功能仍然存在,而且某些患者在某些情况下还有可能苏醒。

📖 本章小结

一、本章提要

通过对本章的学习,使同学们了解疾病发生的相关知识,重点掌握健康和疾病的概念,掌握症状和体征的概念及区别,掌握脑死亡的概念及判断标准。具体包括以下内容。

- 掌握疾病相关的一些基本概念,如健康、疾病、症状、体征、脑死亡等。
- 具有能区分相近概念的能力,如区别症状与体征、遗传因素与先天因素、脑死亡与植物状态等。
- 了解疾病发生的一般规律和机制,认识疾病是一个动态发展变化的过程。

二、本章重、难点

- 健康、亚健康、疾病的概念及三者之间的辩证关系。
- 症状和体征的概念及区别。
- 脑死亡的概念及判断标准。

📝 课后习题

一、名词解释

健康　疾病　症状　体征　脑死亡

二、填空题

1. 疾病的发生、发展过程可分为 _____、_____、_____ 和 _____ 四个阶段。

2. 疾病的结局包括 _____ 和 _____,前者又包括 _____ 和 _____。

3. 传统上死亡过程分 _____、_____ 和 _____ 三个阶段。

三、选择题

1. 引起疾病的特异性因素称为(   )

A. 疾病的原因

B. 疾病的诱因

C. 疾病的条件

D. 疾病的内因

E. 疾病的外因

2. 青霉素所致的过敏性休克,其病因是(   )

A. 生物因素

B. 化学因素

C. 免疫因素

D. 营养因素

E. 物理因素

3. 母体因妊娠早期感染风疹病毒致胎儿患先天性心脏病,后者的病因是(   )

A. 生物因素

B. 先天因素

C. 遗传因素

D. 营养因素

E. 免疫因素

4. 疾病的发展和转归取决于(   )

A. 病因的种类

B. 病原体的数量与毒力

C. 机体抵抗力

D. 机体自稳调节能力

E. 损伤与抗损伤力量的对比

5. 按照传统上死亡的临床死亡期是指(   )

A. 呼吸、心跳停止

B. 功能、代谢停止

C. 尸冷、尸僵和尸斑

D. 颅神经反射消失

E. 全脑功能永久性丧失

四、问答题

1. 简述脑死亡的判断标准及意义。

(陈刚)

第二章 细胞和组织的适应、损伤与修复

学习目标

1. 掌握萎缩、化生、变性、坏死、机化、肉芽组织等概念;细胞水肿和脂肪变性的病理变化;坏死的类型、病理变化及结局;肉芽组织的形态和功能。

2. 熟悉玻璃样变性的病理变化;再生的类型和各种组织的再生能力;瘢痕组织对机体的影响;创伤愈合的基本过程及影响创伤愈合的因素。

3. 了解黏液样变性的病理变化;凋亡的特点;各种组织的再生过程。

内、外环境的变化会对机体产生刺激,为保证整个机体能更好地生存下去,细胞、组织在形态结构和功能代谢方面做出相应调整,以适应环境的改变。当有害刺激超过细胞、组织的耐受能力时,则会引起损伤性变化。轻度损伤一般是可逆的,但严重损伤可导致细胞死亡。

第一节 细胞和组织的适应

适应(adaptation)是指细胞、组织或器官对内、外环境中各种有害因子和刺激所做出的非损伤性的应答反应。适应在形态上一般表现为萎缩、肥大、增生和化生。

一、萎缩

萎缩(atrophy)是指已发育正常的细胞、组织或器官的体积缩小。组织与器官的萎缩,除了自身实质细胞的体积缩小外,往往还伴有实质细胞数量的减少。组织、器官因未发育或发育不全所致的体积小不属于萎缩的范畴。萎缩可分为生理性萎缩和病理性萎缩两种类型。

(一)生理性萎缩

人体的某些组织器官在机体发育到一定阶段时会逐渐萎缩,称为生理性萎缩,是生命过程中的正常现象,如老年人各器官的萎缩,青春期后胸腺组织的萎缩等。

(二)病理性萎缩

病理性萎缩按其发生原因不同可分为以下几种类型。

1. 营养不良性萎缩

营养不良性萎缩可分为全身营养不良性萎缩和局部营养不良性萎缩。全身营养不良性萎缩见于慢性消耗性疾病、恶性肿瘤晚期所致的恶病质,由于蛋白质摄入不足或消耗过多而引起。局部营养不良性萎缩常由局部血液供应不足引起,如脑动脉粥样硬化引起的脑萎缩。

2. 压迫性萎缩

压迫性萎缩是组织器官因长期受压而引起的萎缩,如尿路梗阻时,引起肾盂积水,长期压迫肾实质引起的肾萎缩(图 2 - 1)。

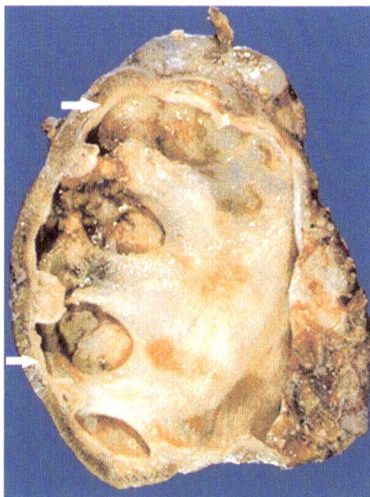

图 2 - 1　肾压迫性萎缩(肉眼观)
箭头示肾实质萎缩变薄

3. 失用性萎缩

失用性萎缩是组织器官因长期工作负荷减少,代谢功能低下而导致的萎缩,如由久病卧床或骨折固定后长期不活动而引起的肌肉萎缩。

4. 去神经性萎缩

去神经性萎缩常见于脑、神经或脊髓损伤导致的与之相关的肌肉萎缩,如脊髓灰质炎患者由于脊髓前角运动神经元受损引起患侧下肢肌肉萎缩。

5. 内分泌性萎缩

内分泌器官功能低下时,激素分泌量减少,可引起相应靶器官发生萎缩,称为内分泌性萎缩。例如,腺垂体功能低下时可引起甲状腺、肾上腺皮质、性腺等器官萎缩。

(三)病理变化及后果

肉眼观,萎缩的组织器官体积缩小,重量减轻,颜色变深,被膜皱缩。镜下观,实质细胞体积变小或数量减少,胞质内常有脂褐素沉积,间质可见纤维组织和脂肪组织出现不同程度的增生。萎缩细胞的蛋白质合成量减少,分解量增加,细胞器大量退化,功能大多下降。萎缩一般是可逆的,消除病因后,轻度萎缩的细胞有可能恢复正常,若病因持续存在,萎缩的细胞可最终死亡。

二、肥大

细胞、组织或器官体积的增大称为肥大(hypertrophy)。组织和器官的肥大通常是由于实质细胞体积增大所致,但也可伴有实质细胞数量的增多,而细胞体积增大的基础主要是胞质内细胞器数量的增多。肥大可分为生理性肥大和病理性肥大两种。

(一)生理性肥大

生理状态下,由于局部组织代谢和功能增强而发生的肥大属于生理性肥大。如举重运动员上肢骨骼肌肥大、妊娠期子宫平滑肌肥大等。

(二)病理性肥大

1. 代偿性肥大

代偿性肥大因相应器官的功能负荷加重而引起,如患高血压病时,心脏后负荷增加,引起左心室心肌肥大(图2-2)。

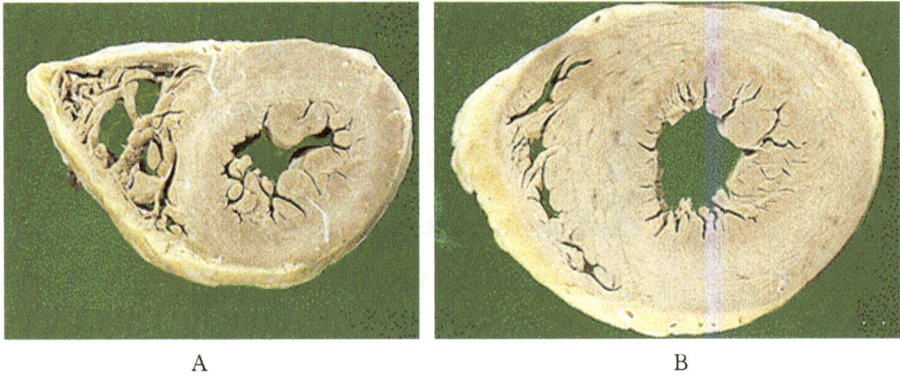

图 2-2 心肌代偿性肥大(肉眼观)
A. 正常心脏;B. 肥大心脏,左心室室壁明显增厚

2. 内分泌性肥大

内分泌性肥大是由于内分泌激素增多,刺激靶细胞发生的肥大,如甲状腺素分泌量增多引起的甲状腺滤泡上皮细胞肥大。

(三)病理变化及后果

肥大细胞内的 DNA 含量和细胞器数量增多,蛋白质合成活跃。细胞的肥大常导致由其构成的组织器官体积增大,重量增加,功能增强。细胞肥大通常具有功能代偿意义,但细胞肥大所产生的代偿作用也是有限度的。一旦细胞肥大超过代偿限度,便会出现失代偿,导致相应的组织器官发生功能衰竭。

三、增生

组织、器官内实质细胞数量的增多称为增生(hyperplasia)。增生是细胞有丝分裂活跃的结果,常导致组织、器官体积的增大。增生亦可分为生理性增生和病理性增生两种。

(一)生理性增生

女性青春期乳房小叶腺上皮增生和月经周期中子宫内膜腺体的增生都属于生理性增生,是为满足生理需要而发生。

（二）病理性增生

1. 代偿性增生

当组织器官受损时,机体为代替补偿病变器官的功能而发生的原组织器官或其他组织器官细胞数量的增多,称为代偿性增生。如切除部分肝脏后,残存肝细胞发生的增生。

2. 内分泌性增生

内分泌异常可导致靶器官细胞增生,如雌激素水平相对或绝对升高时可导致子宫内膜增生。

3. 再生性增生

当具有再生能力的组织发生严重损伤时,可通过细胞再生而修复,使之在结构和功能上均恢复原状,如发生溶血性贫血时骨髓的增生等。

（三）病理变化及后果

增生时实质细胞数量增多,细胞和细胞核形态正常或稍增大。大部分病理性增生会随病因的消除而停止,若增生过度则有可能演变为肿瘤性增生。

四、化生

一种分化成熟的细胞类型被另一种分化成熟的细胞类型所取代的过程,称为化生(metaplasia)。化生并不是由原来已分化成熟的细胞直接转变而来,而是由该处具有分裂增殖和多向分化能力的未分化细胞或干细胞分化形成的。化生通常只在同源细胞间进行,即发生在上皮细胞之间或间叶细胞之间。

（一）上皮组织化生

1. 鳞状上皮化生

鳞状上皮化生简称鳞化,最常见,如气管、支气管黏膜在慢性炎症或吸烟的刺激下,假复层纤毛柱状上皮可转化为鳞状上皮(图2-3)。此外,发生慢性子宫颈炎时,宫颈黏膜腺上皮亦可出现鳞状上皮化生。

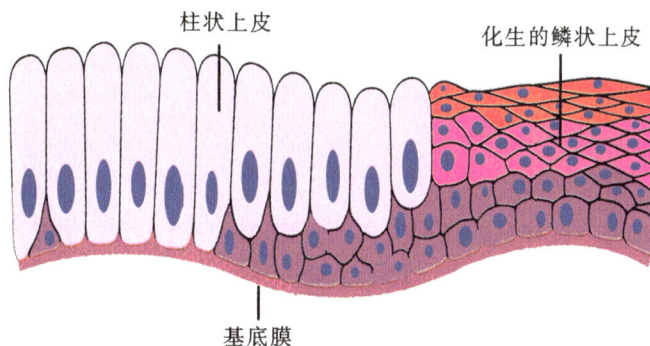

图2-3　柱状上皮化生为鳞状上皮模式图

2. 肠上皮化生

发生慢性萎缩性胃炎时,部分胃黏膜上皮可化生为肠黏膜上皮,简称肠化。发生慢性反流性食管炎时,食管下端鳞状上皮也可化生为胃型或肠型柱状上皮(图2-4)。

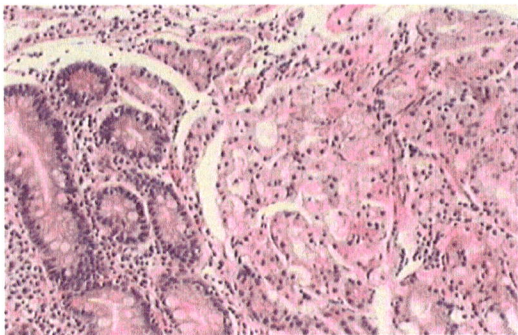

图2-4　胃黏膜肠上皮化生(镜下观)
可见杯状细胞、潘氏细胞等

(二)间叶组织化生

在间叶组织中,幼稚的成纤维细胞受损后可转化为骨细胞或软骨细胞,称为骨化生或软骨化生。

化生对机体的影响利弊兼有。如发生慢性支气管炎时,支气管黏膜上皮发生鳞状上皮化生后,虽然增强了局部黏膜抵御有害刺激的能力,但却减弱了黏膜的自净能力。此外,若引起化生的因素持续存在,还可能导致细胞恶变。

第二节　细胞和组织的损伤

细胞、组织受到超过其耐受能力的有害因子的刺激后,细胞及其间质出现的异常变化,称为损伤(injury)。引起损伤的因素很多,可归纳为以下几类:生物性、理化性、营养性等外部致病因素;性别、年龄、神经-内分泌、免疫、先天性等机体内部因素;社会、心理、精神、行为和医源性等社会心理因素。轻度的损伤在刺激因子消除后大多可恢复正常,称为可逆性损伤。严重的损伤是不可逆的,直接或最终导致细胞死亡。

一、变性

由于代谢障碍,细胞内或细胞间质中出现异常物质或原有正常物质异常增多的现象,称为变性(degeneration)。常见的变性主要有以下几种。

(一)细胞水肿

细胞水肿(cellular swelling)又称水样变性(hydropic degeneration),是细胞损伤中最早出现的改变,以心、肝、肾等代谢活跃器官的实质细胞最多见。

1. 原因及发生机制

细胞水肿常由缺氧、感染、中毒等引起,其发生机制为缺氧、感染、中毒等可引起线粒体损伤,ATP 生成量减少,从而使细胞能量供应不足,细胞膜 $Na^+ - K^+$ 泵的功能发生障碍,最终导致细胞内钠离子和水过多积聚,细胞肿胀。

2. 病理变化

肉眼观,发生细胞水肿的器官体积增大,重量增加,包膜紧张,切面隆起,边缘外翻,颜色变浅无光泽,似被沸水烫过。镜下观,细胞体积增大,胞浆染色变浅,胞质内出现许多细小的淡红色颗粒。若水、钠进一步积聚,则细胞肿大明显,可膨大如球状,胞质透明,称为气球样变(图 2 - 5)。

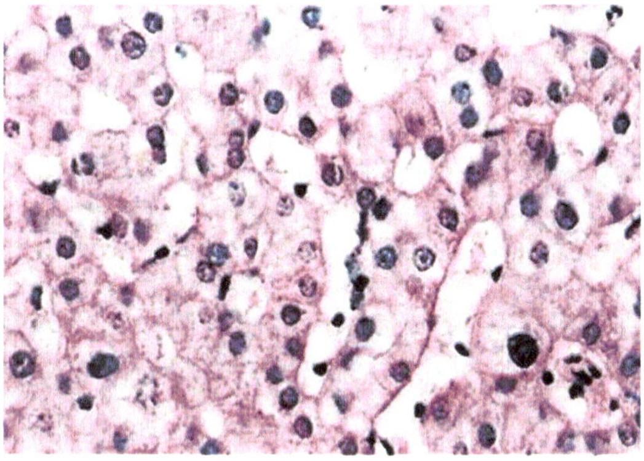

图 2 - 5　肝细胞水肿(镜下观)
水肿的肝细胞体积增大,胞浆淡染,部分肝细胞胞浆透明,肿大如球状

3. 结局

细胞水肿会导致细胞功能降低,但细胞水肿是可逆的,当病因消除后,细胞水肿可恢复正常;若病因持续存在,则可发展为坏死。

(二)脂肪变性

非脂肪细胞的胞质中出现脂滴或脂滴明显增多,称为脂肪变性(fatty degeneration),常发生于心、肝、肾和骨骼肌等实质细胞中。

1. 原因及发生机制

脂肪变性与严重感染、酗酒、中毒、缺氧、营养不良、糖尿病和肥胖等有关。肝脏是脂肪代谢的重要场所,因此,肝细胞脂肪变性最常发生。其发生机制如下:①肝细胞内脂肪酸增多,营养不良或高脂饮食时,体内脂肪组织分解,过多的游离脂肪酸经血液进入肝脏,或因氧化障碍导致脂肪酸利用率下降,脂肪酸相对增多;②甘油三酯合成过多,酗酒可促进 α-磷酸甘油合成新的甘油三酯,使肝脏内甘油三酯合成过多;③脂蛋白、载脂蛋白减少,缺氧、中毒或营养不良时,肝细胞中的脂蛋白、载脂蛋白合成量减少,脂肪输出受阻而蓄积于肝细胞内。

2. 病理变化

肉眼观,轻度脂肪变性时,受累器官可无明显改变,中、重度脂肪变性的器官体积增大,颜色淡黄,边缘圆钝,切面触之有油腻感。镜下观,脂肪变性的细胞胞质中出现大小不等、境界清楚的圆形脂滴,大者可充满整个细胞而将细胞核挤至一侧。在石蜡切片中,因脂肪被有机溶剂溶解,故脂滴呈空泡状(图 2 - 6)。在冰冻切片中,用苏丹Ⅲ可将脂滴染成橘红色,用锇酸可将脂滴染成黑色。

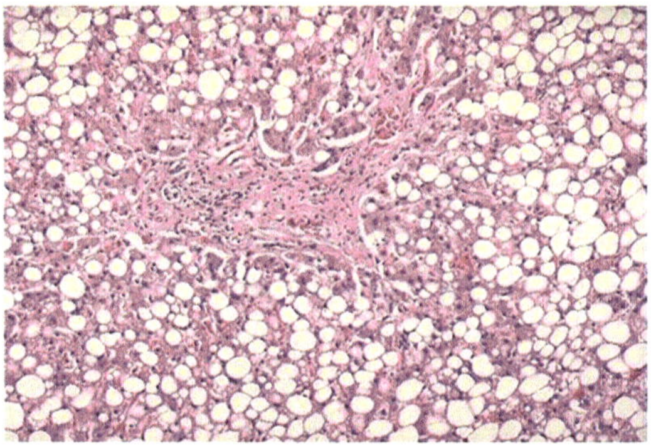

图 2 - 6　肝细胞脂肪变性(镜下观)

肝细胞体积增大,胞质内有大小不等、境界清楚的脂肪空泡

　　轻度肝脂肪变性并不引起肝脏发生形态改变和功能障碍。显著弥漫性的肝脂肪变性称为脂肪肝,严重时可进一步发展为肝坏死和肝硬化。严重感染、缺氧或慢性酒精中毒时可引起心肌脂肪变性,常累及左心室心内膜下和乳头肌部位。发生脂肪变性的心肌呈黄色,与正常的暗红色心肌相间排列,状似虎皮,称为虎斑心。

　　3. 结局

　　轻、中度的脂肪变性属于可逆性病变,病因去除后可自行恢复正常,严重的脂肪变性可导致器官功能障碍。

(三)玻璃样变性

　　玻璃样变性(hyalinization)是指在细胞内或间质中出现均质、红染、半透明状的蛋白质蓄积,又称为透明变性,主要见于结缔组织、血管壁和细胞内。

　　1. 结缔组织玻璃样变性

　　结缔组织玻璃样变性常见于增生的结缔组织,如瘢痕组织、动脉粥样硬化的纤维斑块及各种坏死组织的机化等,是胶原纤维老化的表现。肉眼观,病变组织呈灰白色、半透明状,质地坚韧、弹性消失。镜下观,结缔组织中的胶原纤维增粗、融合,细胞成分明显减少,形成均质红染的片状或梁状结构。

　　2. 血管壁玻璃样变性

　　血管壁玻璃样变性常见于高血压病患者的肾、脑、脾等脏器的细动脉壁。发生高血压病时,由于细动脉持续痉挛,动脉内膜缺氧,通透性增加,血浆蛋白渗入内膜,在内皮下凝固形成均质、红染、无结构的物质,使细动脉管壁增厚变硬,管腔狭窄,又称细动脉硬化。发生玻璃样变性的细动脉壁弹性减弱,脆性增加,容易破裂出血(图 2 - 7)。

　　3. 细胞内玻璃样变性

　　光镜下可见细胞内出现均质红染的圆形小体,由细胞吞饮蛋白质或细胞内过多的蛋白质沉积引起。如发生肾脏疾病时,产生大量蛋白尿,肾小管上皮细胞吞饮原尿中的蛋白质,在胞质中融合形成玻璃样小滴;发生酒精性肝病时,肝细胞内角蛋白聚集形成红染的玻璃样物质,称 Mallory 小体(图 2 - 8)。

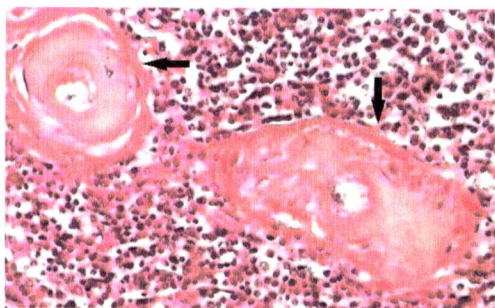

图 2-7 脾动脉玻璃样变性(镜下观)

血管壁均质红染,管壁增厚,管腔狭窄

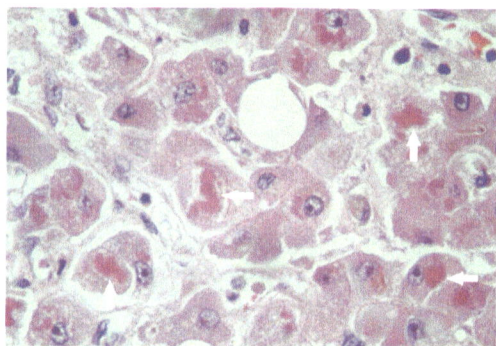

图 2-8 肝细胞内玻璃样变性(镜下观)

肝细胞内出现均匀红染的玻璃样物质

(四)黏液样变性

细胞间质内出现黏多糖和蛋白质蓄积的现象,称为黏液样变性(mucoid degeneration),常见于动脉粥样硬化斑块、间叶组织肿瘤、风湿病病灶等。镜下观,在疏松的间质内,有多突起的星芒状纤维细胞散布于灰蓝色的黏液基质中。

二、细胞死亡

当细胞发生致死性的代谢、结构和功能障碍时,便可引起细胞不可逆性损伤,即细胞死亡(cell death)。细胞死亡主要有两种类型,一是坏死,二是凋亡。

(一)坏死

活体内局部组织细胞的死亡称为坏死(necrosis)。坏死可因损伤因素较强直接导致,但大多由可逆性损伤发展而来。坏死的组织细胞代谢停止、功能丧失,表现出一系列形态学变化。

1. 坏死的基本病变

肉眼观,坏死组织早期常不易被辨认,临床上把坏死组织称为失活组织。一般失活组织具有以下特点:①失去原组织的光泽,比较混浊;②失去原组织的弹性;③无血液供应,摸不到动脉搏动,清创时无新鲜血液流出;④失去正常组织的感觉和运动功能等。

镜下观,常在细胞坏死几个小时后才能识别,主要包括细胞核、细胞质和间质三部分的改变。

（1）细胞核的改变

细胞核的改变是细胞坏死的主要形态学标志，表现为：①核固缩，细胞核脱水，染色质浓缩，核体积缩小，嗜碱性增强；②核碎裂，核膜破裂，核染色质崩解为碎片，散布于胞质中；③核溶解，在酶的作用下，核 DNA、核蛋白被分解，核染色质嗜碱性下降，因而染色变浅，甚至只能看到核的轮廓，死亡细胞核 1～2 天将完全消失（图 2-9）。

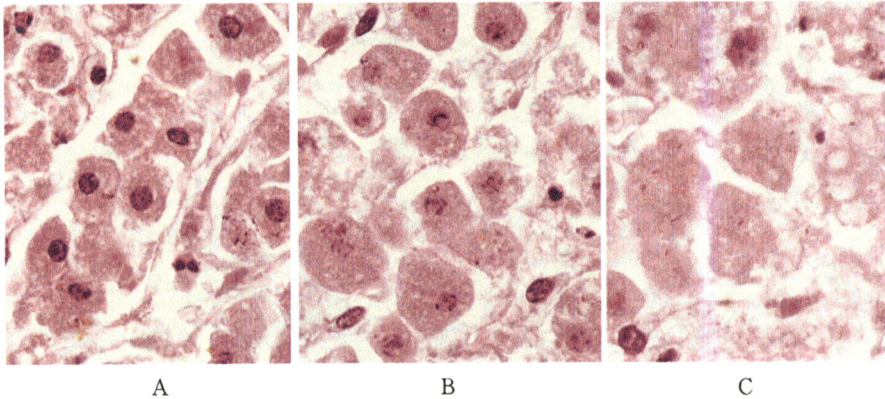

图 2-9 细胞坏死时细胞核的改变
A. 核固缩；B. 核碎裂；C. 核溶解

（2）细胞质的改变

坏死细胞的胞质嗜酸性增强，这是由于胞质中 RNA 丧失、蛋白质变性，与酸性染料伊红的亲和力增高的缘故。

（3）间质的改变

在各种酶的作用下，间质的基质崩解，胶原纤维肿胀、断裂、液化，最后崩解的基质和坏死的细胞融合成一片模糊、红染、无结构的颗粒状物质。

2. 坏死的类型

根据发生原因及形态变化不同，坏死可分为以下四种类型。

（1）凝固性坏死

凝固性坏死常见于心、脾、肾等脏器的缺血性坏死，其发生机制是坏死组织内蛋白质变性凝固且溶酶体酶分解作用较弱。肉眼观，坏死区呈灰黄色或灰白色，质实干燥，与健康组织分界较清楚。镜下观，细胞的微细结构消失，而组织结构轮廓仍存在，坏死区域周围形成充血、出血及炎症反应带（图 2-10）。

干酪样坏死是凝固性坏死的特殊类型，常见于结核病。因病灶中含脂质较多，肉眼观，坏死区呈淡黄色，质地松软，似干酪状，故名干酪样坏死。由于坏死组织分解比较彻底，镜下观，坏死组织呈一片红染、无结构的颗粒状物质，看不到原组织结构的轮廓（图 2-11）。

（2）液化性坏死

液化性坏死主要发生在脂质含量高而蛋白质含量低（如大脑）以及蛋白酶含量高（如胰腺）的组织。此外，细菌或真菌感染引起的脓肿也属于液化性坏死。其特点是坏死组织迅速分解、液化成混浊液体状（图 2-12）。

图 2-10　肾凝固性坏死（镜下观）
坏死区域界限清楚，周围形成充血、出血带

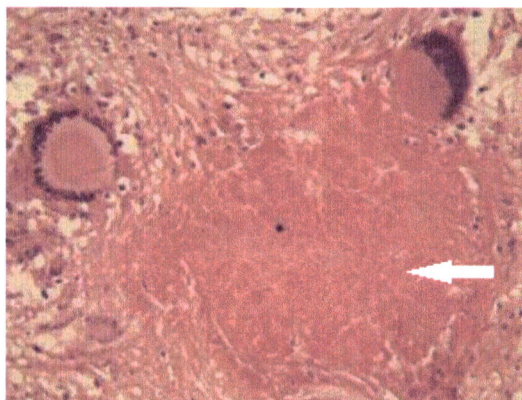

图 2-11　干酪样坏死（镜下观）
一片均质红染、无结构的颗粒状物质

图 2-12　脑组织液化性坏死（肉眼观）
箭头示坏死脑组织液化形成囊腔

（3）纤维素样坏死

纤维素样坏死也称为纤维蛋白样坏死，是结缔组织和小血管壁的常见坏死形式。镜下观，病变部位组织结构消失，形成境界不清的颗粒状、细丝状或小条块状无结构物质，呈强嗜酸性红染，状似纤维素，故称纤维素样坏死，主要见于风湿病、急进性高血压病等（图 2 - 13）。

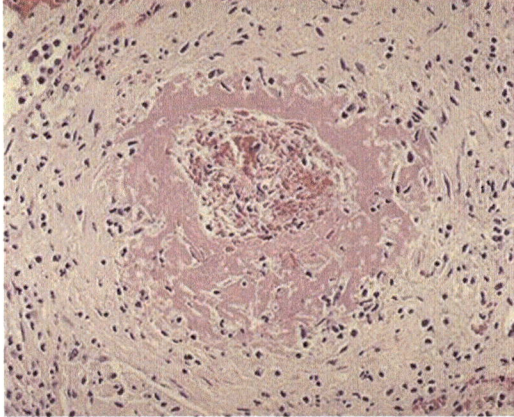

图 2 - 13 血管壁纤维素样坏死（镜下观）

小血管壁正常结构消失，呈颗粒、条块状，似纤维素

（4）坏疽

局部组织较大范围坏死并继发腐败菌感染称为坏疽。坏死组织经腐败菌分解产生 H_2S，与血红蛋白分解产生的 Fe^{2+} 结合形成黑色的硫化亚铁，使得坏死组织呈黑褐色。坏疽可分为以下三种类型。

1）干性坏疽

干性坏疽多发生在动脉阻塞而静脉回流通畅的四肢末端，因水分丧失较多，坏死区域干燥皱缩，呈黑褐色，与周围正常组织分界清楚。腐败菌感染较轻，病变发展较缓慢，全身感染中毒症状一般较轻，常见于动脉粥样硬化、血栓闭塞性脉管炎等疾病（图 2 - 14）。

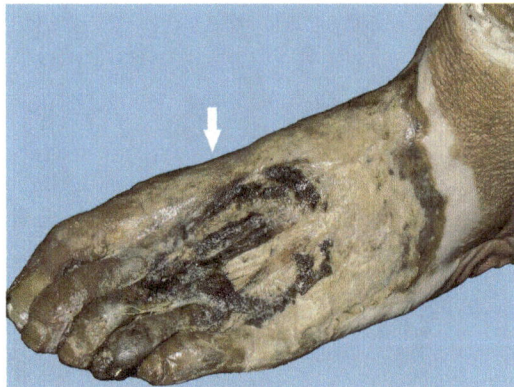

图 2 - 14 足干性坏疽（肉眼观）

箭头示坏疽区域

2)湿性坏疽

湿性坏疽多发生于与外界相通的内脏,如肺、肠、阑尾、子宫等,也可发生在动脉阻塞且静脉回流受阻的肢体。坏死组织含水分较多,利于腐败菌繁殖,故局部肿胀明显,呈黑绿色或污黑色,与正常组织分界不清楚。腐败菌分解坏死组织产生吲哚、粪臭素等而发出恶臭,病变发展较快,可引起严重的全身中毒症状(图2-15)。

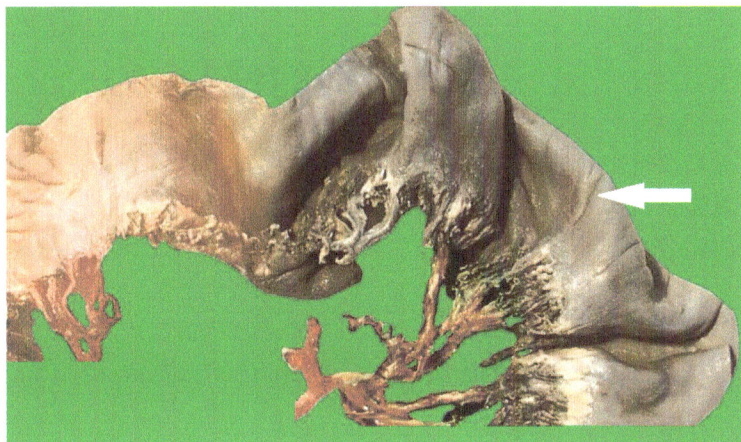

图 2-15 肠湿性坏疽(肉眼观)
箭头示坏疽肠段

3)气性坏疽

气性坏疽主要见于深达肌肉的开放性创伤合并产气荚膜杆菌等厌氧菌感染时。细菌分解坏死组织产生大量气体,使病变区域呈棕黑色、蜂窝状,按之有捻发音,并伴有恶臭。气性坏疽发展迅速,大量毒素被机体吸收,全身中毒症状极重。

3. 坏死的结局

(1)溶解吸收

范围较小的坏死灶可通过坏死组织本身及中性粒细胞释放的水解酶将坏死组织分解液化,然后经淋巴管或血管吸收,不能吸收的碎片由巨噬细胞吞噬消化。

(2)分离排出

较大的坏死灶不易被完全溶解吸收,其周边出现炎症反应,渗出的中性粒细胞释放蛋白溶解酶将坏死组织边缘溶解、吸收,使坏死组织与周围健康组织分离,并通过自然途径排出体外。皮肤或黏膜的坏死组织分离脱落后,形成组织缺损,浅者称为糜烂,深者称为溃疡。肺、肾等实质器官的坏死组织液化后,可经自然管道排出体外,残留的空腔称为空洞。

(3)机化与包裹

坏死组织不能被吸收、排出时,则由周围的新生肉芽组织长入并逐步取代,最后形成瘢痕组织。新生肉芽组织长入并取代坏死组织的过程称为机化。如果坏死组织范围太大,不能被完全机化,则由周围增生的肉芽组织将其包围,这一过程称为包裹。

(4)钙化

坏死组织内有钙盐沉积称为钙化,如结核病病灶中的钙化等。

（二）凋亡

活体内单个细胞的程序性死亡称为凋亡（apoptosis），凋亡的发生与基因调节有关，故也称作程序性细胞死亡。凋亡多见于生理情况下，但也可见于病理条件下。凋亡与坏死不同，凋亡细胞的细胞膜大都是完整的，也不引起周围炎症反应。镜下观，凋亡的细胞皱缩，胞质致密，核染色体边集，进而细胞核裂解，细胞膜下陷，包裹核碎片和细胞器形成凋亡小体。

第三节　损伤的修复

损伤造成机体局部组织和细胞丧失后，机体对形成的缺损进行修补恢复的过程称为修复（repair），修复后可完全或部分恢复原组织的结构和功能。修复过程可分为两种形式：一是再生，二是纤维性修复。

一、再生

组织或细胞损伤后，由损伤周围的同种细胞来修复的过程，称为再生（regeneration）。

（一）再生的类型

1. 生理性再生

生理性再生是指在生理状态下，有些细胞、组织不断老化，由新生的同种细胞不断补充，以维持原有的结构和功能。如月经期子宫内膜脱落后又被新生内膜替代；表皮的角化细胞脱落后由表皮的基底细胞不断增生、分化，予以补充。

2. 病理性再生

在病理状态下，组织、细胞损伤后发生的再生称为病理性再生，如炎症引起的缺损，在愈合过程中由邻近的健康细胞增生修复。不能进行再生修复的组织则由肉芽组织修复，最后形成瘢痕组织。

（二）各种组织的再生能力

机体各种组织、细胞的再生能力并不完全相同。一般来说，分化程度低的组织比分化程度高的再生能力强；平时容易受损或经常进行更新的组织再生能力强。根据再生能力的强弱，可将人体的细胞分为三类。

1. 不稳定细胞

不稳定细胞再生能力强，又称持续分裂细胞。这类细胞总在不断增殖，以补充衰老死亡的细胞，如表皮细胞、呼吸道和消化道黏膜被覆细胞、淋巴细胞、造血细胞等。

2. 稳定性细胞

稳定性细胞又称静止细胞，在生理状态下，这类细胞处于静止期，增殖现象不明显，但受到损伤刺激时则表现出较强的再生能力。这类细胞包括腺体或腺样器官的实质细胞，如肝、胰、汗腺、涎腺、内分泌腺和肾小管上皮细胞等。平滑肌细胞也属于稳定性细胞，在一般情况下再生能力很弱。

3. 永久性细胞

永久性细胞不具有再生能力，又称非分裂细胞。这类细胞有神经细胞、骨骼肌细胞和心肌细胞,一旦遭受破坏则不可再生,其损伤由肉芽组织修复形成瘢痕。

(三)各种组织的再生过程

1. 上皮组织的再生

(1)被覆上皮再生

鳞状上皮损伤后,由创缘或底部的基底细胞分裂增生,向损伤中心迁移,先形成单层上皮,后增生分化成复层鳞状上皮。黏膜(如胃肠黏膜)上皮损伤后,也由邻近的基底细胞分裂增生来修补。

(2)腺上皮再生

腺上皮的再生能力比较强,如果有腺上皮缺损而腺体的基底膜未被破坏,则由残存的细胞分裂补充,完全恢复原腺体的结构;如果腺体结构(包括基底膜)完全被破坏,则难以再生。

2. 纤维组织的再生

损伤发生后,受损处的成纤维细胞开始分裂、增生。成纤维细胞由静止的纤维细胞转变而来,也可由未分化的间叶细胞分化而来。成纤维细胞胞体较大,两端常有星芒状的突起,胞质略嗜碱性,胞核体积大,染色淡,有1~2个核仁。当成纤维细胞分裂停止后,开始合成并分泌前胶原蛋白,在细胞周围形成胶原纤维,细胞则逐渐成熟,变成长梭形,胞质越来越少,核染色越来越深,最终成为纤维细胞。

3. 血管的再生

(1)毛细血管的再生

毛细血管常以出芽的方式完成再生,又称为血管形成。首先,毛细血管在酶的作用下基底膜被分解,该处内皮细胞分裂增生形成向外突起的幼芽,继而形成一条实心的细胞索,数小时后,在血流冲击下便出现管腔,形成新生的毛细血管,进而相互吻合构成毛细血管网(图2-16)。

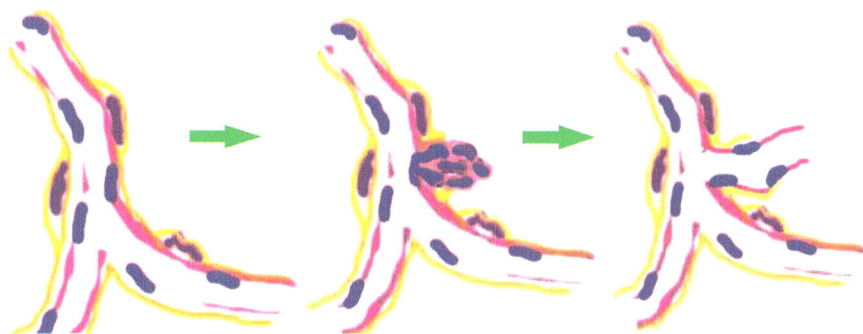

图2-16 毛细血管再生模式图

(2)大血管的修复

大血管断裂后需经手术吻合,吻合处两侧的内皮细胞分裂增生,相互连接,恢复原来的内膜结构。因平滑肌细胞再生能力较弱,断裂的肌层不能完全再生,由结缔组织增生连接,形成瘢痕修复。

4. 神经组织的再生

脑和脊髓内的神经细胞损伤后不能再生,由神经胶质细胞及其纤维修复,最终形成胶质瘢痕。外周神经损伤后,若与其相连的神经细胞仍存活,则可完全再生,此过程常需数月才能完成。如果断离的两端相隔太远或两者间有其他组织阻隔,又或者因截肢而失去远端,再生的轴突均不能到达远端,而与增生的结缔组织混在一起,卷曲成团,形成创伤性神经瘤,可发生顽固性疼痛。

👓 知识链接

生长因子与细胞再生

当细胞受到损伤因素刺激后,可释放多种生长因子,刺激同类细胞或同一胚层发育来的细胞增生,促进修复过程。尽管有许多化学介质都可影响细胞的再生与分化,但以多肽类生长因子最为关键,它们除了刺激细胞的增殖外,还参与损伤组织的重建。有些生长因子可作用于多种类型的细胞,而有些生长因子只作用于特定的靶细胞。生长因子同样也在细胞移动、收缩和分化中发挥作用,其中较为重要的有表皮生长因子、血管内皮生长因子、成纤维细胞生长因子、血小板源性生长因子等。

二、纤维性修复

当组织缺损不能通过再生完成修复时,则由肉芽组织增生来填补缺损,此过程称为纤维性修复。因修复后最终形成瘢痕组织,故又称为瘢痕修复。

(一)肉芽组织

1. 肉芽组织的形态结构

肉芽组织(grantlation tissue)主要由新生的毛细血管及增生的成纤维细胞构成,并伴有各种炎细胞浸润。肉眼观,肉芽组织呈鲜红色,颗粒状,柔软湿润,触之易出血,形似鲜嫩的肉芽。

镜下观,肉芽组织内可见大量新生的毛细血管,垂直于创面生长,并以小动脉为轴心,在周围形成袢状弯曲的毛细血管网。在毛细血管周围有许多增生的成纤维细胞,此外,还有炎细胞浸润,以巨噬细胞为主,也有数量不等的中性粒细胞和淋巴细胞等(图2-17)。

2. 肉芽组织的功能

在组织损伤修复过程中,肉芽组织主要有以下作用:①抗感染保护创面;②填补创口或其他组织缺损;③机化或包裹坏死组织、血栓、炎性渗出物及其他异物等。

3. 肉芽组织的结局

组织损伤后2~3天肉芽组织即可出现,在其成熟的过程中,水分逐渐被吸收,炎细胞减少并逐渐消失,毛细血管闭塞、数目减少,成纤维细胞产生越来越多的胶原纤维,同时成熟为纤维细胞。最终,肉芽组织成熟为纤维结缔组织并转变为瘢痕组织。

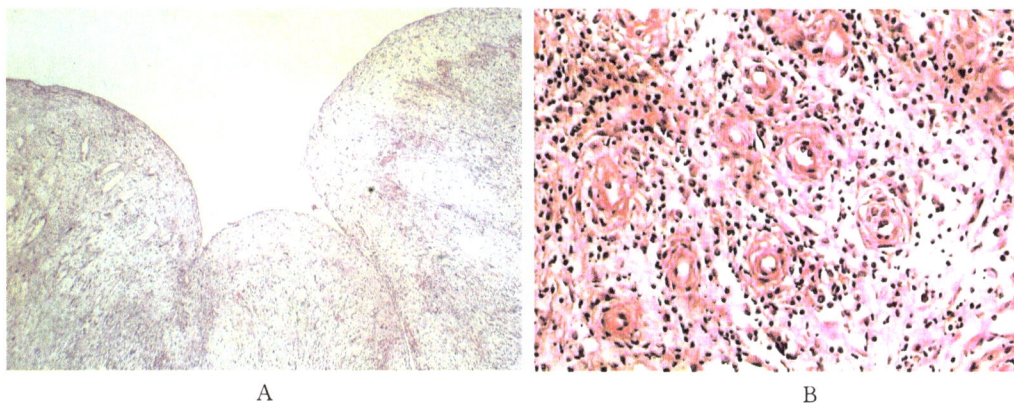

图 2 - 17 肉芽组织

A. 低倍镜下观,表面呈颗粒状,大量新生毛细血管垂直于创面生长;B. 高倍镜下观,大量的新生毛细血管,其周围有许多成纤维细胞和各种炎细胞

(二)瘢痕组织

1. 瘢痕组织的形态

瘢痕组织(scar tissue)是肉芽组织经改建成熟形成的纤维结缔组织。肉眼观,呈苍白或灰白色,半透明状,质韧缺乏弹性。镜下观,瘢痕组织由大量平行或交错分布的胶原纤维束构成,纤维束常发生玻璃样变性。瘢痕组织内纤维细胞稀少,血管也很少。

2. 瘢痕组织对机体的影响

瘢痕组织对机体的影响可概括为以下两方面。

(1)有利的方面

①它能把创口或其他缺损填补并连接起来,保持组织器官的完整性;②瘢痕组织中含有大量胶原纤维,抗拉力比肉芽组织强很多,可保持组织器官的坚固性。

(2)不利的方面

①瘢痕收缩常引起器官变形或活动受限;②瘢痕性粘连,特别是发生在器官之间或器官与体腔壁之间的纤维性粘连,常影响其功能;③瘢痕组织过度增生,又称为肥大性瘢痕。如果这种瘢痕突出于皮肤表面并向周围不规则的扩展,则称为瘢痕疙瘩,一般认为其的产生与个人体质有关。

三、创伤愈合

创伤愈合(wound healing)是指机体受到外力作用,组织出现离断或缺损后的复愈过程,包括各种组织的再生、肉芽组织的增生及瘢痕的形成等各种修复过程。

(一)皮肤创伤愈合

1. 创伤愈合的基本过程

轻度的创伤仅限于皮肤表皮层,可经上皮再生愈合,严重者则会出现伤口。以皮肤手术切口为例,创伤愈合的基本过程如下。

(1)伤口的早期变化

伤口处有不同程度的组织坏死和血管断裂出血,数小时内出现炎症反应,导致局部红肿。伤口中血液和渗出液中的纤维蛋白原很快便凝固成块,有的血凝块表面干燥形成痂皮,血凝块和痂皮起到保护伤口的作用。

(2)伤口收缩

2~3 天后,伤口边缘的皮肤和皮下组织向中心移动,伤口逐渐缩小,到 14 天左右停止。伤口收缩是由伤口边缘新生的肌成纤维细胞的牵拉作用引起的,其意义在于缩小创面。

(3)肉芽组织增生和瘢痕形成

大约从第 3 天开始,肉芽组织从伤口底部及边缘长出,填平伤口。从第 5~6 天起,成纤维细胞开始产生胶原纤维,其后一周胶原纤维形成活跃,以后逐渐缓慢下来并转变为瘢痕组织。在伤后一个月左右,瘢痕完全形成。

(4)表皮及其他组织再生

伤口边缘的基底细胞在创伤发生 24 小时内即开始增生,并向伤口中心移动,形成单层上皮覆盖在肉芽组织表面。当这些细胞彼此相遇时便停止移动,并增生、分化为鳞状上皮。如果皮肤附件(毛囊、汗腺、皮脂腺)遭到完全破坏,则不能再生,将由瘢痕组织取代。

2. 创伤愈合的类型

根据组织损伤程度及有无感染等,可将创伤愈合分为以下三种类型。

(1)一期愈合

一期愈合见于组织缺损较少、创缘整齐、无感染、经粘合或缝合后创面对合严密的伤口,如无菌的手术切口等。这类伤口只有少量的血凝块,炎症反应轻微,愈合快,瘢痕小(图 2 - 18)。

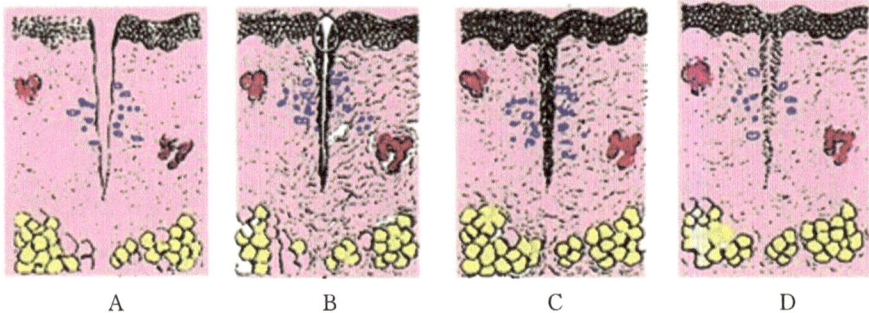

图 2 - 18 一期愈合模式图

A. 创缘整齐,组织破坏少;B. 经缝合,创缘对合,炎症反应轻;C. 表皮再生,少量肉芽组织从伤口边缘长入;D. 愈合后少量瘢痕形成

(2)二期愈合

二期愈合见于组织缺损较大、创缘不整齐、无法整齐对合或伴有感染的伤口。这类伤口坏死组织多,炎症反应明显,愈合时间较长,形成的瘢痕较大(图 2 - 19)。

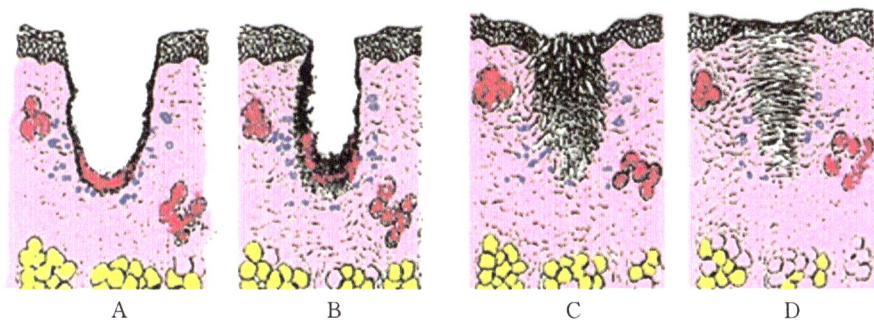

图 2 - 19　二期愈合模式图

A. 创口大，创缘不整，组织破坏多；B. 伤口收缩，炎症反应重；C. 肉芽组织从伤口底部及边缘将伤口填平，然后表皮再生；D. 愈合后形成瘢痕大

（3）痂下愈合

痂下愈合多见于浅表皮肤的创伤，如皮肤擦伤。创口表面的血液、渗出物和坏死物干燥后形成硬痂覆盖在创口表面，创伤在痂下进行愈合，表皮再生完成后硬痂自行脱落。

（二）骨折愈合

骨折愈合可分为以下几个阶段（图 2 - 20）。

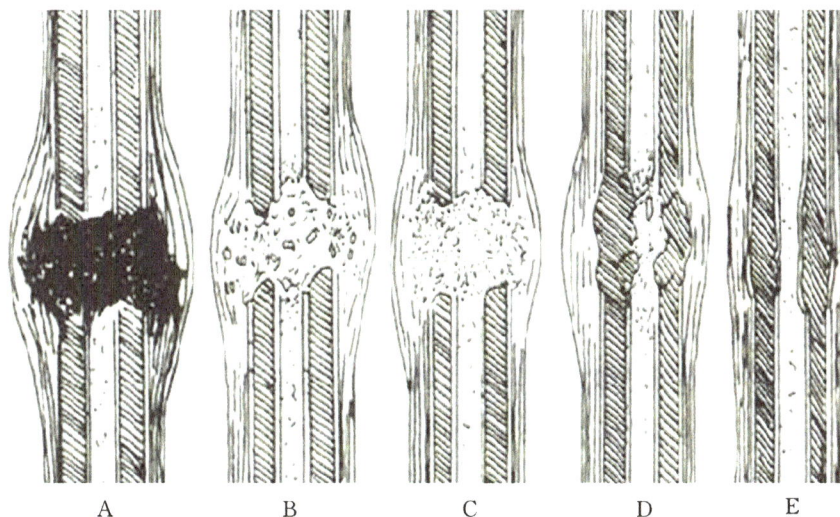

图 2 - 20　骨折愈合过程示意图

A. 血肿形成；B. 纤维性骨痂形成；C. 骨样组织形成；D. 骨性骨痂形成；E. 骨痂改建

1. 血肿形成期

骨折时，在骨折的两端及周围伴有大量出血，形成血肿。数小时后血肿凝固，将骨折两端连接起来。与此同时，局部出现炎症反应。

2. 纤维性骨痂形成期

骨折后的 2～3 天,血肿开始被肉芽组织取代,继而发生纤维化形成纤维性骨痂,或称暂时性骨痂。肉眼及 X 线检查可见骨折局部呈梭形肿胀,该过程一般需要 2～3 周。

3. 骨性骨痂形成期

纤维性骨痂形成后,成纤维细胞逐渐分化出骨母细胞,并形成类骨组织,继而钙盐沉积,类骨组织转变为编织骨。纤维性骨痂中的软骨组织也经软骨化骨过程演变为骨组织。至此,骨性骨痂形成,将骨折的断端牢固地连接起来,该过程一般需要 4～8 周。

4. 骨痂改建或再塑

编织骨结构不够致密,骨小梁排列紊乱,不能满足正常功能需要。为了适应生理需要,编织骨进一步改建成为成熟的板层骨,皮质骨和髓腔的正常关系以及骨小梁的正常排列结构也重新恢复。改建是在破骨细胞的骨质吸收及骨母细胞的新骨质形成的协同作用下完成的,该过程常需要数月甚至数年的时间。

(三)影响创伤愈合的因素

1. 全身因素

(1)年龄

青少年的组织再生能力强,创伤愈合快;老年人则相反,这可能与老年人血管硬化,血供减少有关。

(2)营养

严重的蛋白质和维生素缺乏,特别是含硫氨基酸和维生素 C 缺乏时,创伤愈合缓慢。另外,锌缺乏也会影响创伤愈合,钙缺乏会影响骨折愈合。

(3)药物

激素以及缩血管的药物会抑制肉芽组织形成和胶原合成,从而延缓伤口愈合,在创伤愈合过程中应避免大量使用这些药物。

2. 局部因素

(1)感染与异物

感染对再生修复的影响很大。局部感染会妨碍细胞的代谢过程,使肉芽组织生长缓慢,若感染扩散还会加重局部损伤。异物存留会引起感染而妨碍愈合,必须及时清除。

(2)局部血液循环

局部血液循环一方面为组织再生提供氧和营养,另一方面对控制局部感染及坏死物的吸收也起着重要作用。因此,局部血供良好时再生修复较理想,而局部血供不良时伤口愈合迟缓。

(3)神经支配

正常的神经支配对组织再生有促进作用。神经受损时,局部神经性营养不良,伤口不易愈合。自主神经损伤会使局部血液循环不良,对再生更为不利。

(4)电离辐射

电离辐射可破坏细胞,损伤小血管,抑制组织再生,从而影响伤口愈合。

本章小结

一、本章提要

通过对本章的学习,同学们要了解与细胞和组织适应、损伤与修复相关的知识,重点掌握细胞水肿和脂肪变性的病理变化,掌握坏死的类型及病理变化,掌握肉芽组织的形态特征及功能。具体包括以下内容。

- 掌握一些基本概念,如化生、变性、坏死、坏疽、机化等。
- 具有能区分相近知识的能力,如区别坏疽的三种类型,愈合的三种方式等。
- 了解各种组织的再生过程。

二、本章重难点

- 化生、变性、坏死、坏疽、机化、肉芽组织的概念。
- 细胞水肿和脂肪变性的病理变化;坏死的类型及病理变化;肉芽组织的形态特征及功能。
- 骨折的愈合过程。

课后习题

一、名词解释

萎缩　化生　变性　坏死　机化

二、填空题

1. 适应在形态上一般表现为 _____、_____、_____ 和 _____。
2. 坏疽分 _____、_____ 和 _____ 三种类型。
3. 创伤愈合方式有 _____、_____ 和 _____。

三、选择题

1. 最常见的变性是(　　)

A. 细胞水肿

B. 脂肪变性

C. 玻璃样变性

D. 黏液样变性

E. 病理性钙化

2. 脂肪变性主要发生在(　　)

A. 心

B. 肝

C. 脾

D. 肾

E. 脂肪细胞

3. 属于液化性坏死的是（　　）

A. 心脏坏死

B. 肺脏坏死

C. 脑坏死

D. 脾脏坏死

E. 肾脏坏死

4. 干性坏疽好发于（　　）

A. 心

B. 肝

C. 肺

D. 肠

E. 四肢

5. 以下哪种组织的再生能力最弱（　　）

A. 上皮细胞

B. 腺体

C. 神经细胞

D. 平滑肌

E. 肝脏

四、问答题

1. 简述肉芽组织的形态、结构和功能。
2. 简答坏死的类型。

（黄书娟）

第三章　局部血液循环障碍

学习目标

1. 掌握充血、血栓形成、栓塞、梗死的概念；淤血的原因、后果；肺淤血、肝淤血的病理变化；血栓形成的条件及结局；栓子运行的途径；栓塞的类型。

2. 熟悉动脉性充血的病因、病理变化；血栓、梗死的类型及对机体的影响。

3. 了解血栓的形成过程；出血的病理变化。

心脏泵血是血液循环的动力，通过血液循环输送营养物质，带走代谢产物，维持机体内环境的稳态，因此血液循环障碍可造成组织代谢障碍。血液循环障碍可分为全身血液循环障碍和局部血液循环障碍。全身血液循环障碍表现为整个心血管系统功能障碍，见于心力衰竭；局部血液循环障碍主要表现为局部组织、器官循环障碍，如充血和缺血、出血、血栓形成、栓塞和梗死等。

第一节　充血

局部组织或器官的血管内血液含量增多称为充血(hyperemia)。根据其发生原因、机制和病理变化的不同，可分为动脉性充血和静脉性充血两类。病理改变以局部小动脉、毛细血管或小静脉扩张，血液过度充盈血管引起的一系列临床病理变化为主。

一、动脉性充血

因动脉输入血量过多而引起的组织或器官血管内血液含量增多，称为动脉性充血(arterial hyperemia)，简称充血。这是一个主动过程，表现为组织或器官小动脉和毛细血管扩张。

(一)原因

1. 生理性充血

生理条件下，局部组织或器官由于功能、代谢活动增强而发生细动脉扩张，引起的充血，称为生理性充血。如进食后的胃肠道黏膜充血，运动时的骨骼肌充血及妊娠期子宫的充血。

2. 病理性充血

(1)炎症性充血

炎症性充血是较为常见的病理性充血。炎症早期，由于致炎因子的作用，引起神经轴突反射使血管舒张神经兴奋，及在炎症介质的作用下，使细动脉扩张，局部组织充血、肿胀。如发生急性阑尾炎时,阑尾充血肿胀。

（2）侧支性充血

在局部缺血组织周围,由于其吻合支动脉扩张而发生的充血称为侧支性充血,具有代偿意义,可改善缺血组织的血液供应。

（3）减压后充血

长期受压的局部组织或器官,其动脉管壁张力降低,当突然解除压力时,该部位的细动脉反射性扩张而致充血。如迅速大量放腹水或摘除腹腔巨大肿瘤时,腹腔内器官充血,回心血量减少导致动脉血压降低,患者可因脑缺血而引起昏厥、虚脱;绷带、止血带的松解,也可导致相应肢体的充血。

（二）病理变化

肉眼观,组织、器官体积增大,颜色鲜红,重量增加。镜下观,局部小动脉和毛细血管扩张,血流加快。动脉性充血时物质代谢增强,温度升高,器官功能活动增强。

（三）结局

动脉性充血多为短暂性的血管反应,原因去除后即可恢复正常,通常对机体无不良后果。但在患有高血压或动脉粥样硬化的患者,脑动脉充血可引起血管破裂,造成严重后果。

二、静脉性充血

局部组织或器官静脉回流受阻,使血液淤积在小静脉和毛细血管内,称静脉性充血（venous hyperemia）,简称淤血。淤血是一个被动过程,又称被动性充血,可发生于全身或局部。

（一）原因

1. 静脉受压

静脉血管因管壁薄、内压低,易受压而致管腔狭窄或闭塞,导致血液回流障碍发生淤血。如妊娠期增大的子宫压迫髂静脉引起下肢淤血;局部增生性炎症或肿瘤压迫周围组织,静脉易受压迫引起相应组织器官淤血;过紧的绷带或止血带压迫静脉引起相应部位的淤血;发生肠套叠、肠扭转、肠疝时,肠系膜静脉受压引起局部肠管淤血等。

2. 静脉管腔阻塞

静脉内形成血栓或癌细胞侵入静脉形成癌栓阻塞静脉血管腔,导致静脉回流受阻而发生局部淤血。由于静脉有较多的分支,又相互吻合,因此一条静脉管腔阻塞,不易引起该器官的淤血。

3. 心力衰竭

发生心力衰竭时心肌收缩力减弱,心搏出量减少,心腔内血液滞留、压力升高,阻碍静脉血液回流,造成淤血。高血压病后期、心肌梗死、二尖瓣或主动脉瓣狭窄或关闭不全引起左心衰竭时,肺静脉压升高,发生肺淤血。肺源性心脏病引起右心衰竭时,体循环静脉压升高,导致体循环静脉淤血,常见有肝淤血,严重时可见脾、肾、胃肠道、下肢等淤血。

(二)病理变化

肉眼观,淤血的组织或器官体积增大,颜色暗红,重量增加。发生于体表时皮肤黏膜呈紫蓝色,称为发绀。镜下观,淤血的小静脉和毛细血管扩张,充满血液,血流缓慢。静脉性充血时,物质代谢减弱,温度降低,器官功能活动减弱。

(三)结局

淤血的结局取决于淤血的发生部位、严重程度、持续时间等因素。当引起淤血的原因能及时得到解除时,组织即可恢复正常;但当淤血持续存在,可引起以下后果。

1. 淤血性水肿

血液淤积在毛细血管内,引起毛细血管静水压增高和缺氧,血管壁通透性增高,水、无机盐和少量蛋白等血浆成分漏出到血管外,在组织间隙积聚形成淤血性水肿。

2. 淤血性出血

毛细血管淤血和缺氧导致血管壁通透性升高,严重时红细胞也漏出而发生淤血性出血。

3. 实质细胞萎缩、变性、坏死

长期缺氧和氧化不全产物堆积可引起实质细胞代谢障碍而发生萎缩、变性,甚至坏死。

4. 淤血性硬化

短时间淤血后果轻微,长时间淤血后果较为严重。长期淤血导致实质细胞萎缩、变性和坏死,间质网状纤维相互融合成胶原纤维,同时缺氧及组织崩解产物刺激间质纤维结缔组织增生,使器官或组织质地变硬,称为淤血性硬化。

(四)重要器官的淤血

1. 肺淤血

由左心衰竭引起,左心腔内压升高,肺静脉回流受阻而引起肺淤血。肉眼观,肺体积增大,重量增加,颜色暗红,切面有泡沫状红色血性液体流出。镜下观,肺泡壁毛细血管和小静脉扩张,充满血细胞,肺泡腔内见有多少不等淡红染色的水肿液及红细胞、巨噬细胞(图3-1)。巨

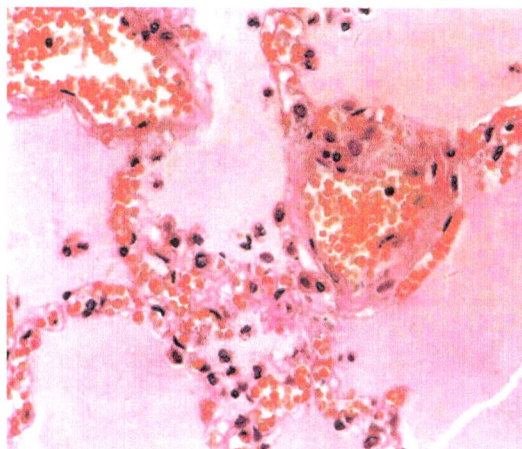

图3-1　肺淤血(镜下观)
肺泡壁毛细血管扩张,充满血细胞,肺泡腔内可见水肿液

噬细胞胞质内有数量不等的棕黄色颗粒,该颗粒为血红蛋白分解形成的含铁血黄素(图 3 - 2),这种含有含铁血黄素颗粒的巨噬细胞被称为心力衰竭细胞(heart failure cells)。长期慢性肺淤血,肺间质纤维组织增生,肺质地变硬,称为肺褐色硬化。

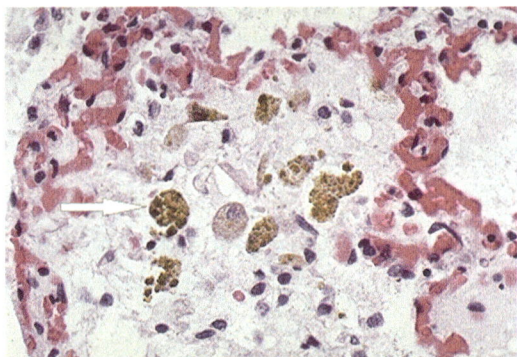

图 3 - 2　肺淤血之心力衰竭细胞(箭头所示)

2. 肝淤血

发生右心衰竭时,右心腔压力升高,上下腔静脉回流受阻,引起肝静脉回流受阻而发生肝淤血。肉眼观,肝脏体积增大,包膜紧张,颜色暗红,切面呈红(淤血)黄(脂肪变性)相间的花纹状,似槟榔的切面,故称槟榔肝(nutmeg liver)。镜下观,肝小叶中央静脉及其周围肝窦扩张充血(图 3 - 3),小叶周边肝细胞由于缺氧而发生脂肪变性,肝细胞质中可见脂肪空泡。严重时,小叶中央区肝细胞因缺氧、受压而萎缩、消失。严重长期肝淤血,肝间质网状纤维胶原化及纤维结缔组织增生,整个肝脏间质纤维组织增多,质地变硬,称为淤血性肝硬化。

肝淤血(镜下观)

,小叶周边肝细胞脂肪变性

第二节　出血

血液从血管或心腔逸出称为出血(hemorrhage)。出血可分为生理性出血和病理性出血,生理性出血,如女性月经期的子宫内膜出血;病理性出血多由创伤、血管病变以及出血性疾病所致。根据血液逸出到达的部位不同可分为内出血和外出血两种,前者指血液逸出在体腔或组织间隙内;后者指血液流出体外。按血液逸出的机制不同可分为破裂性出血和漏出性出血。

一、出血的原因和类型

(一)破裂性出血

破裂性出血指心脏或血管壁破裂引起的出血,通常出血量较多。可见于血管壁因炎症、硬化和坏死等引起血管强度下降,如动脉中膜炎、动脉硬化性动脉瘤等;也可见于侵蚀性出血,如溃疡、肿瘤等侵犯血管致管壁破裂;或因外伤引起,如刀割伤、刺伤、弹伤等外力破坏血管壁所致。

(二)漏出性出血

1. 血管壁损伤

血管壁损伤是最为常见的出血原因,可由于缺氧、感染、中毒、变态反应、维生素缺乏等引起。如流行性出血热、蛇毒、有机磷中毒、脑膜炎双球菌败血症等毒物损伤血管壁致通透性增高;化学药品中毒、细菌毒素、过敏性紫癜引起变态反应性血管炎等造成血管壁损伤;维生素 C 缺乏时,毛细血管壁内皮细胞接合处基质和血管外的胶原基质形成不足造成的血管脆性、通透性增加。

2. 血小板减少或功能异常

当血小板少于 $5 \times 10^9/L$ 时,即有出血倾向。如原发性或继发性血小板减少性紫癜、弥漫性血管内凝血、白血病、再生障碍性贫血患者,均有因血小板破坏或消耗过多而导致的出血倾向。血小板功能异常分为先天性和后天获得性,前者如先天性巨大血小板综合征、血小板无力症等,后者可因自身止血功能异常情况下使用抗炎药物、患有尿毒症、肝脏病变等引起。

3. 凝血因子缺乏

任何一种凝血因子缺乏均可引起出血倾向,如血友病凝血因子Ⅷ或Ⅸ缺乏,发生肝硬化时肝功能障碍致凝血因子合成减少,以及弥漫性血管内凝血时凝血因子消耗过多。

二、出血的病理变化

(一)内出血

内出血指血液积聚于体腔内或组织内,如心包腔、胸腔、腹腔和关节腔内,从体表看不见出血量。若局限在组织内称为血肿,如皮下血肿。

(二)外出血

血液排出体外,能够看见出血情况,如发生肺结核或支气管扩张时,血液经口腔排到体外称为咯血;食管静脉丛曲张破裂或消化性溃疡血液经口排出体外称为呕血;胃或结肠出血经肛门排出体外称为便血;血液经尿道排出称为尿血;皮肤、黏膜、浆膜形成较小的出血点称为淤点,稍大的称为紫癜,直径超过 1 cm 称为淤斑。皮肤、黏膜出血灶中红细胞随崩解释放出血红蛋白并逐渐被吸收,皮肤依次呈紫红色、蓝绿色、棕黄色,最后恢复正常颜色。

三、出血的后果

出血的后果取决于出血的类型、量、速度及部位等因素。缓慢、少量的出血,机体多能自行止血,血管外的血细胞可逐渐被吸收;缓慢、大量组织内出血可形成血肿,吸收不完全时可通过纤维包裹或机化形成瘢痕;急性大出血,短时间内失血量若达总血量的 20%～25% 时即可发生出血性休克,严重情况下可引起死亡;腹腔、胸腔等发生内出血时,因不易及时发现而延误诊治,可能导致严重后果;重要器官的出血,如脑干,即使出血量不大也可引起严重后果;脑内囊出血可引起对侧肢体偏瘫;心脏破裂可导致心包压塞,因心搏出量减少而引起猝死。

第三节　血栓形成

在活体的心脏和血管内,血液发生凝固或血液中有形成分凝集形成固体质块的过程,称为血栓形成(thrombosis),形成的固体质块称为血栓(thrombus)。

一、血栓形成的条件和机制

在生理状态下,血液的凝血系统和纤维蛋白溶解系统处于动态平衡。需要止血时,能及时发生凝血;血液中出现固体或有形成分影响血液流动时,能及时溶解。当这种平衡状态被破坏,血液中的血小板和凝血因子将不断被激活,形成固体物质并影响血液的运行。目前公认的血栓形成条件是由魏尔啸提出的。

(一)心血管内皮细胞损伤

心血管内皮细胞损伤是血栓形成最常见且最重要的条件。在生理情况下,心血管内皮细胞具有抗凝作用,该作用表现为:①隔离血小板、凝血因子与内皮细胞下促凝物质的接触;②血小板合成的物质具有抗凝作用,如凝血酶调节蛋白、前列环素、二磷酸腺苷酶(ADP酶);③内皮细胞合成组织型纤维蛋白溶解酶原激活物,促使纤维蛋白的溶解。内皮细胞也具有促凝作用,它是通过激活外源性凝血、辅助血小板黏附、抑制纤维蛋白溶解等途径来发挥作用的。内皮细胞损伤时,内皮下胶原纤维暴露,激活血小板,同时启动内源性、外源性凝血过程。血小板的激活在凝血过程中极为重要。

心血管内膜损伤引起的血栓常见于风湿性、感染性或心肌梗死区的心内膜,动脉粥样硬化斑块的溃疡或炎症,创伤性动、静脉内膜炎等。缺氧、休克和败血症等引起广泛血管内膜损伤,可引起弥漫性血管内凝血的发生。

(二)血流状态改变

血流减慢或发生涡流等,利于血栓的形成。正常血流中的红细胞、白细胞及血小板等有形成分流动于血管中轴(称为轴流),血小板位于最外,血小板与血管壁间是血浆。血浆在血流的周边(称为边流),将血液的有形成分与血管壁隔开,阻止血小板与内膜接触而被激活。当血流缓慢或涡流形成时,增加了血小板与血管壁接触的机会及凝血酶不断被激活的机会,激活了的血小板和纤维蛋白在局部聚集而使血液凝固。

静脉因血流速度慢,故静脉血栓的形成多于动脉血栓的形成,其发生率是动脉血栓的4倍。下肢静脉瓣最多,易形成涡流,下肢静脉血栓形成多于上肢静脉血栓形成。心力衰竭、久病或术后卧床者,由于静脉回流缓慢而易形成血栓。心脏、动脉内的血流速度较快,一般不易形成血栓,但在风湿性心脏病二尖瓣狭窄的左心房内或动脉瘤中,因易形成涡流,故易并发血栓形成。

(三)血液凝固性增强

血液中血小板和凝血因子的数量增多,或纤维蛋白溶解系统及抗凝血系统活性降低时,血液呈高凝状态,此时血液易凝固形成血栓。

严重创伤、手术、大面积烧伤、分娩伴有大出血时,由于血液中补充的含大量幼稚血小板的血液黏性较高,血液浓缩,易黏集而形成血栓。高脂血症、冠状动脉粥样硬化、妊娠高血压、吸烟和肥胖等患者也可因血小板增多而发生血栓形成。或可见于遗传性高凝状态。

以上三个血栓形成的条件往往同时存在,以心血管内皮细胞损伤为最重要和最常见,但在不同条件下,另外两个条件也可成为血栓形成的重要因素。

二、血栓形成的过程和类型

血栓形成过程中,血管内膜损伤,内皮细胞脱落而暴露胶原纤维,血小板激活变形,释放二磷酸腺苷(ADP)和血栓素(TXA_2),可使更多的血小板在局部黏集,形成血小板堆,此时血小板的黏附是可逆的,可被血流冲散。随着Ⅻ因子的激活和损伤的内皮细胞释放的组织因子,激活了内、外源性凝血系统,形成较多纤维蛋白。纤维蛋白与受损血管壁的纤维相连,使血小板牢固地结合于血管壁,成为不可逆的血小板栓,也成为血栓形成的起点。激活的血小板和凝血酶使血栓不断增大,形成珊瑚状或鹿角状血小板梁,血小板梁和纤维网逐渐网住红细胞而阻塞血管管腔(图 3-4)。

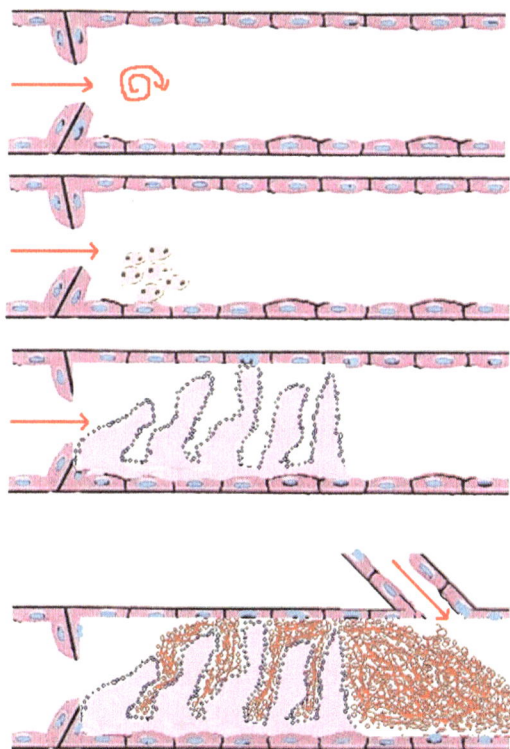

图 3-4　静脉内血栓形成示意图

(一)白色血栓

血管内膜受损,血小板在内膜受损部位黏附,肿胀的血小板释放出 ADP,使更多的血小板黏附、聚集,形成血小板堆。白色血栓常位于血流较快的心腔、心瓣膜和动脉,与血管壁紧密相连不易脱落,因此白色血栓可以单独存在。在血流速度缓慢的静脉内,血栓可进一步发展为延续性血栓,白色血栓作为静脉延续性血栓的起始部分,构成静脉血栓的头部。肉眼观,呈灰白结节,表面粗糙,质地坚实,故称为白色血栓(pale thrombus)(图 3-5)。镜下观,呈红染均质,主要由血小板及少量纤维蛋白构成,又称为血小板血栓或析出性血栓。

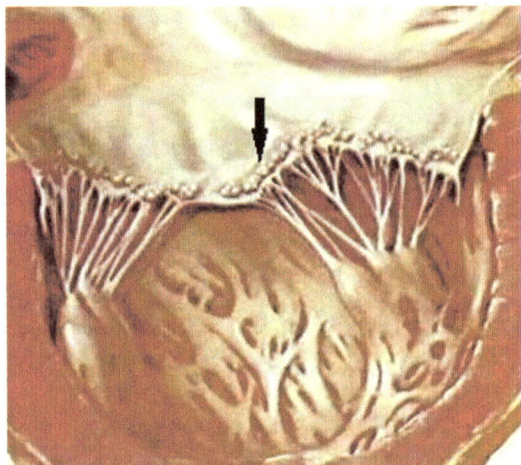

图 3-5 白色血栓(肉眼观)
箭头示风湿性心内膜炎时二尖瓣上的疣状赘生物

(二)混合血栓

静脉血栓头部形成后突出于血管腔而形成涡流,引发新的血小板黏集。如此反复进行,血小板堆不断增多扩大,逐渐形成不规则的血小板梁,血小板释放物质的趋化作用使白细胞附着于血小板梁。血液流动逐渐缓慢,局部激活的凝血因子形成纤维蛋白网位于血小板梁之间,网住红细胞,此时血栓呈不规则的红白相间波纹状外观,称为混合血栓(mixed thrombus),构成静脉延续性血栓的体部。心腔内、动脉粥样硬化溃疡部或动脉瘤内形成的混合血栓,也称为附壁血栓。肉眼观,呈灰白和红褐色相间的条纹状结构,粗糙圆柱状与血管壁相连。镜下观,淡红色无结构呈珊瑚状血小板梁,梁间黏附红细胞,血小板梁周围可见白细胞(图 3-6)。

(三)红色血栓

红色血栓见于静脉内,随着混合血栓不断增大,最终可完全堵塞血管腔,血栓下游血流停滞,血液凝固,形成均匀一致的暗红色血凝块,称为红色血栓(red thrombus),是静脉延续性血栓的尾部。肉眼观,新鲜的红色血栓呈暗红色,湿润,有弹性,与混合血栓相连,但与血管壁无粘连。经过一定时间红色血栓中的水分被吸收后变得干燥、无弹性、质脆易碎,易脱落成为血栓栓子,引起栓塞。

(四)透明血栓

透明血栓(hyaline thrombus)发生于微循环的血管内,镜下呈均匀红染,半透明状(图 3-7)。因只能在显微镜下观察到,故又称为微血栓,主要由纤维蛋白构成,又称为纤维素性血

图 3-6　混合血栓(镜下观)
珊瑚状血小板梁间充满红细胞,血小板梁周围可见白细胞黏附

栓,最常见于弥漫性血管内凝血(disseminated intravascular coagulation,DIC)。

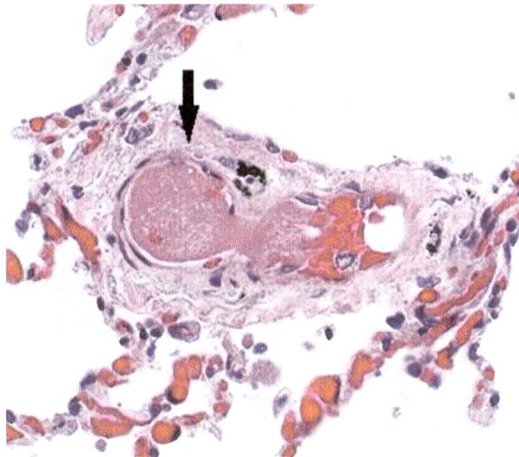

图 3-7　透明血栓(镜下观)
箭头示微血管内的透明血栓,主要成分是纤维蛋白

三、血栓的结局

(一)溶解、吸收

新形成的血栓可释放纤维蛋白溶解酶,周围坏死崩解的白细胞释放溶蛋白酶,使血栓逐渐溶解,被血流冲走或被吞噬细胞吞噬清除。较小的血栓可被完全溶解吸收,不留痕迹。

(二)软化、脱落

在纤维蛋白溶解酶和溶蛋白酶的溶解作用下,较大的血栓被部分溶解、软化。在血流的冲击下,血栓脱落成为血栓栓子,随血流运行,阻塞于直径与栓子大小相当的血管腔内,形成血栓栓塞。

（三）机化、再通

较长时间的血栓易发生机化。早在血栓形成后的 1～2 天，内皮细胞、成纤维细胞就开始从血管壁长入血栓，由肉芽组织取代血栓的这个过程称为血栓机化。较大的血栓约 2 周左右完成机化。机化的血栓与血管壁附着牢固，不易脱落。血栓在机化的过程中，水分被吸收，血栓干燥、收缩或部分溶解，在血栓与血管壁之间出现裂隙，新生血管内皮细胞长入并覆盖于裂隙表面，逐渐形成新的血管腔，使血栓前后相互贯通，被阻断的血流得到部分恢复（图 3 - 8），这一过程称为再通（recanalization）。

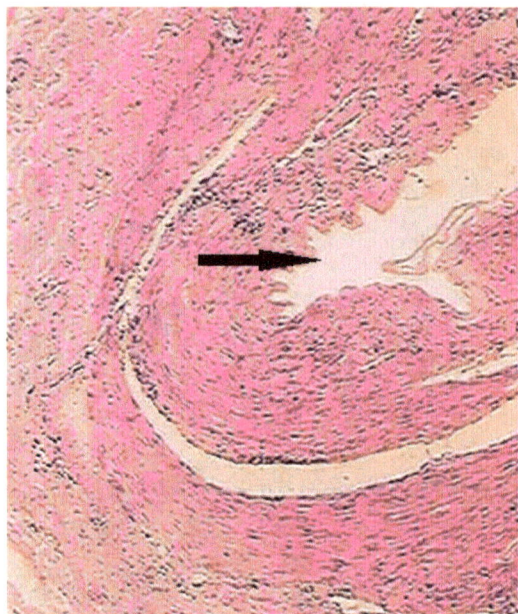

图 3 - 8　血栓再通
箭头示再通的管腔

（四）钙化

未能软化又未完全机化的血栓可发生钙盐沉积，称为钙化（calcification），管腔内形成质地坚硬的静脉石或动脉石。

知识链接

下肢深静脉血栓的预防

下肢深静脉血栓,是常见病,此病可引起下肢水肿、继发性静脉曲张、皮炎、色素沉着、淤滞性溃疡等。血栓脱落,随血流运行,还会引起肺栓塞等严重后果。因此,对具有高危险因素的患者,要采取综合预防措施。如对手术患者术前与术后采取必要的药物预防措施。术中操作时,在邻近四肢或盆腔静脉周围的操作应轻巧,避免损伤内膜。术后避免在小腿下垫枕以影响小腿深静脉回流。鼓励患者尽可能早期下床活动,必要时下肢穿医用弹力长袜。特别对年老、心脏病、癌症患者在胸腔、腹腔或盆腔大手术后,股骨骨折后,以及产后妇女更应引起重视。

四、血栓对机体的影响

血栓的形成对机体的影响有利有弊。有利的方面,如有止血、预防出血的作用,以及防止病原微生物的扩散等。如慢性消化性溃疡病灶底部血管血栓形成,可避免溃疡出血。不利的方面较多,造成不利的影响取决于血栓形成的部位、大小、阻塞程度及侧支循环的建立情况等。主要的影响如下。

(一)阻塞血管

动脉血栓形成,若部分阻塞管腔,则引起局部组织、器官缺血,实质细胞萎缩;若完全阻塞管腔又无有效侧支循环建立,则造成局部组织、器官发生缺血性坏死(梗死),如冠状动脉血栓形成造成心肌梗死,脑动脉血栓形成引起脑梗死等。静脉内血栓形成,若未能建立有效侧支循环,则引起淤血、水肿、出血,甚至坏死。

(二)栓塞

血栓软化脱落成为栓子,随血流运行,阻塞血管管腔而发生栓塞。下肢深静脉、心腔或心瓣膜上形成的血栓容易脱落成为栓子。若栓子栓塞于重要器官可造成严重后果,如心肌梗死和肺梗死等;若栓子内含有细菌,可引起栓塞部位的脓肿或败血性梗死。

(三)心瓣膜变形

发生风湿性心内膜炎或感染性心内膜炎时,心瓣膜上反复形成的白色血栓发生机化,使瓣膜增厚、僵硬、卷曲、粘连,造成瓣膜口狭窄或关闭不全,引起心瓣膜病。

(四)出血和休克

出血和休克见于 DIC 时,微血管内广泛微血栓形成,因消耗大量凝血物质和纤溶活性增强,导致血液凝固性降低,引起广泛出血倾向。大量微血栓的形成造成微循环障碍,易发生休克。

第四节 栓塞

不溶于血液的异常物质,随血流运行阻塞血管腔的现象称为栓塞(embolism)。阻塞管腔的异常物质称为栓子(embolus)。栓子可以是固体、液体或气体。最常见的栓子是来自血液中的血栓栓子,其他如脂肪滴、气体、羊水、肿瘤细胞等。

一、栓子运行的途径

栓子一般随血流方向运行,停留在直径与其大小相当的管腔内并阻断血流(图 3-9)。栓子运行的途径如下。

(一)左心和体循环动脉系统的栓子

左心和体循环动脉系统的栓子脱落,随血流运行,阻塞于各器官的小动脉内,常见于脑、脾、肾及四肢等部位。

(二)右心和体循环静脉系统的栓子

右心和体循环静脉系统的栓子脱落,随血流运行进入肺动脉,引起肺动脉及其分支的栓塞。某些体积很小且有弹性的栓子(如脂肪滴)可通过肺毛细血管,流入体循环动脉,可栓塞于体循环器官内的小动脉内。

(三)门静脉系统的栓子

栓子常来自于肠系膜静脉或脾静脉等,随肝门静脉入肝,阻塞于肝内门静脉分支。

(四)交叉性栓塞

交叉性栓塞偶见于先天性心脏病患者,如房间隔缺损或室间隔缺损的患者,心腔内的栓子可从压力高的一侧通过缺损处进入压力低的一侧,随血流运行,栓塞于相应的血管。

(五)逆行性栓塞

逆行性栓塞极罕见,如下腔静脉内的栓子在剧烈咳嗽等胸腹腔内压突然升高时,栓子可随血液一时性逆流至肝、肾等分支中并引起栓塞。

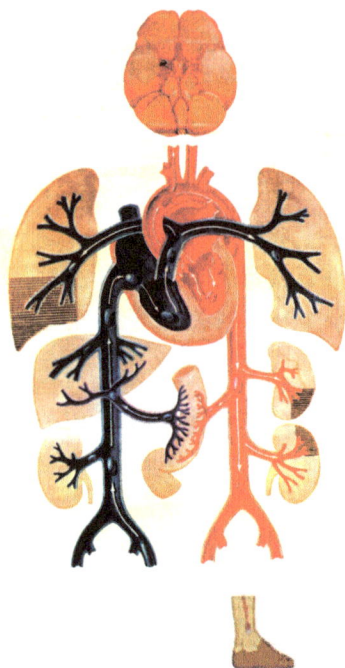

图 3-9 栓子运行的途径和栓塞模式图

二、栓塞的类型及对机体的影响

（一）血栓栓塞

由脱落的血栓引起的栓塞称为血栓栓塞（thromboembolism），是临床上最常见的栓塞类型，占栓塞的99%以上，其中以肺动脉栓塞最常见。

1. 肺动脉栓塞

体循环静脉系统或右心腔内的血栓脱落后造成肺动脉栓塞，其中95%以上来自下肢深静脉，如腘静脉、股静脉和髂静脉等。肺动脉栓塞的后果取决于栓子的大小、数量以及栓塞前肺血液循环的状况。若栓子体积较大，常栓塞于肺动脉主干及其大分支，或栓子虽小但数量很多，广泛栓塞于肺动脉的多数小分支，可导致肺动脉高压引起急性右心衰竭而致患者猝死（图3-10）；若栓子体积小且数量少，因肺有双重血供且吻合支丰富，一般不引起严重后果；若肺动脉栓塞前，肺已严重淤血，则可引起肺组织出血性梗死。

肺动脉栓塞导致猝死的机制可能是：①肺动脉主干及其分支栓塞，阻断肺循环，肺动脉高压致右心后负荷急剧增高，泵血障碍。同时左心回心血量减少，冠状动脉灌流不足致心肌缺血；②肺动脉栓塞刺激迷走神经，反射性地引起肺动脉、支气管动脉、冠状动脉及支气管平滑肌痉挛，导致肺动脉压升高、冠状动脉供血减少及肺通气障碍等；③血栓栓子中血小板可释放5-HT、TXA_2等血管活性物质，引起肺动脉痉挛，加重肺动脉高压。

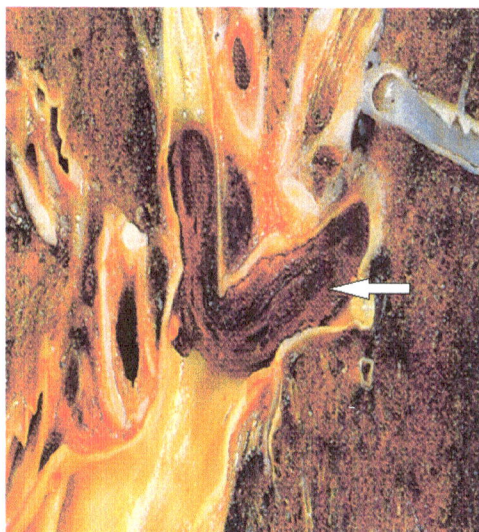

图3-10　肺动脉栓塞
箭头示血栓栓子

2. 体循环动脉栓塞

栓子主要来自于左心，如发生感染性心内膜炎时心瓣膜上的赘生物、二尖瓣狭窄或心肌梗死区心内膜上的附壁血栓等，随血液运行主要栓塞于脑、脾、肾、下肢等动脉。栓塞的后果取决于栓塞的部位、侧支循环的建立及组织对缺氧的耐受性等。如栓塞的器官侧支循环不能建立时,可发生缺血性坏死,累及重要器官时可危及生命,如脑梗死;若栓塞发生于肝脏等血液循环丰富的器官时,则很少发生梗死。

(二)脂肪栓塞

脂肪滴进入血流阻塞小血管的现象称为脂肪栓塞(fat embolism)。脂肪栓塞常见于长骨骨折、脂肪组织严重挫伤或脂肪肝挤压伤时,脂肪细胞受损破裂,释放出的脂肪滴从破裂的骨髓血管窦状隙或静脉入血引起栓塞(图 3-11)。脂肪栓子经静脉入血,经右心到达肺动脉造成栓塞。若栓子小于 $20~\mu m$ 可通过肺毛细血管进入体循环,栓塞于全身多个器官,常阻塞于脑动脉。因此,脂肪栓塞造成的后果取决于栓塞的部位及栓子的数量,若少量脂肪栓子入血可被巨噬细胞吞噬清除;若大量脂肪栓子短期内入血,阻塞肺动脉可造成右心衰竭,引起死亡。

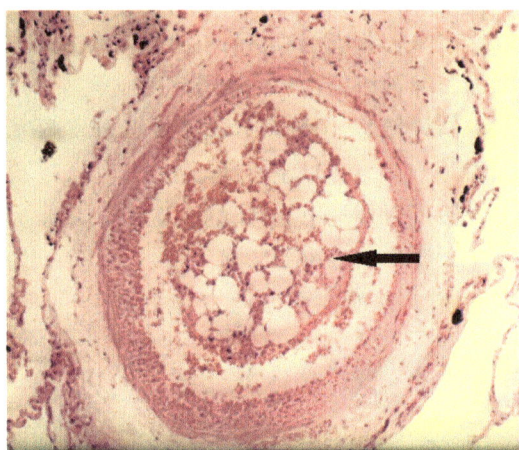

图 3-11　脂肪栓塞
箭头示血管内的脂肪滴

(三)气体栓塞

大量空气迅速进入血液或溶解于血液中的气体迅速游离形成气泡,引起心血管的栓塞,称为气体栓塞(gas embolism)。气体栓塞分为空气栓塞和氮气栓塞。

1. 空气栓塞

大量空气通过破裂的静脉管壁进入静脉,多见于头颈、胸壁和肺的静脉在手术或创伤时破裂,这些部位的静脉压力低或负压,外界空气可因吸气时静脉腔负压而被迅速吸入血管腔;也可以见于静脉输液、人工气胸或气腹、分娩和流产等正压将空气挤入静脉。空气栓塞的后果取决于气体进入血液循环的量和速度,少量气体进入血液可被溶解,不引起严重后果。大量气体($>100mL$)迅速进入静脉,经血液运行至心脏,由于心脏不停搏动,气体与血液搅拌成血性气泡,阻碍静脉血的回流及向肺动脉输入血液,患者出现呼吸困难、发绀,甚至猝死。

2. 氮气栓塞

氮气栓塞常见于潜水员或飞行员,又称为沉箱病或减压病。当人从高压环境迅速进入低压环境时,原来溶解于血液、组织液和脂肪组织中的气体迅速游离形成气泡,氧和二氧化碳可再溶解于体液中被吸收,而氮气溶解较慢,在血液和组织内形成无数微气泡或融合成大气泡的栓子,从而引起栓塞。如潜水员从深海迅速上浮过程中易发生氮气栓塞。

(四)羊水栓塞

羊水栓塞见于分娩过程中,羊膜破裂、胎盘早剥、胎儿娩出困难等情况,子宫强烈收缩,将羊水压入破裂的子宫静脉窦内,羊水成分进入母体血液循环引起的栓塞称为羊水栓塞(amniotic fluid embolism),是产科严重的并发症,死亡率高达80％以上。患者表现为在分娩过程中或分娩后不久,突然出现呼吸困难、发绀、抽搐、休克、昏迷,甚至死亡。其引起产妇死亡的机制是:胎儿代谢产物引起过敏性休克及凝血物质的激活引起的DIC。病理检查发现患者肺血管腔内有羊水成分是诊断羊水栓塞的主要依据(图3-12)。

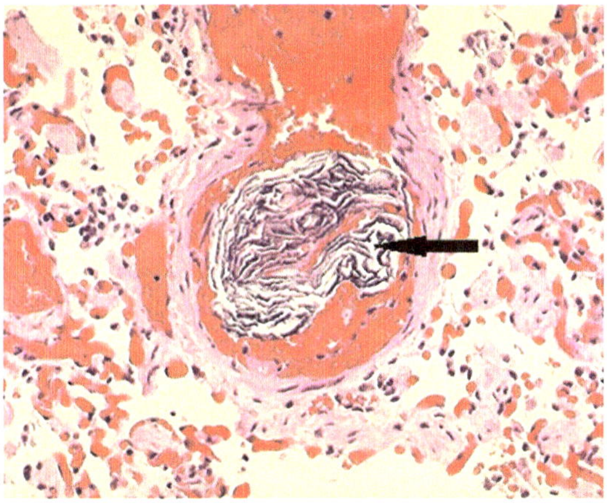

图 3-12　羊水栓塞
箭头示血管内羊水成分

(五)其他栓塞

细菌、寄生虫及虫卵、真菌和肿瘤细胞等作为栓子也可引起栓塞。细菌、寄生虫及真菌入血,不但阻塞血管腔,还可引起病灶的播散;肿瘤细胞侵入血管,引起血管的栓塞和水肿,同时也成为恶性肿瘤的转移方式。

第五节　梗死

由于血管内血液供应中断,引起器官或局部组织缺氧而发生的坏死称为梗死(infarction)。梗死一般是由于动脉阻塞引起局部组织缺血坏死,若静脉阻塞,血流停滞,也可引起梗死。

一、梗死的原因和条件

(一)梗死的原因

1. 血栓形成

血栓形成是导致梗死最常见的原因。如发生冠状动脉和脑动脉粥样硬化时,动脉管腔狭窄,继发血栓形成可完全阻塞血管,引起心肌梗死和脑梗死。静脉血栓形成一般只引起淤血、水肿,但肠系膜静脉血栓形成可引起相应引流肠段的梗死。

2. 动脉栓塞

动脉栓塞多为血栓栓塞,常引起肾、脾、肺和脑的梗死。也可由脂肪、气体、羊水栓塞引起。

3. 动脉痉挛

动脉痉挛常见于在动脉已有狭窄的基础上发生持续痉挛时,如冠状动脉粥样硬化伴动脉强烈、持久的痉挛可造成心肌血流中断,引起心肌梗死。

4. 血管受压闭塞

血管受压闭塞见于血管外肿瘤压迫致管腔闭塞。发生肠扭转、肠套叠和嵌顿疝时,肠系膜静脉和动脉先后受压闭塞,导致相应肠段梗死;卵巢囊肿扭转或睾丸扭转,引起相应组织器官血流阻断,发生梗死。

(二)梗死的条件

血管管腔阻塞是否引起梗死还与下列因素相关。

1. 能否建立有效侧支循环

有双重血液循环的器官,如肺既有肺动脉又有支气管动脉供血,当其中一条动脉阻塞时,另一支动脉血管可通过吻合支供血,建立起有效的侧支循环,避免梗死;有丰富吻合支,如肠系膜上动脉远端形成许多弓形动脉相吻合,故肠梗死一般也不易发生。上述有双重血供或有丰富吻合支的组织器官,若在动脉被阻塞之前已发生严重淤血,则可因侧支循环难以建立而发生梗死。一些器官的动脉吻合支较少,如心、肾、脾和脑,当这些组织器官的动脉迅速阻塞,侧支循环不能及时建立时,易发生梗死。

2. 血液和心血管系统功能状态

血液携氧量少或通过组织的血流量降低,都易诱发梗死。如在严重贫血、心功能不全或血压突然下降等情况下易发生梗死。如冠心病患者突然出现心肌耗氧量增多时,由于病变动脉不能相应扩张以增加供血量,同样也可引起心肌梗死。

3. 局部组织对缺氧的敏感性

脑神经细胞对缺氧的敏感性最高,耐受性最低,短时间的缺血即可引起梗死,心肌细胞对缺血也较敏感。而骨骼肌和纤维结缔组织对缺血的耐受性较高,较长时间的严重缺血才会引起梗死。

二、梗死的类型和病理变化

通常根据梗死病灶内含血量的多少,将梗死分为贫血性梗死和出血性梗死两种类型。

(一)贫血性梗死

贫血性梗死(anemic infarct)多发生于侧支循环不丰富、组织结构较致密的实质器官,如心、肾、脾、脑等。当这些器官的动脉分支阻塞时,由于缺乏侧支循环代偿而发生局部组织坏死。坏死组织吸收水分,体积略肿大,挤压间质内的小血管,使梗死灶内保持缺血状态,含血量明显减少,故称为贫血性梗死。坏死灶颜色灰白,亦称白色梗死(white infarct)。

梗死病灶的形状取决于该器官的血管分布。脾、肺、肾血管呈锥形分支,故梗死灶呈锥体形,切面呈扇形或三角形,其尖端位于血管阻塞处或指向脾门、肺门、肾门,底部位于器官的表面(图3-13)。冠状动脉和脑动脉分支呈不规则分布,故心肌梗死病灶和脑梗死病灶亦呈不规则形,心肌梗死灶形态又称地图形(图3-14)。梗死灶的边界清楚,与正常组织之间常有明显的充血出血带。早期充血出血带呈暗红色,后期充血出血带中的红细胞被巨噬细胞吞噬,形成含铁血黄素而呈黄褐色。镜下观,凝固性坏死者早期保留其组织结构的轮廓,晚期呈均质红染的无结构现象,边缘有肉芽组织长入,最终被瘢痕组织取代。液化性坏死者无组织结构保留,坏死的脑组织呈淡红染筛状结构,周围被星形细胞和胶质纤维包绕,最后形成胶质瘢痕。

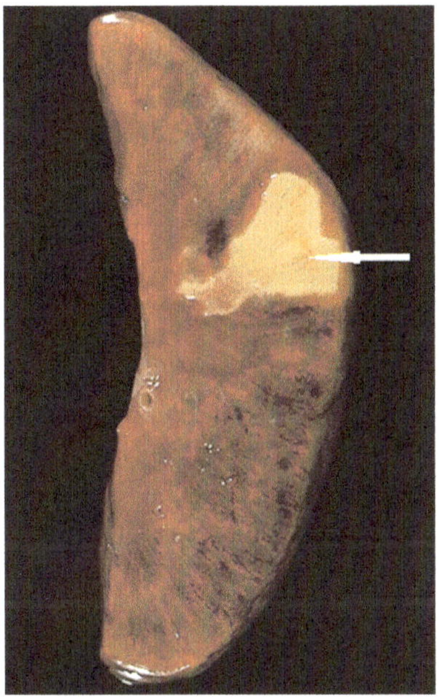

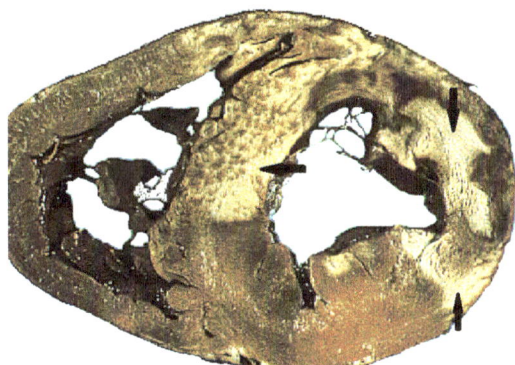

图3-13 脾梗死(肉眼观)
箭头示梗死灶,灰白色,切面呈三角形

图3-14 心肌梗死(肉眼观)
箭头示梗死灶,灰白色,地图状

梗死病灶的质地与坏死的类型有关。脾、肾和心肌的梗死为凝固性坏死,坏死组织质地坚实、干燥。脑梗死为液化性坏死,新鲜的脑梗死灶质地松软,日久液化成囊状。

(二)出血性梗死

出血性梗死(hemorrhagic infarct)常发生于组织疏松、侧支循环丰富或有双重血液循环的器官,如肺和肠。这类器官由于有双重血液供应或丰富吻合支,一般情况下不会发生梗死,但如果某支动脉分支阻塞前,组织器官已有严重淤血,那么由于静脉压力升高,另一支动脉分支压力不足以克服静脉阻力,不能形成有效的侧支循环供血,则会导致血流中断而发生局部组织坏死。由于组织结构疏松,坏死组织内压力升高不明显,原先淤滞在局部组织内的血液和来自另一支动脉分支吻合支的血液从坏死区破损的血管流入梗死灶中,使病灶内含有大量血液,故称为出血性梗死。梗死灶呈暗红色,又称红色梗死(red infarct)。因而严重淤血是出血性梗死发生的先决条件。

肺出血性梗死常发生在二尖瓣狭窄或左心衰竭造成肺淤血的情况下,再伴有肺动脉栓塞时。肉眼观,肺梗死灶常位于肺下叶,尤其是肋膈角处多见(图 3-15)。典型的肺梗死灶呈锥体形,切面为楔形,尖端指向肺门或血管阻塞处,底部紧靠肺膜。梗死灶质地较实,暗红色,略隆起,相应胸膜表面有纤维素性渗出物附着。镜下观,梗死灶为凝固性坏死,早期肺泡轮廓保留,肺组织内充满红细胞(图 3-16)。梗死灶周围肺组织广泛淤血、水肿。

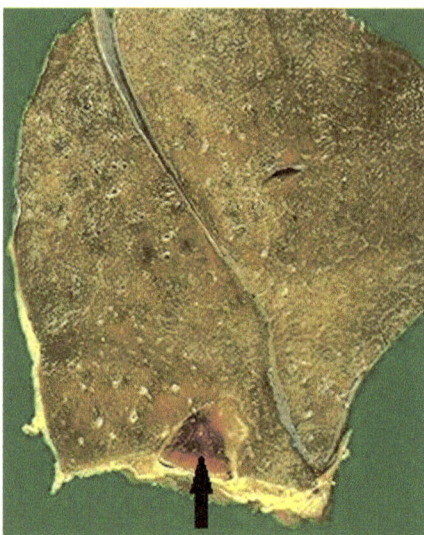

图 3-15 肺出血性梗死(肉眼观)

箭头示梗死灶,暗红色,切面呈三角形

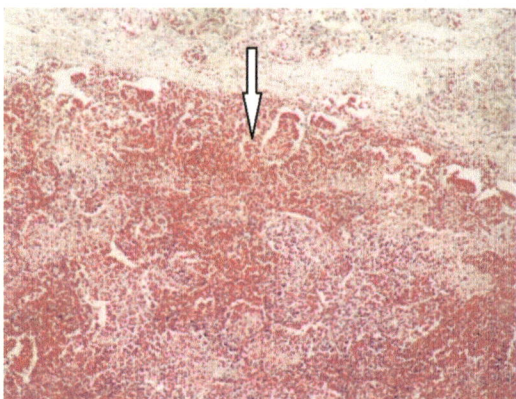

图 3-16 肺出血性梗死(镜下观)

肺组织内充满红细胞

肠出血性梗死主要发生于肠扭转、肠套叠和嵌顿性肠疝时。首先肠系膜静脉受压闭塞,导致相应肠壁高度淤血水肿,继而肠系膜动脉受压阻塞而引起出血性梗死。由于肠系膜血管呈扇形分支支配某一肠段,故肠梗死灶常为节段性,长短不一,肠壁弥漫性出血而呈暗红色。因严重淤血、水肿,肠壁肿胀增厚,质脆易破裂,肠浆膜面可有纤维素性渗出物附着(图 3-17)。

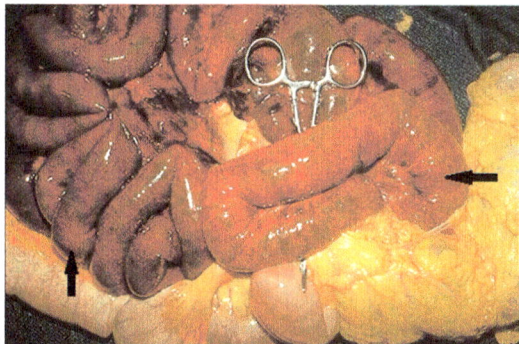

图 3-17 肠出血性梗死(肉眼观)
箭头示梗死肠段,暗红色,节段状

三、梗死的结局及对机体的影响

梗死发生后 1~2 天,肉芽组织即可从周围组织长入梗死灶内。小的梗死灶可被肉芽组织完全机化,日后变为瘢痕组织;大的梗死灶不能被完全机化,则由肉芽组织或瘢痕组织包裹,梗死灶内可发生钙化。脑梗死属液化性坏死,形成的囊腔被周围增生的胶质瘢痕包裹。

梗死对机体的影响取决于梗死的器官、梗死灶的大小和部位,以及有无继发细菌感染等。梗死发生在重要器官后果严重,如心肌梗死可影响心功能,严重时导致心力衰竭、心源性休克,甚至猝死。脑梗死根据部位不同可引起相应的功能障碍,如失语、偏瘫等,脑梗死灶大者也可导致死亡。脾、肾的梗死一般对机体影响不大,仅引起局部症状,如肾梗死可引起腰痛、血尿,但不影响肾功能,脾梗死可有左季肋区刺痛。肺梗死常引起胸痛和咯血。肠梗死常出现剧烈腹痛、血便和腹膜炎症状。肺、肠的梗死若继发腐败菌感染,可导致坏疽。

📖 本章小结

一、本章提要

通过对本章的学习,使同学们了解局部血液循环障碍的相关知识,重点掌握淤血、血栓形成、栓塞、梗死的概念,掌握局部血液循环障碍的发生及带来的后果。具体包括以下内容。

- 掌握与局部血液循环障碍相关的一些基本概念,如淤血、血栓形成、栓塞、梗死等;能理解血栓形成、栓塞、梗死之间的关系。
- 掌握肺淤血、肝淤血的病理变化;血栓形成的条件、栓子运行的途径、梗死的类型。
- 熟悉充血、出血、血栓形成、栓塞、梗死给机体带来的影响。

二、本章重难点

- 淤血、血栓形成、栓塞、梗死的概念。
- 淤血的原因和结局;肺淤血和肝淤血的病理变化。
- 血栓形成的条件、结局及影响。
- 栓子运行的途径及栓塞的类型。
- 梗死的原因和类型。

课后习题

一、名词解释

淤血　心力衰竭细胞　血栓形成　栓塞　梗死

二、填空题

1. 左心衰竭导致 _____ 淤血,右心衰竭导致 _____ 淤血。

2. 血栓根据形态可分为 _____、_____、_____ 和 _____ 四类。

3. 栓塞的类型有 _____、_____、_____、_____、_____ 等。

4. 贫血性梗死多见于 _____、_____、_____、_____;出血性梗死多见于 _____、_____。

三、选择题

1. 下列不属于病理性充血的是(　　)

A. 炎性充血

B. 侧支性充血

C. 减压后充血

D. 理化因素引起的充血

E. 器官组织活动增强引起的充血

2. 淤血的原因不包括(　　)

A. 静脉血管受压

B. 静脉管腔阻塞

C. 动脉血管痉挛

D. 左心衰竭

E. 右心衰竭

3. 淤血时血液主要淤积于哪类血管(　　)

A. 细小动脉

B. 大静脉

C. 动脉及毛细血管

D. 小静脉及毛细血管

E. 大动脉

4. 槟榔肝是指( )

A. 肝细胞脂肪变性

B. 肝淤血

C. 肝硬化

D. 肝淤血伴肝细胞脂肪变性

E. 肝细胞坏死

5. 心力衰竭细胞是指肺淤血时( )

A. 肺泡内吞噬粉尘的巨噬细胞

B. 肺泡内含有大量的含铁血黄素的巨噬细胞

C. 增生的肺泡内皮细胞

D. 肺泡内吞噬水肿液的巨噬细胞

E. 肺泡腔内吞噬纤维素的巨噬细胞

6. 下列哪项与血栓形成无关( )

A. 心血管内皮细胞的损伤

B. 血流速度减慢

C. 血小板数量的增多

D. 纤溶系统的激活

E. 形成涡流

7. 下列有关血栓的叙述,哪一项是错的( )

A. 静脉血栓多于动脉血栓

B. 下肢血栓多于上肢血栓

C. 血栓形成有对机体有利的一面

D. 心腔内血流速度快不能形成血栓

E. 红色血栓易脱落

8. 栓塞最常见的类型为( )

A. 氮气栓塞

B. 血栓栓塞

C. 羊水栓塞

D. 气体栓塞

E. 脂肪栓塞

9. 潜水员从深水中快速升到水面易发生( )

A. 氮气栓塞

B. 脂肪栓塞

C. 异物栓塞

D. 空气栓塞

E. 血栓栓塞

10. 来自体循环静脉系统的栓子,随血流运行易栓塞于(　　)

A. 脑

B. 肝

C. 肾

D. 肺

E. 脾

四、问答题

1. 简述肺淤血的病理变化。

2. 简述血栓形成的条件及血栓的结局。

3. 简述栓子运行的途径。

（关鑫）

第四章 炎症

炎症（inflammation）是具有血管系统的活体组织对各种致炎因子所造成的损伤发生的以防御为主的反应。血管反应是其中心环节，其基本病理变化为变质、渗出和增生。单核生物或多核生物由于无血管系统，其对损伤因子的反应（如吞噬损伤因子等）不能称之为炎症。炎症是人体常见的病理过程，机体许多成分参与炎症反应过程，包括白细胞、血浆蛋白、血管壁细胞和炎症介质等。炎症反应对机体有利也有弊，利是能清除致炎因子和修复受损组织，弊是会对机体造成不同程度的损害（如粘连等）。

第一节 炎症的原因

使细胞和组织造成损伤的因素都可以引起炎症，即致炎因子，主要包括以下几个方面。

一、生物性因素

生物性因素是引起炎症最常见的原因。主要包括细菌、病毒、立克次体、真菌、原虫、寄生虫等，由这些生物性因素入侵人体导致的炎症通常称为感染（infection）。生物性因子的致病作用，与病原体的数量、毒力及机体的抵抗力有关。

二、化学性因素

化学性因素包括内源性和外源性两类。内源性化学因素，如坏死组织的分解产物、异常蓄积的代谢产物等，这些物质可以通过引起血流动力学和血管壁通透性的改变、白细胞的渗出而导致炎症。外源性化学因素，如强酸、强碱、强氧化剂和各种毒气等。此外，药物使用不当也会引起炎症。

三、物理性因素

物理性因素包括高温、低温、放射线、紫外线、电击、机械性损伤等，当其达到一定的强度或持续时间时，即可引起炎症。

四、免疫异常

当机体免疫反应状态异常时,可引起不适当或过度的免疫反应,造成组织损伤,引起炎症反应,如过敏性鼻炎、荨麻疹、急性肾小球肾炎等。

五、异物

手术缝线、二氧化硅、雾霾中的可吸入颗粒等在机体内残留,机体不能将其分解、排除而引起炎症。

六、坏死组织

缺血、缺氧等原因引起的组织坏死是潜在的致炎因子,可引起坏死灶及其周边组织的炎症反应。

致炎因子作用于机体是否引起炎症及炎症反应的强弱,不仅与致炎因子的数量、强度和作用时间有关,还与机体自身的功能状态有关,尤其是免疫反应。机体免疫功能较强时,进入人体的病原体可被吞噬杀灭,不引起炎症性疾病;反之,机体免疫功能低下时,机体对病原体的吞噬杀灭功能受限,易发生炎症性疾病。如糖尿病患者易发生感染,老年人免疫功能低下易患肺炎等。因此,炎症反应的发生和发展取决于致炎因子和机体反应性两方面的综合作用。

知识链接

雾霾对人体的危害

雾霾指雾和霾,是对大气中各种悬浮颗粒物含量超标的笼统表述。雾中有20多种化学物质,包括酸、碱、盐、胺等,此外还有螨虫、流感病毒、结核杆菌等生物性致病因子。这些外源性化学因子和生物性致病因子都可以进入支气管甚至肺部引起炎症。霾中含有大量可吸入性颗粒,其中大部分颗粒的直径在0.01微米以下,这些颗粒可以沉积在支气管或肺泡中,引起支气管炎或肺炎,还会加重支气管哮喘、慢性支气管炎、慢性阻塞性肺疾病等慢性呼吸系统疾病患者的症状。如果长期处于雾霾中还有可能诱发肺癌。

第二节　炎症介质

炎症介质(inflammatory mediators)是指炎症发生时产生并参与炎症反应的生物活性物质。炎症介质介导了炎症病灶的血管反应和细胞渗出,可分为细胞释放的炎症介质和血浆中的炎症介质两大类。炎症介质在急性炎症形成和发展过程中具有重要的介导作用。

一、炎症介质的特点

炎症介质的种类很多,但一般具有以下共同特点。

其一,炎症介质来自血浆或细胞。血浆中的炎症介质主要由肝脏合成,以前体的形式存在于血浆,需激活才能发挥作用。来自细胞的炎症介质,一部分以细胞内颗粒的形式储存于细胞内,细胞受刺激后释放,另一部分则由炎症介质刺激后释放。能产生炎症介质的细胞主要是中性粒细胞、单核巨噬细胞和肥大细胞等。

其二,多数炎症介质需与靶细胞表面受体结合而发挥生物活性,另一些炎症介质可直接发挥生物活性作用。

其三,炎症介质作用于靶细胞后可产生次级炎症介质,使初级炎症介质的作用放大或抑制。一种炎症介质可与多种靶细胞结合,并对不同细胞和组织发挥不同的作用。

其四,炎症介质的半衰期很短,常迅速被酶灭活或自行降解。

二、主要炎症介质及作用

(一)细胞释放的炎症介质

1. 血管活性胺

血管活性胺(vasoactive amines)包括组胺(histamine)和5-羟色胺(5-hydroxytryptamine,5-HT),它们以预先形成的方式储存于细胞的分泌颗粒内,在发生炎症时最先被释放,可引起血管扩张和血管壁通透性的增加。组胺主要存在于肥大细胞、嗜碱性粒细胞和血小板内,通过脱颗粒的方式释放出来。5-HT 主要存在于血小板和肠嗜铬细胞内。

2. 花生四烯酸代谢产物

花生四烯酸(arachidonic acid,AA)是二十碳不饱和脂肪酸,从饮食或亚油酸转变而来。花生四烯酸代谢产物包括以下几种。

(1)前列腺素

前列腺素(prostaglandin,PG)是花生四烯酸通过环氧化酶途径产生,包括 PGD_2、PGE_2、PGF_2、PGI_2、和血栓素 A_2(TXA_2),参与炎症的全身和血管反应。PGI_2 主要由血管内皮细胞产生,可抑制血小板聚集和使血管扩张。而 TXA_2 主要由血小板产生,能使血小板聚集和血管收缩。PG 可引起炎症的发热和疼痛。

(2)白细胞三烯

白细胞三烯(leukotrierle,LT)通过脂质氧化酶途径产生,花生四烯酸先转化为5-羟基花生四烯酸,然后再转化为白细胞三烯 LTB_4、LTC_4、LTD_4、LTE_4 等,它们具有强烈的缩血管和使血管壁通透性增高的作用,且可使支气管痉挛。

(3)脂质素

脂质素是一种新的花生四烯酸活性代谢产物,为炎症抑制因子,具有抑制白细胞聚集和炎细胞反应的作用。很多抗炎药物(如阿司匹林等)是通过抑制 AA 的代谢而发挥作用的。

3. 血小板激活因子

血小板激活因子(plateletactivating factor,PAF)是磷脂类炎症介质,可激活血小板、扩张血管和增加血管壁通透性。由嗜碱性粒细胞、血小板、肥大细胞、中性粒细胞、单核巨噬细胞和血管内皮细胞产生。PAF 在极低浓度下使血管扩张和小静脉通透性增加的能力比组胺强100～10000 倍。此外,PAF 还可引起血管和支气管的收缩。

4. 细胞因子(cytokine)和化学趋化因子(chemokines)

细胞因子主要由激活的单核巨噬细胞和淋巴细胞等产生,主要作用是调节其他细胞的功能。化学趋化因子是一组小分子蛋白质,主要功能是调节细胞在组织中的迁移等。

5. 一氧化氮

一氧化氮(NO)主要由内皮细胞、巨噬细胞和某些神经细胞产生。主要功能是影响炎症反应和杀伤微生物。NO 可使血管扩张,也可抑制炎症细胞的反应。

6. 溶酶体酶和活性氧

溶酶体酶颗粒含有多种酶,其作用也很多,如酸性水解酶可降解细菌,中性蛋白酶可降解细胞外成分,并在发生化脓性炎症时对组织造成破坏等。少量活性氧代谢产物释放入组织时可促进炎症反应,大量释放时可损伤组织使血管壁通透性增加。

7. 神经肽

神经肽(neuropeptides),如 P 物质,可传导疼痛,引起血管扩张和血管壁通透性增加,还具有刺激免疫细胞和内分泌细胞分泌等作用。

(二)血浆中的炎症介质

1. 激肽系统

缓激肽是激肽系统(kinin system)被激活的最终产物,可使细动脉扩张,血管壁通透性增加,血管以外的平滑肌收缩,且有明显的致痛作用。

2. 补体系统

补体系统(complement system)是抵抗病原微生物的天然和过继免疫的重要因子。C3a、C4a 和 C5a 可使肥大细胞释放组胺,导致血管扩张和通透性增加,因此称它们为过敏毒素。

3. 凝血系统/纤维蛋白溶解系统

炎症时的组织损伤可启动凝血系统。激活Ⅻ因子不仅启动凝血系统和纤溶系统,还可启动激肽系统。凝血系统被激活后,凝血酶可结合细胞的蛋白酶激活受体,促进白细胞向炎症灶聚集和一系列的炎症反应。纤维蛋白溶解系统激活后产生纤溶酶,降解 C3 产生 C3a,可致血管壁通透性增加。

各种炎症介质之间的关系密切,现将主要炎症介质及其作用归纳见表 4-1。

表 4-1　主要炎症介质及作用

功能	炎症介质
血管扩张	组胺、缓激肽、前列腺素、NO
血管壁通透性升高	组胺和 5-羟色胺、缓激肽、C3a、C5a、LTC_4、LTD_4、LTE_4、PAF、P 物质
趋化作用	C5a、LTB_4、趋化因子、IL-1
发热	细胞因子(IL-1、IL-6 和 TNF 等)、前列腺素
疼痛	缓激肽、前列腺素
组织损伤	活性氧、溶酶体酶、NO

第三节　炎症局部的基本病理变化

炎症局部的基本病理变化包括变质、渗出和增生，三者相互联系、相互影响、相互转化。通常炎症早期以变质和渗出为主，炎症后期以增生为主。在某些疾病中，也可仅以一种病理变化为主。变质是损伤的过程，而渗出和增生则是抗损伤和修复的过程。

一、变质

变质(alteration)指炎症局部组织的变性和坏死，可由致炎因子直接作用引起，或由血液循环障碍和炎症反应产物的间接作用引起。实质细胞和间质细胞都可以发生变质。实质细胞变质的主要病理变化为炎症局部细胞水肿、脂肪变性、凝固性坏死和液化性坏死，实质细胞的变质常导致相应器官功能障碍；间质细胞变质的主要病理变化为黏液样变性和纤维素样坏死等。炎症局部组织发生变质后，大量酸性代谢产物堆积还可导致局部酸中毒，有抑制病原微生物生长和促进血管壁通透性增加的作用。

二、渗出

渗出(exudation)指血管内的液体、蛋白质、血细胞等通过血管壁进入炎症局部组织间隙、体腔、体表、黏膜表面的过程。以血管反应为中心的渗出是炎症最具特征性的变化，也是机体对抗损伤因子的主要防御措施。渗出过程包括血流动力学变化、液体渗出和细胞渗出三个方面。

(一)血流动力学变化

渗出以血管反应为主，包括血流动力学的改变和血管壁通透性的增高。急性炎症是机体对致炎因子快速和早期的反应，渗出是急性炎症的主要环节。

1. 血流动力学改变

炎症发生时，由于神经调节和化学介质的作用，血管口径发生变化，从而引起血流量发生改变。炎症局部血流动力学的改变程度和持续时间与所受刺激的强度、种类和作用时间等有关，并按下列过程顺序发生。

(1)细动脉短暂收缩

损伤因子作用于机体后，机体通过神经反射或产生各种炎症介质，作用于局部血管而引起细动脉短暂痉挛，仅持续几秒或数分钟。

(2)细动脉扩张，血流加速

炎症局部动脉端毛细血管括约肌舒张，毛细血管床开放，血流加快，血流量增加，导致局部动脉性充血。此时炎症区组织代谢增强，温度升高，呈鲜红色。组胺、一氧化氮、缓激肽和前列腺素等化学介质参与血管扩张这一过程。该过程可持续数分钟至数小时。

(3)血流速度减缓

随着静脉端毛细血管和小静脉的开放和扩张，血流减慢，导致静脉性充血(淤血)。炎症局部血管壁通透性增加，血浆成分渗出，血管内红细胞浓集，血液黏稠度增加，血流阻力增大，血流速度变慢甚至停滞。

2. 血管壁通透性增高

上述血流动力学的改变,使血管壁通透性增高,其机制如下(图 4-1)。

(1)内皮细胞收缩

炎症介质(如组胺、缓激肽等)作用于内皮细胞受体,使内皮细胞迅速收缩,内皮细胞之间出现 $0.5\sim1.0\ \mu m$ 的缝隙,导致血管壁通透性增加。此过程持续时间为 $15\sim30$ 分钟,且是可逆的,称为速发短暂反应,抗组胺药物可以抑制此过程。另外,缺氧、肿瘤坏死因子(TNF)和白细胞介素-1(IL-1)等可引起内皮细胞骨架重构,从而使血管内皮细胞间隙增大,血管壁通透性增加,此过程一般发生在损伤 $4\sim6$ 小时后,持续时间可达 24 小时以上。

(2)内皮细胞穿胞作用增强

在内皮细胞之间连接处的附近存在着互相连接的囊泡体,富含蛋白质的液体通过囊泡体形成的穿胞通道穿越内皮细胞,称为穿胞作用。血管内皮生长因子、组胺等许多炎症介质可促进这一作用。

(3)内皮细胞损伤

当内皮细胞受到较强烈的刺激时(如烧伤、化脓菌感染等),内皮细胞受损形成坏死和(或)脱落,血管壁通透性迅速增加,此过程持续几小时到几天,直至损伤血管形成血栓或内皮细胞再生修复为止,称为速发持续反应。轻度和中度热损伤、X 线和紫外线照射、某些细菌毒素等引起的血管内皮损伤,血管壁通透性增加发生较晚,常延迟 $2\sim12$ 小时发生,持续数小时至数天,称为迟发持续反应。

(4)新生毛细血管的高通透性

炎症修复过程中,新生的毛细血管内皮细胞不成熟,内皮细胞之间连接不紧密呈高通透性。

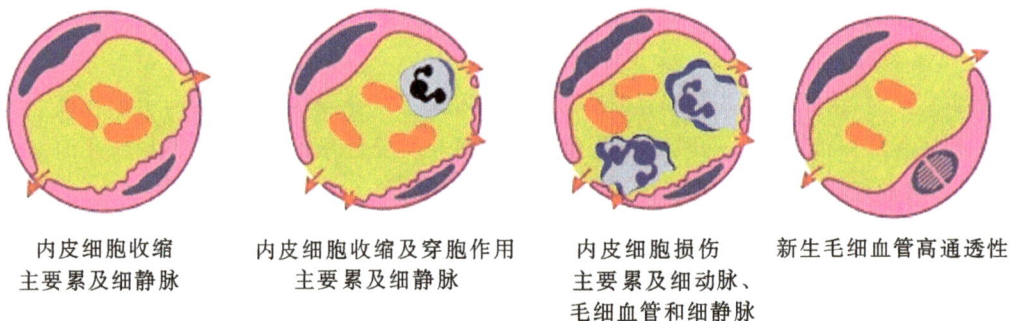

内皮细胞收缩
主要累及细静脉

内皮细胞收缩及穿胞作用
主要累及细静脉

内皮细胞损伤
主要累及细动脉、
毛细血管和细静脉

新生毛细血管高通透性

图 4-1 血管壁通透性升高机制模式图

(二)液体渗出

炎症时由于血管扩张,微循环内的流体静压升高、组织液胶体渗透压升高和血管壁通透性增高,使血管内的液体成分逸出血管外进入周围组织内,此过程即为液体渗出,渗出的液体称为渗出液。液体渗出并积聚于组织间隙内称为炎性水肿;液体渗出并积聚于浆膜腔(胸腔、腹腔、心包腔等)称为炎性积液。在另外一些情况下,由于血液循环障碍、血管壁内外流体静压平衡失调可造成漏出,其液体称为漏出液,如肝硬化产生的腹水、右心衰竭引起的下肢水肿等。无论渗出还是漏出都可造成组织水肿和体腔积液,通过对穿刺抽出的体腔积液进行检测有助于确定其性质,两者之间的鉴别见表4-2。

表4-2 渗出液和漏出液的鉴别

项目	渗出液	漏出液
原因	炎症	非炎症
外观	浑浊	透明
凝固性	可自凝	不自凝
比重	>1.018	<1.018
蛋白总量	<30 g/L	>30 g/L
细胞总数	>500×10^6/L	<100×10^6/L
李凡他试验*	阳性	阴性

* 李凡他试验,即浆液黏蛋白定性实验。原理是浆液黏蛋白是多糖和蛋白质形成的复合物,其在大量稀醋酸中时,呈白色沉淀,即为阳性。

渗出液对机体的影响有利也有弊。

有利的方面包括:①渗出液可以稀释中和毒素,减轻毒素对局部组织的损伤;②为炎症局部带来营养物质并运走代谢产物;③渗出的抗体、补体及溶菌物质有利于机体消灭病原微生物,清除坏死组织;④渗出的纤维素交织成网,可限制病原微生物的扩散,并为白细胞吞噬消灭病原体提供有利条件,炎症后期还可提供支架利于组织的修复。

有害的方面包括:①渗出过多则造成压迫和阻塞,如心包腔渗出液过多可压迫心脏,影响血液的回流引起循环障碍,导致严重后果;②渗出的纤维素过多吸收不良时,可发生机化,如发生大叶性肺炎时的肺肉质变。

(三)细胞渗出

1. 白细胞渗出

发生炎症时,白细胞通过血管壁游出到血管外的过程称为白细胞渗出,渗出的白细胞又称为炎细胞,炎细胞聚集在炎症局部组织间隙内,称炎细胞浸润,白细胞渗出或炎细胞浸润是炎症反应最具特征性的病理变化。白细胞渗出后需游走到炎症部位,才能发挥其吞噬等作用。

(1)白细胞边集和滚动

随着炎症局部血流动力学的改变,白细胞逐渐从血管的中心部离开并到达血管的边缘部,称为白细胞边集(margination)。随后,白细胞在内皮细胞表面附近翻滚称为白细胞滚动(leukocytic rolling),这是由于白细胞与内皮细胞表达的黏附分子不断地发生结合和分离引起。黏附分子是选择素,表达于细胞表面(如E选择素、L选择素和P选择素等),感染发生时,炎症局部释放的细胞因子使内皮细胞表面表达的选择素增多。

（2）白细胞黏附

白细胞表面的整合素和内皮细胞表达的配体介导白细胞与内皮细胞的黏附（adhesion）。整合素还介导白细胞与细胞外基质的黏附。炎症时，损伤部位释放化学趋化因子，使整合素发生构象变化，转变为高亲和力的形式。白细胞表面的整合素与其配体结合后，白细胞的骨架发生改变，使其紧密黏附于内皮细胞。

（3）白细胞游出

白细胞穿过血管壁进入周围组织的过程称为白细胞游出（emigration），主要发生在毛细血管后小静脉。炎症局部释放的化学趋化因子介导此过程，化学趋化因子作用于黏附于血管壁上的白细胞，使之以阿米巴运动的方式从血管内皮细胞连接处游出。随后，穿过内皮细胞的白细胞分泌胶原酶降解血管基底膜，进入周围组织中（图4-2）。各型白细胞都能游出，但游走能力差别很大，其中以中性粒细胞和单核细胞的游走能力最强，淋巴细胞的游走能力最弱。

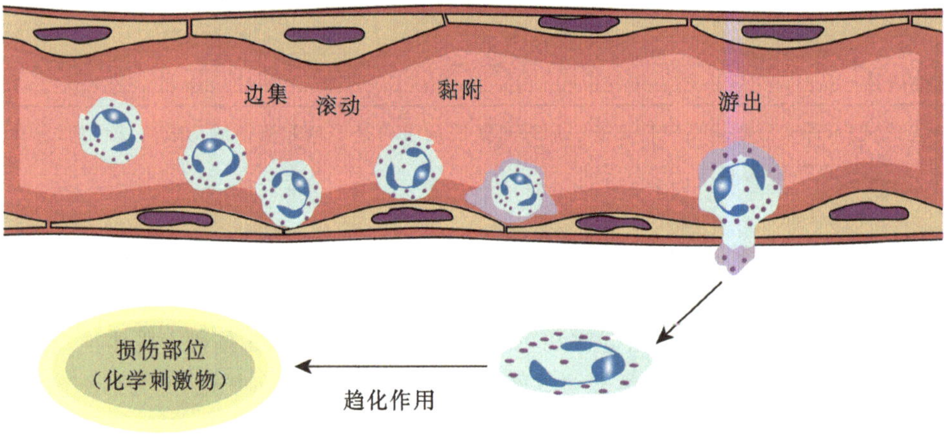

图4-2　急性炎症时中性粒细胞的游出和聚集过程模式图

不同病因导致的炎症和炎症的不同阶段游出的白细胞种类不同。葡萄球菌和链球菌感染以中性粒细胞浸润为主，病毒感染以淋巴细胞浸润为主，寄生虫感染或某些过敏反应以嗜酸性粒细胞浸润为主。由于中性粒细胞对致炎因子反应迅速、移动速度快，并且其在血液中数量较多，所以急性炎症发生24小时以内以中性粒细胞浸润为主。24～48小时后中性粒细胞凋亡或坏死，局部组织则以巨噬细胞浸润为主，其原因主要是巨噬细胞在组织中存在时间长，单核细胞在白细胞游出停止后还可以继续游出。

（4）趋化作用

白细胞游出血管后，顺着化学物质浓度梯度向化学刺激物做定向移动称作趋化作用（chemotaxis），这些可以吸引白细胞进行定向移动的化学刺激物称为趋化因子（chemotactic agents）。趋化因子具有吸引某一类白细胞的特异性，这种特异性是由白细胞表面的特异性G蛋白偶联受体决定的。趋化因子与白细胞结合后，激活一系列酶，这些信号可使白细胞延伸丝状伪足，拉动细胞向前运动，引起细胞的移位。

2. 白细胞的作用

白细胞聚集到炎症部位后，需被激活才能发挥吞噬和免疫作用。激活一般由病原微生物、坏死组织产物、抗原-抗体复合物和细胞因子等引起。白细胞利用表面受体识别微生物或坏死组织而被激活，引起白细胞内钙离子升高，并激活蛋白激酶C和磷脂酶A_2，然后通过脱颗粒和释放溶酶体酶杀伤微生物。

（1）吞噬作用（phagocytosis）

白细胞吞噬病原微生物、组织碎片和异物的过程称为吞噬作用。发挥吞噬作用的细胞主要是中性粒细胞和巨噬细胞。中性粒细胞又称为小吞噬细胞，吞噬能力较强，细胞质内含有嗜天青颗粒和特异性颗粒。嗜天青颗粒中含有酸性水解酶、中性蛋白酶、髓过氧化物酶、阳离子蛋白、溶菌酶、磷脂酶A_2，后四种成分构成杀菌体系。特异性颗粒含有溶菌酶、磷脂酶A_2、乳铁蛋白及碱性磷酸酶等，这些物质可以杀灭、消化和降解病原微生物和组织碎片。血液中的单核细胞到达炎症灶后转变为巨噬细胞，巨噬细胞又称为大吞噬细胞，其内的溶酶体含有酸性磷酸酶和过氧化物酶。巨噬细胞可以吞噬比较大的病原微生物、异物、坏死组织碎片等，常在急性炎症的后期、慢性炎症、非化脓性炎症及病毒感染等时出现。巨噬细胞被激活后，细胞体积增大，细胞表面皱褶增多，线粒体和溶酶体数量增多，功能增强。嗜酸性粒细胞具有较弱的吞噬能力，可吞噬抗原-抗体复合物，其胞质内的嗜酸性颗粒对寄生虫有杀伤作用。

吞噬过程包括以下几步：①识别和附着，吞噬细胞通过表面的甘露糖受体、清道夫受体和各种调理素受体识别并结合微生物；②吞入，吞噬细胞附着于调理素化的细菌等颗粒状物体后，伸出伪足，将其包绕并融合，形成包含吞噬物的泡状小体，称为吞噬体（phagosome）。吞噬体和吞噬细胞胞质内的溶酶体融合而形成吞噬溶酶体（phagolysosome），溶酶体酶可释放入其中；③杀伤和降解，杀伤机制包括依赖氧和不依赖氧两种，前者是主要杀伤机制，主要由活性氧和活性氮完成。吞噬细胞可杀灭、降解大多数病原微生物，然而有的细菌（如结核杆菌）被吞噬后，可保持生命力静止于单核巨噬细胞内，当机体抵抗力下降时，这些病原菌可繁殖并在体内播散。

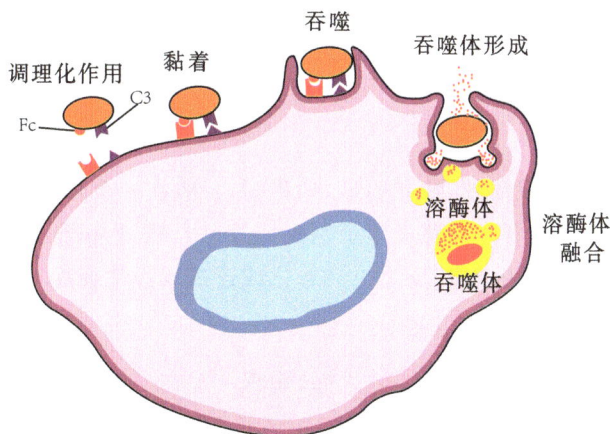

图 4-3　白细胞吞噬模式图

（2）免疫作用

发挥免疫作用的细胞主要是巨噬细胞、淋巴细胞和浆细胞。巨噬细胞先将进入机体的抗原进行吞噬并处理，再把抗原提呈给 T 淋巴细胞和 B 淋巴细胞。活化的 T 淋巴细胞产生淋巴因子参与细胞免疫；B 淋巴细胞转化为浆细胞产生抗体，参与体液免疫。

（3）组织损伤作用

炎症过程中，白细胞激活和吞噬时一方面可向吞噬溶酶体内释放产物，另一方面还将产物（如活性氧自由基、溶酶体酶等）释放到细胞外间质中，损伤正常细胞和组织，使被致炎因子损伤组织的损伤进一步加重。白细胞介导的组织损伤见于多种疾病，如肾小球肾炎、移植排斥反应和肺纤维化等。

三、增生

增生（proliferation）可由致炎因子刺激导致，包括实质细胞和间质细胞的增生。实质细胞增生，如慢性肝炎时的肝细胞增生；间质细胞的增生包括巨噬细胞、内皮细胞、纤维母细胞等的增生。发生慢性炎症时，纤维母细胞增生产生大量胶原纤维，使炎症局部组织纤维化。炎症早期，增生改变较轻微，炎症后期或慢性炎症时，增生改变则较明显，如伤寒时大量巨噬细胞增生。增生一般具有防御意义，使损伤组织得以恢复，但过度增生也会造成原有组织的结构被破坏，影响器官的功能，如心肌炎后的心肌硬化。

第四节　炎症的类型

一、炎症的临床分类

（一）超急性炎症

超急性炎症反应起病急骤，进展迅速，整个病程持续数小时到数天，短期内即可引起组织器官的严重损害，甚至是死亡。局部病变以变质和渗出为主，多见于急性超敏反应性炎症，如器官移植后的排斥反应等。

（二）急性炎症

急性炎症反应起病急，发展快，症状明显，病程短，一般在一个月以内。局部病变多以变质和渗出为主，增生轻微（急性肾小球肾炎等个别疾病除外），病灶局部以中性粒细胞浸润为主。及时恰当的治疗可使炎症较快痊愈，反之也会恶化或迁延成慢性炎症。

（三）亚急性炎症

亚急性炎症反应介于急性和慢性炎症之间，病程一般在一个月至数月，如亚急性感染性心内膜炎、亚急性重症肝炎等。

（四）慢性炎症

慢性炎症反应起病缓，发展慢，症状不明显，病程较长，一般为数月到数年。局部病变以增生为主，变质和渗出较轻，病灶局部以淋巴细胞、浆细胞和巨噬细胞浸润为主。当机体抵抗力下降时,慢性炎症也可急性发作,如慢性阑尾炎的急性发作。

二、炎症的病理分类

(一)变质性炎

变质性炎(alterative inflammation)常发生于心、肝、脑、肾等实质器官,一般由重症感染、细菌毒素及超敏反应等引起,是以组织细胞的变性和坏死为主要病变的炎症。如乙型肝炎病毒引起的病毒性肝炎,肝细胞变性、坏死(图4-4),肝功能严重障碍;乙型脑炎病毒引起的流行性乙型脑炎,神经细胞广泛变性和坏死,导致严重中枢神经系统功能障碍;白喉外毒素引起的中毒性心肌炎,心肌细胞变性坏死,引起严重心功能障碍等。

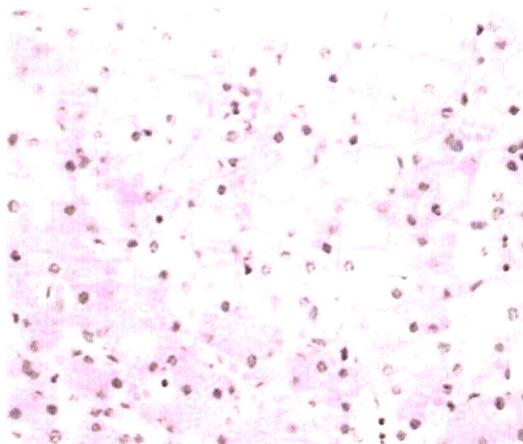

图4-4 病毒性肝炎(镜下观)
肝细胞水肿,体积增大,胞质透亮度增加

(二)渗出性炎

炎症发生时,以渗出性改变为主的炎症称为渗出性炎,根据渗出物的成分不同,可分为浆液性炎、纤维素性炎、化脓性炎和出血性炎。

1. 浆液性炎

浆液性炎(serous inflammation)以浆液渗出为主,来自血浆也可由浆膜的间皮细胞分泌,内含3%~5%的蛋白质,主要是清蛋白,及少量的中性粒细胞和纤维素。浆液性炎主要发生在黏膜、浆膜、滑膜、皮肤和疏松结缔组织等。发生在黏膜的浆液性炎又称浆液性卡他性炎。卡他(catarrh)是指渗出物沿黏膜表面顺势流下,如上呼吸道感染时,鼻黏膜排出的浆液性分泌物。浆膜的浆液性炎,如渗出性结核性胸膜炎产生的胸水。滑膜的浆液性炎,如风湿性关节炎出现的关节积液。皮肤的浆液性炎,如Ⅱ度烧伤引起的皮肤水疱。疏松结缔组织的浆液性炎局部可引起炎性水肿。浆液性炎对机体的损伤一般较轻,易于吸收消退,但若渗出物过多也会造成严重后果,如幼儿急性喉炎,可造成喉头水肿,甚至引起窒息。

2. 纤维素性炎

纤维素性炎(fibrinous inflammation)以纤维蛋白原渗出为主,随后形成纤维素。纤维蛋白原渗出量较多时,说明血管壁的损伤较重,通透性增加显著。常由某些细菌毒素(如白喉杆菌和痢疾杆菌等的毒素)或内源性和外源性的毒素引起。纤维素性炎常发生于黏膜、浆膜和肺组织。发生在黏膜的纤维素性炎,渗出的纤维素、中性粒细胞和坏死黏膜组织以及病原菌等在黏膜表面形成一层灰白色膜状物,称为"假膜",也称假膜性炎(pseudomembranous inflammation)。白喉杆菌引起的假膜性炎,在咽喉部的假膜连结牢固不易脱落,而在气管以下的假膜连结疏松易脱落,脱落的假膜可阻塞气道引起窒息。纤维素性炎发生在浆膜时,如发生纤维素性心外膜炎时,大量纤维素渗出到心包腔,并随着心脏搏动被牵拉成绒毛状,称"绒毛心"(图4-5)。纤维素性炎发生在肺组织时,如大叶性肺炎,除纤维素的渗出,还有大量红细胞和中性粒细胞的渗出。少量纤维素渗出,可溶解吸收;多量纤维素渗出则容易发生机化,甚至导致浆膜腔闭塞,引起器官功能障碍。

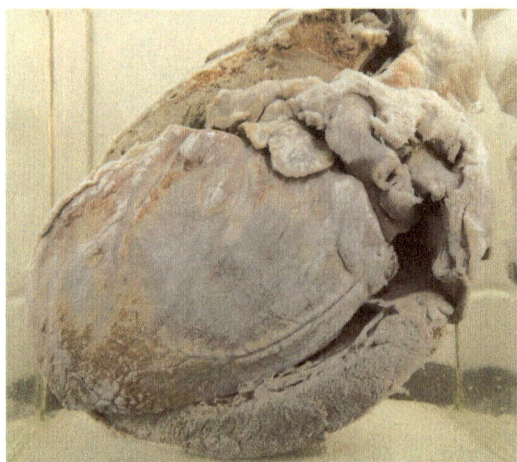

图4-5　纤维素性心包炎(肉眼观)

3. 化脓性炎

化脓性炎(suppurative or purulent inflammation)以中性粒细胞渗出为主,伴有组织坏死和脓液形成。常由化脓菌感染所致,如葡萄球菌、链球菌、脑膜炎双球菌等,也可由坏死组织继发感染产生。少数具有吞噬能力的中性粒细胞、变性和坏死的中性粒细胞、细菌、坏死组织碎片和少量浆液混合构成脓液(pus)。葡萄球菌引起的脓液较浓稠,而链球菌引起的脓液较稀薄。根据病因和发病部位不同,化脓性炎可分为以下几类。

(1)脓肿(abscess)

器官或组织内的局限性化脓性炎症称为脓肿。其特点是在炎症过程中组织、器官或体腔内,炎症局部组织坏死、液化出现局限性脓液积聚,积聚的腔隙称为脓腔,其周围有完整的脓壁。脓肿常发生于皮下和内脏(图4-6),常见的致病菌为金黄色葡萄球菌。金黄色葡萄球菌可产生血浆凝固酶,将炎症局部渗出的纤维蛋白原转变为纤维素,使病灶局限且与周围组织界限清楚。脓肿早期,病灶周围充血、水肿并有大量炎细胞浸润。随后,病灶周围形成肉芽组织,可以吸收脓液并限制病灶扩大。较小的脓肿可以吸收消散,较大的脓肿常需切开排脓或穿刺抽脓。最后,脓腔常由肉芽组织取代,最终形成瘢痕。疖是单个毛囊、皮脂腺及其周围组织的化脓性炎。痈是多个疖的融合,必须切开排脓。

(2)蜂窝织炎(phlegmonous inflammation)

发生在疏松结缔组织的弥漫性化脓性炎称为蜂窝织炎。常发生在皮肤、肌肉和阑尾(图4-7),主要致病菌是溶血性链球菌。链球菌可分泌透明质酸酶和链激酶,使疏松结缔组织中的透明质酸和纤维素降解,细菌就可通过组织间隙和淋巴管扩散。蜂窝织炎病灶组织内可见大量中性粒细胞弥漫性浸润,与周围组织界限不清。

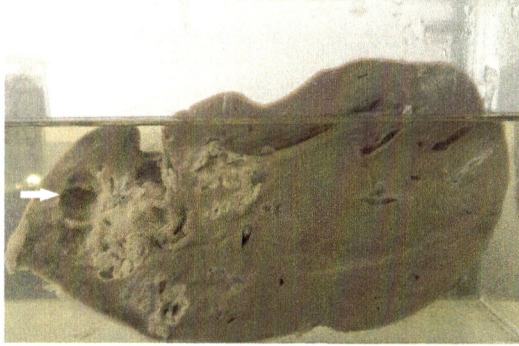

图4-6　肝脓肿(肉眼观)
箭头示脓肿腔

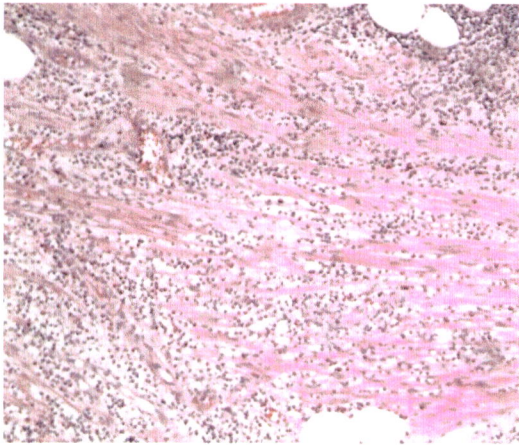

图4-7　急性蜂窝织炎性阑尾炎(镜下观)
组织内可见大量中性粒细胞弥漫性浸润

(3)表面化脓和积脓

发生在黏膜和浆膜表面的化脓性炎称表面化脓,如化脓性脑膜炎、化脓性支气管炎、化脓性尿道炎等。发生在浆膜、胆囊和输卵管的化脓性炎,脓液可在腔内积聚不易排出,称为积脓(empyema),如化脓性胆囊炎引起的胆囊积脓。

4.出血性炎

出血性炎(hemorrhagic inflammation)是指当炎症病灶的血管壁损伤严重时,血液中的红细胞大量漏出到周围组织。常见于某些传染病,如流行性出血热、钩端螺旋体病等。

(三)增生性炎

增生性炎(proliferative inflammation)是指以增生性病变为主的炎症,变质和渗出性病变较轻。病变主要表现为纤维母细胞、血管内皮细胞和组织细胞增生,常伴有淋巴细胞、浆细胞和巨噬细胞等慢性炎细胞浸润。主要见于慢性炎症,但也有少数急性炎症是以细胞增生性改变为主,如链球菌感染后的急性肾小球肾炎,病变以肾小球的血管内皮细胞和系膜细胞增生为主。

增生性炎按形态学特点可分为两大类,即非特异性增生性炎和特异性增生性炎。

1. 非特异性增生性炎

非特异性增生性炎又称一般慢性炎症。主要特点是:①炎症局部浸润的细胞主要是巨噬细胞、淋巴细胞和浆细胞;②组织损伤主要由炎症产物引起;③实质细胞和间质细胞增生明显,可形成炎性息肉和炎性假瘤。且常有瘢痕形成,瘢痕形成可造成管道性脏器的狭窄。发生活动性炎时,镜下可见血管扩张和中性粒细胞浸润。

在炎症的早期,单核细胞开始渗出到炎症病灶,随着病程的进展不断有单核细胞渗出游走到炎症病灶,加之巨噬细胞的增殖,48小时后,巨噬细胞逐渐成为炎症病灶内的主要炎细胞。炎性息肉是指黏膜组织、腺体及肉芽组织过度增生,向黏膜表面突出形成带蒂的肿物,如宫颈息肉、鼻息肉等。炎性假瘤是指由肉芽组织、炎细胞、增生的实质细胞和纤维结缔组织构成的境界清楚的瘤样病变,多发生在肺或眼眶等部位。

2. 特异性增生性炎

由巨噬细胞及其演变的细胞增生而形成的境界清楚的结节状病灶称为肉芽肿,其直径一般在0.5~2 mm。以肉芽肿形成为基本特点的炎症称肉芽肿性炎(granulomatous inflammation)。

根据导致其发生的不同原因,又可分为感染性肉芽肿和异物性肉芽肿。

(1)感染性肉芽肿

感染性肉芽肿由病原微生物感染引起,如结核杆菌、伤寒杆菌、麻风杆菌、梅毒螺旋体等。如主要由上皮样细胞和一个或几个朗格汉斯(Langhans)巨细胞组成的结核性肉芽肿(结核结节);主要由伤寒细胞组成的伤寒肉芽肿(伤寒小结)。病原微生物不同,形成的肉芽肿形态也不相同。

(2)异物性肉芽肿

异物性肉芽肿由手术缝线、粉尘、滑石粉、木刺等异物引起。病变以异物为中心,围以数量不等的巨噬细胞、异物巨细胞、纤维母细胞和淋巴细胞等,形成结节状病灶。不同异物导致的肉芽肿其成分基本相同。

第五节　炎症的局部表现和全身反应

一、炎症的局部表现

炎症的局部表现为红、肿、热、痛和功能障碍,发生在体表的急性炎症局部表现最明显。

1. 红

红是由于炎症局部充血的结果。早期为动脉性充血,局部组织氧合血红蛋白量增多,呈鲜红色;晚期为静脉性充血,游离血红蛋白量增多,呈暗红色。

2. 肿

肿是由于炎症局部出现渗出物或由慢性炎症时的增生所致。

3. 热

热是由于炎症局部充血、代谢增强及白细胞产生的物质(如白细胞介素-1、肿瘤坏死因子等)引起。

4. 痛

痛的产生与多种因素有关,如炎症介质(如前列腺素和缓激肽等)对神经的刺激,组织肿胀或渗出液压迫神经末梢等。

5. 功能障碍

功能障碍是由于炎症局部的实质细胞变性、坏死或渗出物局部压迫等所致。前者如发生病毒性肝炎时,肝细胞变性坏死,导致肝功能障碍;后者如肢体肿胀导致运动功能障碍等。

二、炎症的全身反应

炎症急性期反应主要包括发热、外周血白细胞计数改变、单核巨噬细胞系统增生等。

1. 发热

炎症时的发热是由发热激活物和内生致热原共同作用的结果。发热激活物(如病原微生物、炎性渗出物、抗原-抗体复合物和类固醇物质等)通过激活炎细胞和单核巨噬细胞系统,使其产生内生致热原。内生致热原(如肿瘤坏死因子等)通过作用于体温调节中枢,使调定点上移,机体代谢增加或骨骼肌收缩(寒颤)从而产热增多,最终体温升高。体温升高对机体有利有弊,有利的方面,如增强吞噬细胞的吞噬功能,增强肝脏的解毒能力,促进抗体形成等,从而提高机体的防御能力;不利的方面,如引起中枢神经系统功能紊乱,增加心脏负担等。

2. 外周血白细胞计数改变

外周血白细胞计数增多是炎症时常见的全身反应。一般急性化脓性炎症以中性粒细胞数量增多为主,慢性肉芽肿性炎以单核细胞数量增多为主,寄生虫感染和过敏反应以嗜酸性粒细胞数量增多为主,病毒感染以淋巴细胞数量增多为主。如感染严重,外周血幼稚中性粒细胞比例升高明显,呈现"核左移"现象。但在某些炎症过程中,如病毒感染和某些自身免疫性疾病等,外周血中的白细胞数量常不增加甚至减少。

3. 单核巨噬细胞系统增生

发生急性感染性炎症时,炎症病灶中的病原微生物、组织坏死产物可经淋巴管到达局部淋巴结或经血流到达全身其他单核巨噬细胞系统,促使巨噬细胞增生,功能增强。临床上表现为肝、脾、淋巴结肿大。

4. 实质器官改变

炎症较严重时,由于病原微生物及其毒素的作用,以及局部血液循环障碍、发热等因素的影响,心、肝、肾等器官的实质细胞可发生不同程度的变性、坏死和器官功能障碍。

第六节 炎症的结局

炎症过程中,致炎因子引起的损伤与机体抗损伤反应之间的力量对比,决定着炎症的发生、发展和结局。如损伤反应占优势,则炎症加重,并向全身扩散;如抗损伤反应占优势,则炎症逐渐趋向痊愈。若机体的抵抗力较弱或损伤因子持续存在,则急性炎症可转变为慢性炎症。炎症的结局,有以下三种情况。

一、痊愈

大多数炎症,在机体抵抗力较强,或经过及时有效的治疗后,病原微生物被消灭,炎症区坏死组织和渗出物被溶解、吸收,组织缺损通过周围正常细胞的再生达到修复,最后完全恢复原有组织的形态结构和功能,称为完全痊愈。如坏死范围较广,或渗出的纤维素较多,不能完全溶解、吸收,则由肉芽组织增生修复,不能完全恢复原有组织的形态结构和功能,常留下瘢痕,称为不完全痊愈。若瘢痕组织形成过多或发生在某些重要器官,可引起器官功能障碍。

二、迁延不愈

当机体抵抗力低下、治疗不及时或致炎因子持续存在时,可使组织不断被损伤,此时急性炎症转为慢性炎症。如急性肾小球肾炎转变成慢性肾小球肾炎,急性病毒性肝炎转变成慢性病毒性肝炎等。

三、蔓延扩散

由于病原微生物致病力较强、机体抵抗力低下或治疗不及时等,病原微生物不断繁殖并可通过组织间隙、血管、淋巴管及自然管道向周围蔓延,甚至播散全身。

1. 局部蔓延

炎症局部的病原微生物经组织间隙或自然管道向周围组织和器官扩散蔓延。如肺结核病,当机体免疫力下降时,结核杆菌可沿支气管播散到肺内其他部位,形成新的病灶。

2. 淋巴道播散

炎症局部渗出物经淋巴管回流时,其中的病原微生物也随淋巴液回流至淋巴结,引起淋巴管炎和淋巴结炎。如口腔内炎症,可引起颌下淋巴结炎,表现为颌下淋巴结肿大,有压痛。

3. 血道播散

(1)菌血症(bacteremia)

炎症局部病灶内的细菌入血,在血液中可查到细菌,但无全身中毒症状,称为菌血症。见于一些炎症的早期,如流行性脑脊髓膜炎早期等。

(2)毒血症(toxemia)

细菌的毒素或代谢产物吸收入血,患者可出现高热、寒颤等全身中毒症状,常伴心、肝、肾等实质细胞的变性或坏死。血液培养找不到细菌。

（3）败血症（septicemia）

细菌入血后大量繁殖并产生毒素，引起明显全身中毒症状和病理变化，称为败血症。患者除有毒血症的临床表现外，还可出现皮肤和黏膜的多发性出血斑点、脾肿大及全身淋巴结肿大等，严重者可发生中毒性休克。血液培养常可找到细菌。

（4）脓毒败血症（pyemia）

化脓菌引起的败血症可发展为脓毒败血症。患者除有败血症的临床表现外，细菌可随血流到达全身，可引起肺、肾等脏器的多发性栓塞性脓肿，如金黄色葡萄球菌感染引起的多发性肾脓肿。

本章小结

一、本章提要

通过对本章的学习，使同学们掌握炎症的概念；渗出性炎症；炎症的病理分类；炎症的局部表现。熟悉变质性炎、增生性炎；炎症的临床分类；炎症的全身反应；炎症的结局。具体包括以下内容。

- 掌握与炎症相关的一些基本概念，如炎症、绒毛心、脓肿、蜂窝织炎等。
- 掌握炎症的基本病理变化及病理类型划分。
- 具有能区分相近概念的能力，如脓肿和积脓、菌血症和败血症等。
- 了解炎症的病因、局部及全身反应及结局。

二、本章重难点

- 炎症局部的基本病理变化。
- 渗出性炎的分类及特点。
- 炎症的临床表现及结局。

课后习题

一、名词解释

炎症 渗出 绒毛心 脓肿 蜂窝织炎 肉芽肿

二、填空题

1. 炎症局部的基本病理变化包括 _____、_____ 和 _____ 三个方面。

2. 渗出性炎包括 _____、_____、_____ 和 _____ 四类。

3. 化脓性炎包括 _____、_____ 和 _____ 三类。

4. 炎症的播散途径包括 _____、_____ 和 _____ 三类。

5. 炎症的局部表现包括 _____、_____、_____、_____ 和 _____。

6. 炎症的全身反应包括 _____、_____、_____ 和 _____。

三、选择题

1. 急性炎症时病变局部组织内浸润的细胞主要是（　　）

A. 浆细胞

B. 巨噬细胞

C. 淋巴细胞

D. 嗜酸性粒细胞

E. 嗜中性粒细胞

2. 寄生虫感染时病变局部组织内浸润的细胞主要是（　　）

A. 浆细胞

B. 巨噬细胞

C. 淋巴细胞

D. 嗜酸性粒细胞

E. 嗜中性粒细胞

3. 溶血性链球菌是以下哪种炎症的常见致病菌（　　）

A. 浆液性炎

B. 纤维素性炎

C. 蜂窝织炎

D. 脓肿

E. 出血性炎

4. "绒毛心"属于以下哪类炎症（　　）

A. 浆液性炎

B. 纤维素性炎

C. 蜂窝织炎

D. 脓肿

E. 出血性炎

5. 下列哪项是正确的（　　）

A. 炎症可发生于任何活体生物

B. 炎症反应均对机体有利

C. 炎症反应的中心环节是血管反应

D. 炎症时最早发生的血管反应是静脉性充血

E. 炎症的基本病理变化是变性、渗出、增生

6. 最常见的致炎因素是（　　）

A. 物理性因素

B. 化学性因素

C. 生物性因素

D. 免疫反应

E. 异物

7. 发生感染性肉芽肿时浸润的细胞主要是（　　　）

A. 嗜酸性粒细胞和浆细胞

B. 多核巨噬细胞和类上皮细胞

C. 淋巴细胞和巨噬细胞

D. 单核巨噬细胞和中性粒细胞

E. 异物巨细胞和淋巴细胞

四、问答题

1. 简述蜂窝织炎和脓肿的区别。

2. 简述渗出性炎的分类及病理特点。

（孟卓然）

第五章 肿瘤

🌐 学习目标

1. 掌握肿瘤的概念；肿瘤的大体形态、组织结构；肿瘤的异型性、命名原则及生长方式；良、恶性肿瘤的区别；癌前病变、原位癌及早期浸润癌。

2. 熟悉肿瘤的扩散、复发；恶性肿瘤对机体的影响；肿瘤的病因及分类；常见的上皮组织肿瘤。

3. 了解肿瘤的发病机制、肿瘤的分级及分期；肿瘤的防护原则。

肿瘤（tumor,neoplasm）是一类常见病、多发病。目前,恶性肿瘤已成为危害人类健康最严重的疾病之一。中国肿瘤发病率多年持续上升,2012 年中国癌症发病人数为 306.5 万,约占全球发病人数的 1/5;癌症死亡人数为 220.5 万,约占全球癌症死亡人数的 1/4。国家癌症中心发布的《2012 中国肿瘤登记年报》显示,我国恶性肿瘤发病率居第一位的是肺癌,其次为胃癌、结直肠癌、肝癌和食管癌;死亡率居第一位的是肺癌,其次为肝癌、胃癌、食管癌和结直肠癌。因此,肿瘤的防治及护理已成为一个必须高度重视的公共卫生问题乃至社会问题。

第一节 肿瘤的概念

一、肿瘤

肿瘤是机体在各种致瘤因素作用下,局部组织的细胞基因调控失常,导致克隆性异常增生而形成的新生物。这种新生物常在局部形成肿块,因此称之为肿瘤,但并不是所有肿瘤都形成肿块,如白血病。

二、肿瘤性增殖

肿瘤形成是一个十分复杂的过程。大量医学观察和研究工作表明,肿瘤的形成是细胞生长与增殖的调节和控制发生严重紊乱的结果。细胞的生长和增殖受许多调节分子的控制,肿瘤的形成与这些调节分子的基因发生异常有关。这种导致肿瘤形成的细胞增殖称为肿瘤性增殖,肿瘤性增殖通常表现如下:①肿瘤性增殖与机体不协调,对机体有害;②肿瘤性增殖一般是单克隆性的。许多研究显示,一个肿瘤中的肿瘤细胞群,是由发生了肿瘤性转化的单个细胞反复分裂增殖产生的子代细胞组成的;③肿瘤细胞的形态、代谢和功能均有异常,不同程度地失去了分化成熟的能力;④肿瘤细胞生长旺盛,失去控制,不受机体控制,具有相对自主性、无限制性,即使引起肿瘤性增殖的起始因素已清除,其仍能持续生长。

📖 知识链接

肿瘤性增生与非肿瘤性增生的区别

项目	肿瘤性增生	非肿瘤性增生
增生的类型	单克隆性	多克隆性
分化程度	失去分化成熟能力	分化成熟
与机体的协调性	相对自主性	具有自限性
病因去除后的情况	持续生长	停止生长
形态结构、功能	异常	正常
对机体的影响	有害	有利

第二节　肿瘤的特征

一、肿瘤的大体形态

肿瘤的种类繁多,其大体形态是多种多样的,这与肿瘤的性质、发生部位和生长时间等因素有关。

(一)形状

肿瘤多数表现为不正常的肿块,故形状不一。其形状主要取决于肿瘤的发生部位、生长方式以及良、恶性。其形状可表现为息肉状、乳头状、结节状、分叶状、囊状、溃疡状和浸润性(图5-1)。

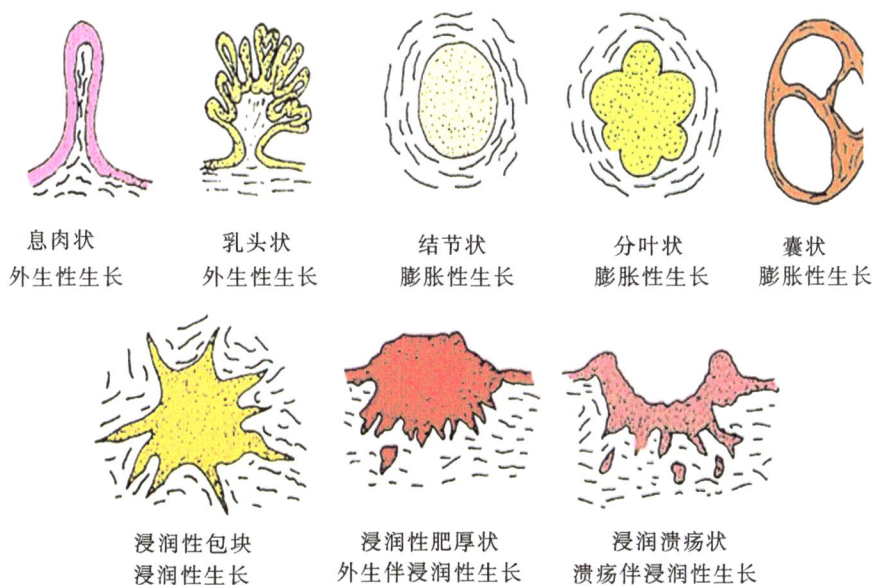

息肉状	乳头状	结节状	分叶状	囊状
外生性生长	外生性生长	膨胀性生长	膨胀性生长	膨胀性生长

浸润性包块　　　　浸润性肥厚状　　　　浸润溃疡状
浸润性生长　　　外生伴浸润性生长　　溃疡伴浸润性生长

图5-1　肿瘤的常见形状和生长方式

(二)大小

肿瘤的大小悬殊,极小的肿瘤,如原位癌、甲状腺的微小癌,肉眼观察很难查见,需在显微镜下才能观察到。有些肿瘤可重达数千克甚至数十千克,如卵巢囊腺瘤。

肿瘤的大小与很多因素有关,如肿瘤的性质、生长时间和发生部位等。发生在体表或大的体腔(如腹腔)内的肿瘤,生长空间充裕,体积可以很大;发生在密闭的狭小腔道(如颅腔、椎管)内的肿瘤,生长受限,体积通常较小。生长缓慢、生长时间很长的肿瘤,体积可以很大。巨大的肿瘤多属良性,而恶性肿瘤因生长迅速,较早转移或危及患者生命,一般不会长得太大。因此,不能以肿瘤的大小作为衡量肿瘤良、恶性的依据。

(三)数目

患者可以只有一个肿瘤(单发肿瘤),也可以同时或先后发生多个原发肿瘤(多发肿瘤)。有些类型的肿瘤,比如消化道的癌,单发的比较多;有些肿瘤则表现出多发性,如神经纤维瘤病、多发性子宫平滑肌瘤。在对肿瘤患者进行体检或对手术标本进行检查时,应全面仔细,避免只注意到最明显的肿块而忽略多发性肿瘤的可能。

(四)颜色

肿瘤的颜色由组成肿瘤的组织、细胞及其产物的颜色决定。如纤维组织的肿瘤切面多呈灰白色,脂肪瘤呈黄色,血管瘤呈红色。肿瘤可以发生一些继发性改变,如变性、坏死、出血等,这些改变可使肿瘤原来的颜色发生变化。有些肿瘤产生色素,如黑色素瘤细胞产生黑色素,故呈黑褐色。

(五)质地

各种肿瘤的质地不同,与其起源组织、肿瘤实质与间质的比例及有无继发性变化等因素有关。如脂肪瘤质软,平滑肌瘤质韧,骨肿瘤质硬。

二、肿瘤的组织结构

肿瘤组织由实质和间质两部分构成(图5-2)。

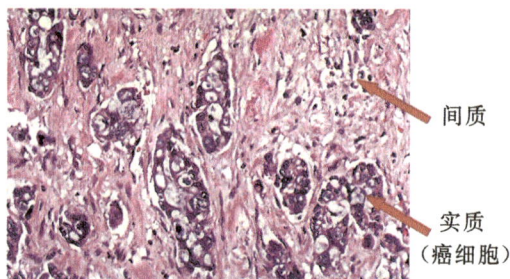

图5-2　肿瘤的实质与间质(镜下观)

(一)肿瘤实质

肿瘤的实质就是肿瘤细胞,是肿瘤的主要成分,决定肿瘤的性质。多数肿瘤只有一种实质,如平滑肌瘤、肝细胞癌等;少数肿瘤含两种或两种以上实质成分,如畸胎瘤、乳腺纤维腺瘤等。

(二)肿瘤间质

肿瘤间质由纤维组织和血管组成,不具有肿瘤的特征,对肿瘤细胞起着支持和营养的作用。肿瘤细胞能刺激肿瘤组织内血管生成,这是肿瘤能持续生长的重要因素。间质中可有淋巴细胞等浸润,这可能与机体对肿瘤组织的免疫反应有关。少数肿瘤可无间质,如原位癌、白血病等。

三、肿瘤的异型性

由于分化程度不同,肿瘤的细胞形态和组织结构与起源的正常组织有不同程度的差异,病理学上将这种差异称为异型性(atypia)。

异型性的大小可以用肿瘤组织的分化程度来表示。肿瘤细胞和起源组织相似程度高,表示它的分化程度高,异型性小,恶性程度低;反之,肿瘤细胞和起源组织相似程度低,表示它的分化程度低,异型性大,恶性程度高。因此,异型性是判断肿瘤良、恶性最重要的组织学依据。

肿瘤的异型性包括以下两个方面。

(一)组织结构的异型性

肿瘤组织结构的异型性主要是指肿瘤组织丧失了正常组织的排列方式,包括细胞的极性、排列的结构及其与间质的关系等方面。良性肿瘤异型性不明显,光镜下较易判断组织来源。其异型性主要表现为瘤组织的分布和瘤细胞的排列不规则,在一定程度上失去了起源组织正常有序的结构与层次,如腺瘤的腺体数目增多,大小及形态不太一致等。恶性肿瘤组织结构的异型性则较明显,与其起源组织差异较大,表现为瘤组织和瘤细胞的分布和排列明显紊乱,如腺癌的癌细胞排列成明显大小不等、形态不规则的腺样结构,细胞层次增多,极性丧失或排列成不规则的实性癌细胞巢(图5-3)。

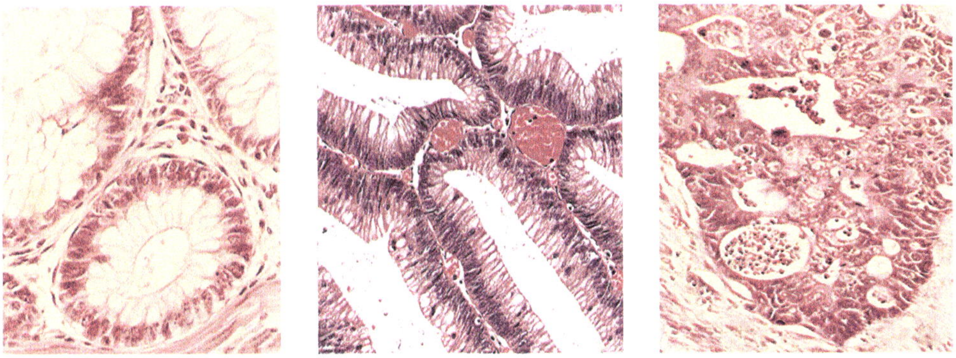

图5-3 直肠腺瘤与腺癌组织结构异型性的比较
A. 正常肠腺;B. 直肠腺瘤;C. 直肠腺癌

(二)细胞异型性

良性肿瘤通常分化程度较高,细胞异型性小,与其起源的正常细胞很相似,如脂肪瘤。恶性肿瘤细胞分化程度低,常具有明显的异型性(图5-4),其表现如下。

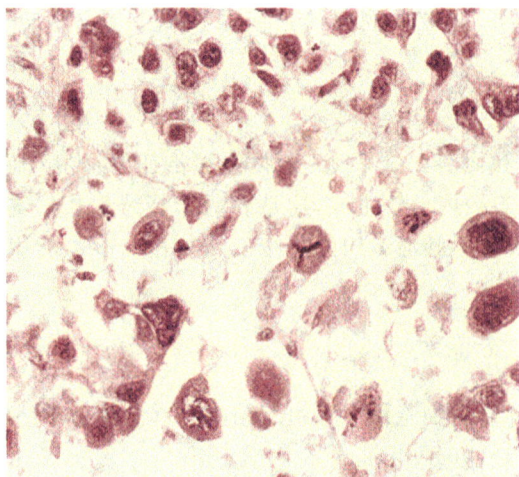

图 5－4 恶性肿瘤细胞的异型性

1. 细胞的多形性

细胞的多形性是指瘤细胞彼此在大小、形状方面出现很大的差异。恶性肿瘤细胞一般比起源的正常细胞大,且呈明显的大小不一,形态各异,常可见瘤巨细胞,显示出明显的多形性。

2. 核的多形性

恶性肿瘤的细胞核一般也明显增大,核浆比增大(正常 $1:6\sim1:4$,也可达到 $1:1$),核的大小、形态不一致,可出现多核、分叶核、巨核、奇异核等。染色质呈粗颗粒状,核染色明显加深,核膜增厚,核仁增大且数量增多。分化差的肿瘤,核分裂象常明显增多,可出现不对称性、多核、顿挫性等病理性核分裂象(图 5－5)。

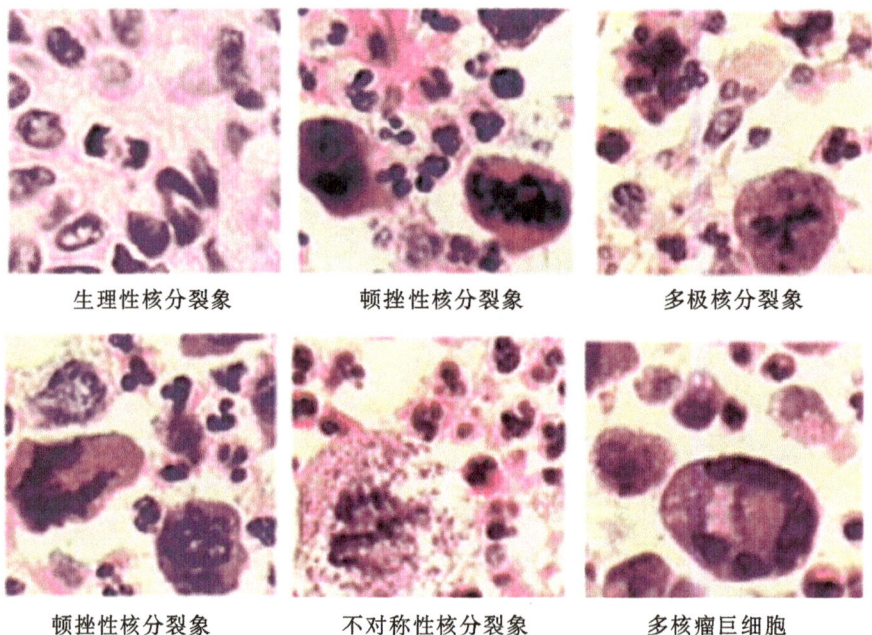

生理性核分裂象　　　　顿挫性核分裂象　　　　多极核分裂象

顿挫性核分裂象　　　　不对称性核分裂象　　　　多核瘤巨细胞

图 5－5　肿瘤细胞病理性核分裂

3. 胞浆呈嗜碱性染色

恶性肿瘤细胞的胞浆内由于核蛋白体增多而多呈嗜碱性。有些肿瘤细胞可产生异常分泌物或代谢产物而具有不同特点，如激素、黏液、糖原、脂质、角质和色素等，有助于对其进行区别。

四、肿瘤的生长

肿瘤的生长以肿瘤细胞不断分裂增生为基础。良、恶性肿瘤在生长速度和生长方式上有很大差异，这对判断肿瘤的良、恶性有一定意义。

(一)肿瘤的生长方式

1. 膨胀性生长(expansile growth)

实质器官的良性肿瘤多呈膨胀性生长，其生长速度较慢，随着体积增大，肿瘤推挤但不侵犯周围组织，与周围组织分界清楚，可在肿瘤周围形成完整的纤维性包膜。有包膜的肿瘤触诊时常可以推动，手术容易摘除，不易复发。这种生长方式对局部器官、组织的影响主要是挤压。

2. 浸润性生长(invasive growth)

恶性肿瘤多呈浸润性生长。肿瘤细胞长入并破坏周围组织，如组织间隙、淋巴管或血管等，这种现象称为浸润。浸润性肿瘤没有包膜，或破坏原来的包膜，与相邻的正常组织无明显界限。触诊时，肿瘤固定，活动度小。手术时，需要连同周围组织一起做较大范围切除，若切除不彻底，术后则容易复发。

3. 外生性生长(exophytic growth)

体表肿瘤和体腔(如胸腔、腹腔)内的肿瘤，或管道器官(消化道)腔面的肿瘤，常突向表面，呈乳头状、息肉状、菜花状，这种生长方式称为外生性生长。良性肿瘤和恶性肿瘤都可呈外生性生长，但恶性肿瘤在进行外生性生长的同时，其基底部往往也有浸润。外生性恶性肿瘤，由于生长迅速，故肿瘤中央部血液供应不足，肿瘤细胞易发生坏死，坏死组织脱落后形成底部高低不平、边缘隆起的溃疡(癌脐)。

(二)肿瘤的生长速度

一般来说，良性肿瘤分化较好，大部分瘤细胞处于非增殖状态，病程可长达数年甚至数十年。当一个生长缓慢的良性肿瘤短期内体积迅速增大时，应考虑到两种可能：①良性肿瘤恶性变(malignant change)；②肿瘤继发坏死、出血、囊性变。恶性肿瘤分化较差，大部分瘤细胞处于活跃增殖状态，故生长速度较快，短期内瘤体可明显增大。当血液及营养供应跟不上肿瘤细胞的生长代谢需要时，易发生坏死、出血等继发性改变。

目前认为，肿瘤生长速度的快慢，主要与下列因素有关。

1. 肿瘤细胞生长动力学

肿瘤细胞生长动力学主要涉及两个因素：①肿瘤的生长分数(growth fraction,GF)，指肿瘤细胞群体中，进入增殖阶段(S期+G_2期)的瘤细胞在瘤细胞总数中所占的比例。GF大，说明进入增殖阶段的瘤细胞多，肿瘤生长快(尤其是在细胞恶性转化的初期)。反之，则生长慢；②肿瘤细胞的生成与丢失，肿瘤组织的增减取决于瘤细胞生成大于丢失的程度。肿瘤在生长过程中可受营养不足、缺血等诸多因素影响，而不断有瘤细胞丢失，大多数恶性肿瘤的细胞丢失可占新生瘤细胞的54%～99%。因此，那些GF较大、瘤细胞生成远大于丢失的肿瘤，其生长速度快。反之,则生长慢。根据上述肿瘤细胞动力学概念可指导肿瘤的治疗,如化学抗癌药物都是针对处于复制期的细胞,因此,GF 大的肿瘤(如恶性淋巴瘤)对化疗很敏感,而 GF 小的肿瘤(如结肠癌)对化疗不够敏感。

2. 肿瘤细胞的凋亡受阻

瘤细胞凋亡(apoptosis)是影响肿瘤生长的一个重要因素。集体细胞数量的相对恒定以及肿瘤的生长、发展都取决于细胞增殖和凋亡之间的动态平衡。由于肿瘤细胞诱导凋亡的基因(p53、bax 等)失活或抑制凋亡的基因(bcl - 2、bcl - xl 等)过分表达,导致细胞增殖与凋亡的平衡失调,使瘤细胞的凋亡受抑和凋亡率降低,瘤细胞净生长率提高,故肿瘤生长加快。如何诱导肿瘤细胞凋亡或抑制凋亡抑制基因,促进肿瘤细胞凋亡,是肿瘤研究的重要课题之一。

3. 肿瘤的演进与异质化

恶性肿瘤在生长过程中变得越来越富有侵袭性的现象称为肿瘤的演进(progression)。肿瘤的异质化(heterogeneity)是指一个克隆来源的肿瘤细胞,在生长过程中,形成在侵袭能力、生长速度、对激素的反应和对放、化疗的敏感性等方面有所不同的瘤细胞亚克隆的过程。这些瘤细胞亚克隆经过彼此竞争和筛选,使那些侵袭性较强、对生长因子需求较少、抗原性较弱和更能适应局部微环境的瘤细胞亚克隆被保留下来,因而肿瘤细胞侵袭、破坏及转移能力更强。

4. 肿瘤血管的形成

肿瘤的初始阶段为无血管期,其营养主要靠弥散方式获得。当瘤体直径达到 1~2 cm 时,就伴有血管的新生,即肿瘤血管形成。否则,瘤细胞会因缺血和营养不足而生长缓慢或停止生长。肿瘤细胞或瘤周间质内的巨噬细胞等能产生一类血管生成因子(angiogenesis factor,AF),如血管内皮细胞生长因子(VEGF)、纤维母细胞生长因子(FGF)、血小板来源的生长因子(PDGF)、转化生长因子(TGF)等,刺激血管内皮细胞增生,形成毛细血管并长入瘤体内,使瘤细胞得到充分的血液和营养而迅速生长。新近发现,肿瘤细胞也可诱导产生多种抗血管生成因子,如血管抑素、内皮抑素等。实际上肿瘤的生长是由血管生长因子和抗血管生成因子共同调控的,但以血管生成因子的作用为主。抑制肿瘤血管形成是治疗肿瘤的一种新途径。

五、肿瘤的扩散

恶性肿瘤不仅可在原发部位浸润生长并累及邻近器官或组织,而且还可通过多种途径扩散到身体其他部位。肿瘤的扩散是恶性肿瘤最重要的生物学特点,其方式有直接蔓延和转移两种。

(一)直接蔓延(direct spreading)

随着恶性肿瘤不断长大,肿瘤细胞常常沿着组织间隙或神经束衣连续地浸润生长,破坏邻近器官或组织,这种现象称为直接蔓延。如晚期子宫颈癌可直接蔓延到直肠和膀胱。

肿瘤直接蔓延的机制比较复杂,以癌为例,可以大致归纳为四个步骤(图 5 - 6):①癌细胞表面黏附分子减少。正常上皮细胞表面有各种细胞黏附分子,它们之间相互作用,有助于细胞黏附在一起,阻止细胞移动。肿瘤细胞表面黏附分子减少,使细胞彼此分离;②癌细胞与基底膜的黏着增加。正常上皮细胞与基底膜的附着是通过上皮细胞基底面的一些分子介导的,如层黏连蛋白(laminin,LN)受体;③细胞外基质的降解,癌细胞产生蛋白酶(如IV型胶原酶),溶解细胞外基质成分(如IV型胶原),使基底膜局部形成缺损,有助于癌细胞通过;④癌细胞迁移,癌细胞借阿米巴运动通过基底膜缺损处移出。癌细胞穿过基底膜后,进一步溶解间质结缔组织,在间质中移动。到达血管壁时,又以类似的方式穿过血管的基底膜进入血管。

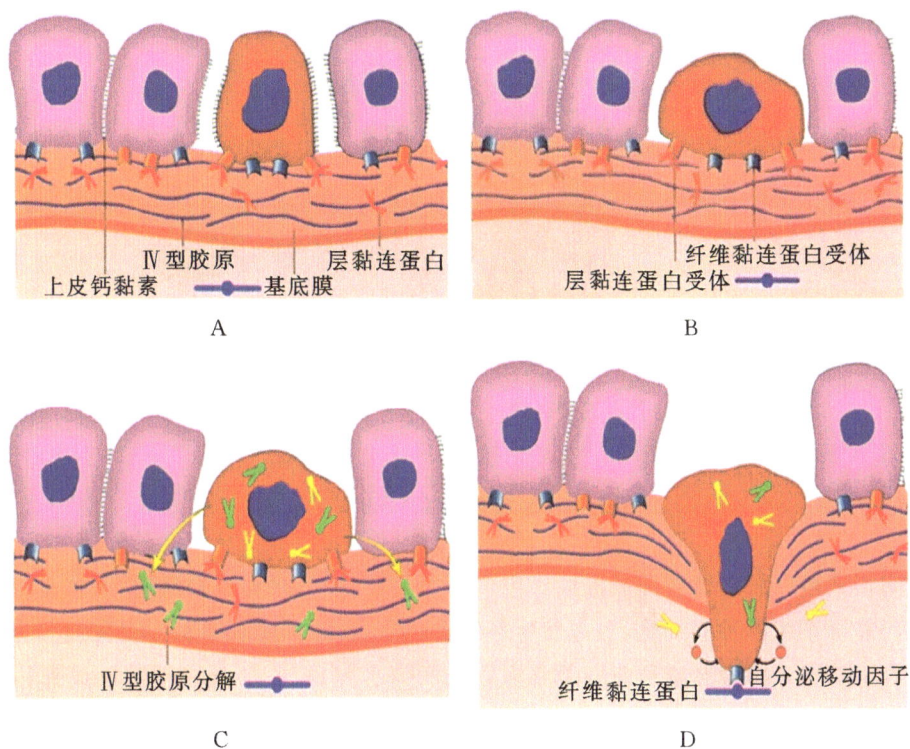

图 5 - 6 恶性肿瘤细胞局部浸润机制示意图
A. 癌细胞表面黏附分子减少;B. 癌细胞与基底膜黏着增加;C. 细胞外基质降解;D. 癌细胞迁移

(二)转移(metastasis)

恶性肿瘤细胞从原发部位侵入淋巴管、血管或体腔,迁徙到其他部位,继续生长,形成同样类型的肿瘤,这个过程称为转移。通过转移形成的肿瘤称为转移性肿瘤或继发肿瘤,原发部位的肿瘤称为原发肿瘤。

转移是恶性肿瘤的确凿证据,但并非所有恶性肿瘤都会发生转移。如皮肤的基底细胞癌,多在局部造成破坏,但很少发生转移。恶性肿瘤主要通过以下几种途径发生转移。

1. 淋巴道转移(lymphatic metastasis)

淋巴道转移是癌最常见的转移途径。肿瘤细胞侵入淋巴管(图 5 - 7),随着淋巴液到达局部淋巴结(区域淋巴结)。如乳腺外上象限发生的癌常首先转移至同侧的腋窝下淋巴结,形成淋巴结的转移性乳腺癌。肿瘤细胞先聚集于淋巴结的边缘窦,以后累及整个淋巴结,使淋巴结肿大,质地变硬。肿瘤组织侵出被膜,可使相邻的淋巴结融合成团。局部淋巴结发生转移后,可继续转移至淋巴循环下一站的其他淋巴结,最后可经胸导管进入血流,继发血道转移。

2. 血道转移(hematogenous metastasis)

血道转移是肉瘤最常见的转移途径。肿瘤细胞浸润血管后,可随血流到达远处的器官,继续生长,形成转移瘤。由于静脉壁较薄,同时管内压力较低,故瘤细胞多经静脉入血,少数亦可

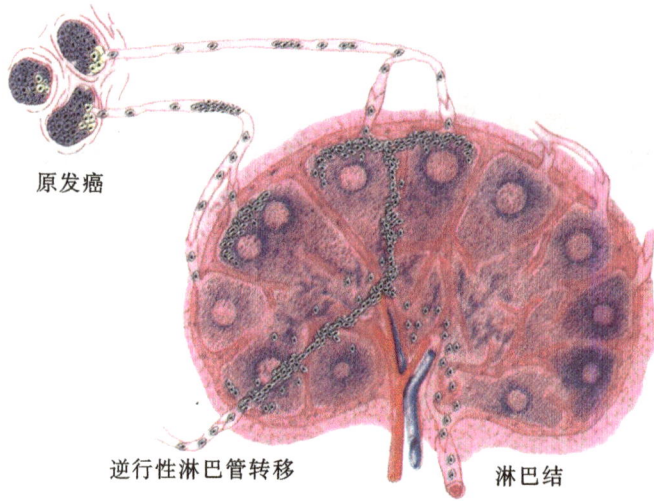

原发癌

逆行性淋巴管转移

淋巴结

图 5-7　癌的淋巴道转移模式图

经淋巴管间接入血。侵入体循环的肿瘤细胞经右心到肺,在肺内形成转移瘤,如骨肉瘤的肺转移。侵入门静脉系统的肿瘤细胞,首先发生肝转移,如胃肠道癌的肝转移。原发性肿瘤或肺内的转移瘤可直接侵入肺静脉或通过肺毛细血管浸润肺静脉,经左心随主动脉血流到达全身各器官,常转移到脑、骨、肾及肾上腺等处。因此,这些器官的转移瘤常发生在肺内已有转移之后。此外,侵入胸、腰、骨盆静脉的肿瘤细胞,也可以通过吻合支进入脊椎静脉丛,如前列腺癌可通过这一途径转移到脊椎,进而转移到脑。

恶性肿瘤可以通过血道转移累及许多器官,但最常累及的器官是肺和肝。因此,肺和肝的影像学检查,对临床上判断有无血道转移,确定患者的临床分期和治疗方案是非常必要的。转移瘤的特点是多发性、边界较清楚、散在分布的球形结节,且多接近器官的表面。位于器官表面的转移瘤,由于瘤结节中央出血、坏死而下陷,可形成所谓“癌脐”(图 5-8)。

3. **种植性转移**(implantation metastasis)

发生在胸腹腔等体腔内器官的恶性肿瘤,侵及器官表面时,瘤细胞可以脱落,像播种一样种植在体腔其他器官的表面,形成多个转移性肿瘤,这种播散方式称为种植性转移。

种植性转移常见于腹腔器官的恶性肿瘤,如胃肠道黏液癌侵及浆膜后,可种植到大网膜、腹膜、盆腔器官(如卵巢)等处。种植在卵巢时可表现为双侧卵巢增大,镜下可见富于黏液的印戒细胞癌弥漫浸润,这种特殊类型的卵巢转移性肿瘤称为 Krukenberg 瘤,多由胃肠道黏液癌,特别是胃的印戒细胞癌转移而来(图 5-9、图 5-10)。

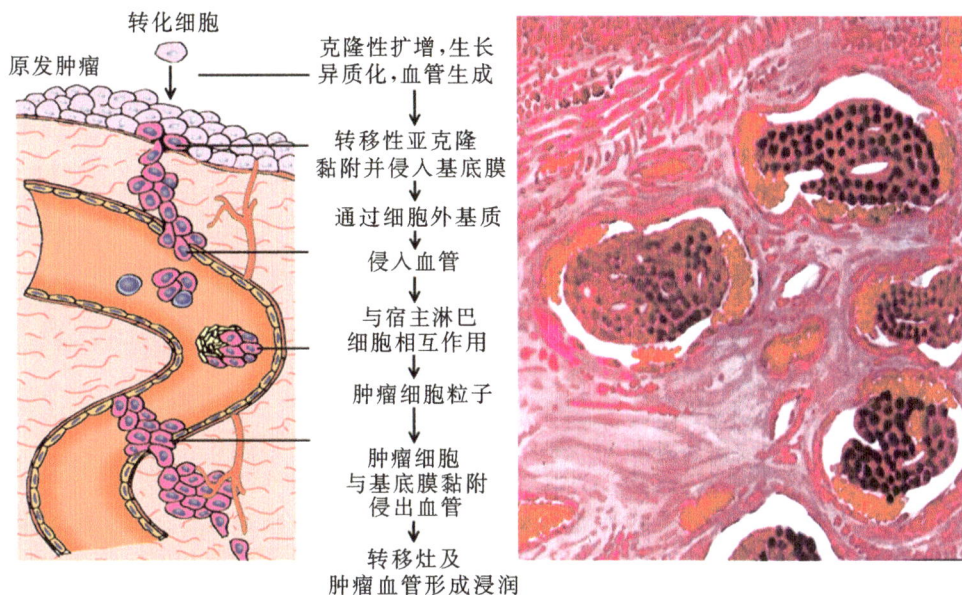

图 5-8　恶性肿瘤血道转移模式图

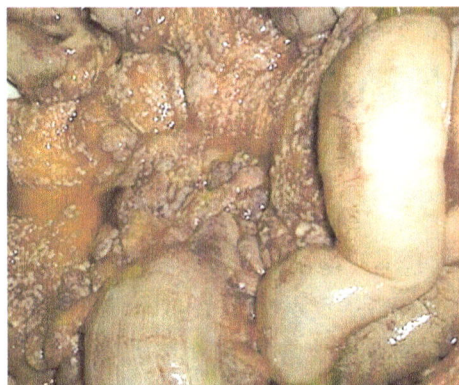

图 5-9　胃癌腹腔种植性转移(肉眼观)
肠系膜上可见多处灰白色转移灶

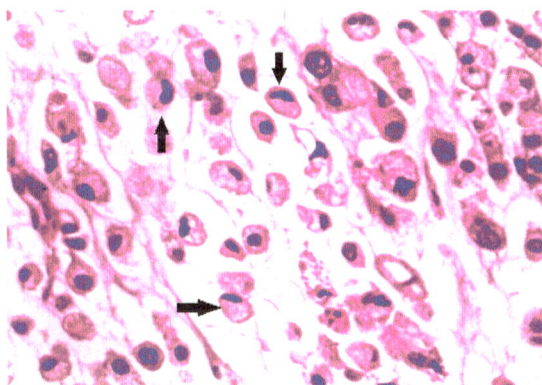

图 5-10　胃印戒细胞癌(镜下观)
箭头示印戒细胞

六、肿瘤的复发

肿瘤的复发(relapse)指恶性肿瘤经外科手术或放射治疗,临床上获得一段治愈期或缓解期后又重新出现同样肿瘤的现象。复发性肿瘤,可以发生于原部位(如胃癌手术切除后的吻合口复发)、相邻部位或远隔部位。引起复发的原因是多方面的:①肿瘤细胞的残留;②隐性转移灶的存在。呈浸润性生长的肿瘤容易复发,绝大多数为恶性肿瘤,但少数良性肿瘤亦可复发,如血管瘤、神经纤维瘤等。

七、肿瘤的分级和分期

肿瘤的分级(grading)和分期(staging)只用于恶性肿瘤,主要用来表示其恶性程度和进展情况,对临床确定治疗方案和估计患者预后有重要参考价值。医学上,常常使用"五年生存率""十年生存率"等统计指标来衡量肿瘤的恶性行为和对治疗的反应,这些指标与肿瘤的分级和分期有密切关系。

(一)分级(grade)

恶性肿瘤的分级是描述其恶性程度的指标。根据恶性肿瘤的分化程度、异型性、核分裂象的数目等对肿瘤进行分级。一般采用三级分类法:Ⅰ级为高分化,分化良好,恶性程度低;Ⅱ级为中分化,分化较好,中度恶性;Ⅲ级为低分化,分化差,恶性程度高。另外,对某些肿瘤采用低级别和高级别的两级分级法。应当注意,恶性肿瘤分级中的Ⅰ、Ⅱ、Ⅲ级,和国际疾病分类ICD-O中的生物学行为代码(/0、/1、/2、/3)不是对等的概念。

(二)分期(stage)

恶性肿瘤的分期是指恶性肿瘤的生长范围和播散程度。对肿瘤进行分期,需要考虑原发肿瘤的大小、浸润深度、浸润范围、邻近器官受累情况以及远处转移等因素。肿瘤的分期有多种方案,国际上广泛采用TNM分期系统。T指肿瘤原发灶的情况,随着肿瘤体积的增加和邻近组织受累范围的增加,依次用$T_1 \sim T_4$来表示。Tis代表原位癌。N指局部淋巴结受累情况,淋巴结未受累时,用N_0表示。随着淋巴结受累程度和范围的增加,依次用$N_1 \sim N_3$表示。M指血道转移,M_0表示无血道转移,M_1表示有血道转移。

第三节　肿瘤对机体的影响

一、良性肿瘤对机体的影响

良性肿瘤分化较成熟,生长缓慢,在局部生长,不浸润,不转移,故一般对机体的影响相对较小,主要表现为局部压迫和阻塞症状。这些症状的有无或者严重程度,主要与肿瘤的发生部位和继发改变有关。如体表的良性肿瘤除少数可发生局部症状外,一般对机体无明显影响。但若发生在腔道或重要器官,也可引起较为严重的后果,如突入肠腔的平滑肌瘤,也可引起严重的肠梗阻或肠套叠。颅内的良性肿瘤,可压迫脑组织、阻塞脑室系统而引起颅内压升高等相应的神经系统症状。良性肿瘤有时可发生继发性改变,亦可对机体带来不同程度的影响。如子宫黏膜下平滑肌瘤常伴有子宫内膜浅表糜烂或溃疡,可引起出血和感染。内分泌腺的良性肿瘤分泌过多激素而引起相应症状,如垂体生长激素腺瘤分泌过多生长激素,可引起巨人症和肢端肥大症。

二、恶性肿瘤对机体的影响

恶性肿瘤除引起压迫和阻塞症状外,还可产生以下影响。

(一)破坏器官的形态和功能

恶性肿瘤在生长过程中,常破坏器官、组织的形态结构,引起功能障碍,如骨肉瘤破坏骨组织,可致病理性骨折;晚期肝癌可广泛破坏肝组织,导致肝功能障碍。

（二）出血和感染

恶性肿瘤破坏血管，可引起出血，如肺癌导致咳血；鼻咽癌导致鼻出血；直肠癌导致便血；肾癌、膀胱癌导致血尿等。肿瘤组织因供血不足，发生坏死后合并感染，其分泌物常有恶臭，如晚期宫颈癌等。

（三）疼痛

早期一般不出现疼痛，晚期可因肿瘤压迫或侵犯神经组织，导致顽固性疼痛，如鼻咽癌侵犯三叉神经时，引起头痛；肝癌侵及或压迫肝被膜神经，出现肝区疼痛等。

（四）恶病质（cachexia）

恶病质（cachexia）是指患者出现进行性消瘦、严重贫血、全身衰竭的状态，多见于恶性肿瘤的晚期，但亦可见于艾滋病、结核病、糖尿病等慢性消耗性疾病的晚期。

（五）副肿瘤综合征

副肿瘤综合征（paraneoplastic neurological syndrome，PNS）是由肿瘤的产物（如异位激素）或异常免疫反应（如交叉免疫）或其他不明原因间接引起，可表现为内分泌、神经、消化、造血、骨关节、肾脏及皮肤等系统的异常，并出现相应的临床表现，如库欣综合征、高钙血症、高血压、重症肌无力、弥漫性血管内凝血等。

第四节　良性肿瘤与恶性肿瘤的区别

良性肿瘤和恶性肿瘤的生物学特点有明显的区别，对机体的影响差别甚大。良性肿瘤一般易于治疗，且治疗效果好；恶性肿瘤危害大，治疗措施复杂，效果尚不理想。若将恶性肿瘤误诊为良性肿瘤，可能延误治疗，或者治疗不彻底。相反，若把良性肿瘤误诊为恶性肿瘤，可能导致治疗过度。因此，区别良、恶性肿瘤具有重要意义（表5-1）。

表5-1　良性肿瘤与恶性肿瘤的区别

区别点	良性肿瘤	恶性肿瘤
分化程度	分化程度高，异型性小，核分裂少或无，无病理性核分裂象	分化程度低，异型性大，核分裂多见，可见病理性核分裂象
生长速度	较慢	较快
生长方式	膨胀性和外生性生长，前者常有包膜，边界清楚，可推动	浸润性和外生性生长，前者无包膜，边界不清，不易推动
转移	不转移	常有转移
复发	很少复发	较易复发
对机体的影响	较小，主要为局部压迫、阻塞或分泌激素造成的影响	较大，除压迫、阻塞外，还可破坏周围组织器官，引起坏死、出血、感染、恶病质和副肿瘤综合征等

第五节 肿瘤的命名与分类

一、肿瘤的命名

人体几乎任何组织都可发生肿瘤,其肿瘤组织学类型复杂多样。肿瘤命名的基本原则是要能科学地反映出肿瘤的发生部位、组织来源及良、恶性。

(一)肿瘤命名的一般原则

1. 良性肿瘤的命名

起源于任何组织的良性肿瘤都称为瘤,命名原则是:发生部位+形态+组织来源+瘤。如甲状腺上皮的良性肿瘤,称甲状腺腺瘤;子宫平滑肌的良性肿瘤,称子宫平滑肌瘤。有时结合一些肿瘤形态特点命名,如来源于皮肤鳞状上皮的良性肿瘤,外观呈乳头状,称鳞状上皮乳头状瘤或简称乳头状瘤;腺瘤呈乳头状生长并有囊腔形成,称乳头状囊腺瘤。含有腺体和纤维两种成分的良性肿瘤则称纤维腺瘤,如乳腺纤维腺瘤。

2. 恶性肿瘤的命名

(1)癌

上皮组织来源的恶性肿瘤统称为癌(carcinoma)。命名原则是:发生部位+组织来源+癌。如肺支气管鳞状上皮的恶性肿瘤称肺鳞状细胞癌,简称肺癌;胃腺上皮的恶性肿瘤称胃腺癌,简称胃癌。转移瘤的命名同样符合以上原则,胃癌转移到肝脏,肝上的转移瘤称肝转移性胃癌。某些癌不止由一种上皮分化形成,如肺的"腺鳞癌"同时具有腺癌和鳞癌两种成分。有些癌还结合其形态特点命名,如形成乳头状及囊状结构的腺癌,则称乳头状囊腺癌;由透明细胞构成的癌称透明细胞癌等。

(2)肉瘤

间叶组织来源的恶性肿瘤统称为肉瘤(sarcoma)。间叶组织包括纤维组织、脂肪、肌肉、血管或淋巴管、骨、软骨组织等。命名原则是:发生部位+组织来源+肉瘤。如皮下脂肪肉瘤、股骨骨肉瘤。未分化肉瘤是指形态或免疫表型可以确定为肉瘤,但缺乏特定间叶组织分化特征的肉瘤。

当一种肿瘤的组织结构同时具有癌和肉瘤两种成分的恶性肿瘤,称为癌肉瘤(carcinosarcoma)。通常所谓的癌症(cancer)则泛指所有恶性肿瘤。癌与肉瘤的主要区别见表5-2。

表 5-2 癌与肉瘤的区别

区别点	癌	肉瘤
组织来源	上皮组织	间叶组织
发病率	较高,约为肉瘤的9倍,多见于40岁以上的成人	较低,多见于青少年
大体特点	质较硬,灰白色,较干燥,似土豆切面	质较软,粉红色,湿润,呈鱼肉状

区别点	癌	肉瘤
组织特点	癌细胞形成巢状或腺管状结构,实质与间质分界清楚	肉瘤细胞弥漫分布,实质与间质分界不清楚,间质血管丰富
网状纤维	仅在癌巢周围有网状纤维	肉瘤细胞周围有网状纤维
免疫组织化学	上皮细胞标志物,如角蛋白、上皮细胞膜抗原等阳性	上皮细胞性标志物阴性,但间充质标志物,如波形蛋白、结蛋白阳性
转移	多经淋巴道转移,晚期可经血道转移	多经血道转移

(二)肿瘤命名的特殊情况

1. 母细胞瘤

起源于幼稚组织或神经组织的恶性肿瘤,称为"母细胞瘤",如髓母细胞瘤、肾母细胞瘤、视网膜母细胞瘤等。但肌母细胞瘤、骨母细胞瘤、软骨母细胞瘤等分别起源于肌母细胞、骨母细胞、软骨母细胞,属于良性肿瘤。

2. 肿瘤名称前加"恶性"

肿瘤成分复杂或组织来源不清楚的恶性肿瘤,直接加"恶性"二字,如恶性畸胎瘤、恶性淋巴瘤、恶性神经鞘瘤等。

3. 习惯性命名

如白血病、精原细胞瘤、黑色素瘤、蕈样霉菌病等,研究表明,这些"病""瘤"均为恶性肿瘤。

4. 冠以人名的命名

如霍奇金(Hodgkin)淋巴瘤、尤文氏(Ewing's)肉瘤等,均为恶性肿瘤。

5. 按照形态学命名

有时结合肿瘤形态加一些描述性词语,如卵巢乳头状囊腺瘤、结肠息肉状腺瘤、肝海绵状血管瘤、肾透明细胞癌等。

6. 称为"瘤病"的肿瘤

如神经纤维瘤病、血管瘤病、脂肪瘤病等,表现为多发性特点。

二、肿瘤的分类

肿瘤的分类一般以组织起源为根据,分上皮组织肿瘤、间叶组织肿瘤、淋巴造血组织肿瘤、神经组织肿瘤及其他肿瘤5类,每类又分良性与恶性两类(表5-3)。

表 5-3　常见肿瘤的分类

组织来源	良性肿瘤	恶性肿瘤	好发部位
1. 上皮组织			
鳞状上皮	乳头状瘤	鳞状细胞癌	乳头状瘤常见于皮肤、鼻腔、喉等处；鳞状细胞癌常见于宫颈、皮肤、食管、肺、喉和阴茎等处
基底细胞	乳头状瘤	基底细胞癌	头面部皮肤
移行细胞	—	移行细胞癌	膀胱、肾盂
腺上皮细胞	腺瘤	腺癌	乳腺、甲状腺、胃、肠
	囊腺瘤	囊腺癌	卵巢
	多形性腺瘤	多形性腺癌	涎腺
2. 间叶组织			
纤维组织	纤维瘤	纤维肉瘤	四肢
脂肪组织	脂肪瘤	脂肪肉瘤	四肢皮下、腹膜后
平滑肌组织	平滑肌瘤	平滑肌肉瘤	子宫、胃肠道
横纹肌组织	横纹肌瘤	横纹肌肉瘤	头颈、生殖泌尿道及四肢
血管组织	血管瘤	血管肉瘤	皮肤及皮下组织、舌、唇
淋巴管组织	淋巴管瘤	淋巴管肉瘤	皮肤及皮下组织、舌、唇
骨组织	骨瘤	骨肉瘤	骨瘤见于颅骨、长骨；骨肉瘤见于长骨两端
软骨组织	软骨瘤	软骨肉瘤	软骨瘤多见于手足短骨；软骨肉瘤多见于盆骨、肋骨、股骨及肩胛骨
滑膜组织	滑膜瘤	滑膜肉瘤	膝、腕、肩等关节附近
间皮	间皮瘤	恶性间皮瘤	胸膜、腹膜
3. 淋巴造血组织			
造血组织		白血病 多发性骨髓瘤	胸骨、椎骨、肋骨、颅骨和长骨
淋巴组织		淋巴瘤	颈部、纵隔、肠系膜和腹膜后等
4. 神经组织			
神经衣组织	神经纤维瘤	神经纤维肉瘤	全身皮神经、深部神经及内脏
神经鞘组织	神经鞘瘤	恶性神经鞘瘤	头、颈、四肢等处
胶质细胞	胶质细胞瘤	恶性胶质细胞瘤	大脑
原始神经细胞	—	髓母细胞瘤	小脑
脑膜组织	—	恶性脑膜瘤	脑膜
交感神经节	节细胞神经瘤	神经母细胞瘤	纵隔、腹膜后、肾上腺髓质

组织来源	良性肿瘤	恶性肿瘤	好发部位
5.其他			
黑色素细胞	黑痣	黑色素瘤	皮肤
胎盘组织	葡萄胎	恶性葡萄胎 绒毛膜上皮癌	子宫
性索	支持-间质细胞瘤	恶性支持-间质细胞瘤	卵巢、睾丸
		精原细胞瘤	睾丸
生殖细胞	—	无性细胞瘤	卵巢
		胚胎性癌	睾丸、卵巢
三个胚叶组织	畸胎瘤	恶性畸胎瘤	卵巢、睾丸、纵隔、骶尾

第六节 癌前病变、原位癌和早期浸润癌

一、癌前病变(precancerous lesion)

某些疾病(或病变)虽然本身不是恶性肿瘤,但具有发展为恶性肿瘤的潜能,患者发生相应恶性肿瘤的风险增加。因此将这些具有癌变潜能的良性病变称为癌前病变。应当注意,癌前病变并不一定会发展为恶性肿瘤。另外,并非所有的癌目前都已发现明确的癌前病变。积极治疗癌前病变,在肿瘤的预防中具有重要意义。常见的癌前病变如下。

1. 大肠腺瘤

大肠腺瘤(adenoma of large intestines)常见,可单发或多发,有绒毛状腺瘤、管状腺瘤等类型。绒毛状腺瘤发生癌变的机会更大。家族性腺瘤性息肉病(familial adenomatous polyposis,FAP)几乎均会发生癌变。

2. 乳腺纤维囊性病

乳腺纤维囊性病(mammary fibrocystic disease)常见于 40 岁左右的妇女,习称乳腺囊性增生症,其发生与雌激素分泌水平过高有关。主要表现为乳腺导管囊性扩张、小叶和导管上皮细胞增生。伴有导管上皮增生者发生癌变的概率增加。

3. 慢性萎缩性胃炎与肠上皮化生

慢性萎缩性胃炎常伴肠上皮化生,尤其是大肠上皮化生与胃癌的关系密切。

4. 慢性溃疡性结肠炎

慢性溃疡性结肠炎是一种肠道的炎症性疾病,在反复发生溃疡和黏膜增生的基础上可发生结肠腺癌。

5. 皮肤慢性溃疡

由于长期慢性刺激,鳞状上皮增生和非典型增生,可进一步发展为癌。

6. 黏膜白斑

黏膜白斑常发生在口腔、外阴等处。鳞状上皮过度增生、过度角化,可出现异型性。肉眼观呈白色斑块。长期不愈有可能转变为鳞状细胞癌。

7. 慢性宫颈炎伴宫颈糜烂

慢性宫颈炎伴宫颈糜烂,少数病例可发生宫颈黏膜鳞状上皮化生,进而发展成为宫颈癌。

二、原位癌、早期浸润癌

(一)原位癌

原位癌(carcinoma in situ)指局限于上皮层内的癌,尚未突破基底膜。多见于鳞状上皮层的癌变,如子宫颈、食管及皮肤的原位癌,亦可见于乳腺导管上皮原位癌和小叶原位癌。原位癌是一种早期癌,临床或肉眼观常无明显的异常,或仅见局部糜烂、稍隆起等改变。如能及时发现,手术切除,可完全治愈。原位癌也可长期保持不变,少数可自行消退。

(二)早期浸润癌

原位癌突破基底膜向深部浸润,浸润深度不超过基底膜下 3～5 mm 或不超过黏膜下层,极少发生转移,称为早期浸润癌。

知识链接

非典型增生与上皮内瘤变

非典型增生(atypical hyperplasia)指细胞增生并出现异型性,但还不足以诊断为肿瘤的一些病变。这个术语主要用于上皮,包括被覆上皮(如鳞状上皮和变移上皮)和腺上皮(如乳腺导管上皮、子宫内膜腺上皮)等,另外在修复、炎症等情况下也可出现非典型增生,称为反应性非典型增生。近年来,学术界倾向使用异型增生这一术语来描述与肿瘤形成相关的非典型增生。根据异型性的大小和累及范围,非典型增生分为轻、中、重三级。轻度非典型增生,异型性较小,累及上皮层的下 1/3;中度非典型增生,异型性中等,累及上皮层的下 2/3;重度非典型增生,异型性较大,累及上皮层 2/3 以上但未达到全层。轻度非典型增生可恢复正常,重度非典型增生较难逆转。

目前,世界卫生组织公布的《国际肿瘤组织学分类》中明确将子宫颈、阴道、胃肠、泌尿道、前列腺、乳腺、皮肤等处的非典型增生统一称为上皮内瘤变(intraepithelial neoplasia,IN)。IN 可进一步分为两级,即为低级别上皮内瘤变和高级别上皮内瘤变。前者相当于轻度和中度非典型增生,后者相当于重度非典型增生和原位癌(图 5 - 11、图 5 - 12)。

图 5 - 11　非典增生原位癌、浸润癌的演变过程模式图
A. 正常鳞状上皮;B. 不典型增生;C. 原位癌;D. 浸润癌

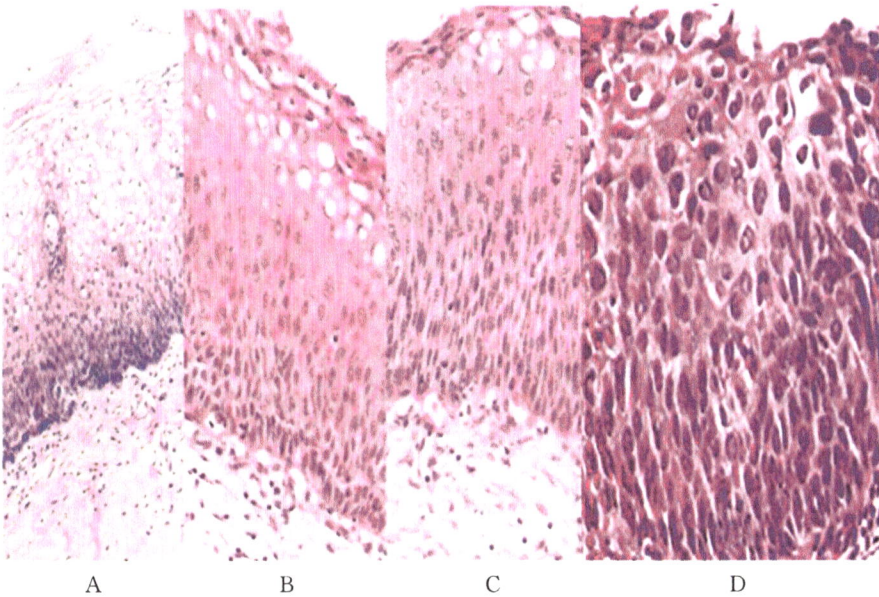

图 5 - 12　上皮内瘤变Ⅰ、Ⅱ、Ⅲ级及原位癌
A. 上皮内瘤变Ⅰ级;B. 上皮内瘤变Ⅱ级;C. 上皮内瘤变Ⅲ级;D. 原位癌

第七节　肿瘤的病因及发病机制

肿瘤的病因学十分复杂。大量实验证明,肿瘤的发生是多种外界和内在因素共同作用的结果。其特点是多因素交互作用,有的起致癌作用,有的起促癌作用。一种因素通过不同途径可以引起不同的肿瘤,而同一种肿瘤也可以由不同因素的作用导致。

一、肿瘤的病因

（一）外因

1. 化学性致瘤因素

化学性致瘤因素是最主要的致瘤因素，目前已发现 1000 多种化学物质有致瘤作用。且随着工业的发展，将产生更多的化学致瘤物，使肿瘤发病率不断上升。常见的化学致瘤物质如下。

（1）多环芳香烃类

多环芳香烃类存在于石油、煤焦油、内燃机废气、烟草烟雾中，以 3,4 -苯并蒽、1,2,5,6 -双苯蒽致癌作用最强。这些致癌物在体内代谢活化即可致癌。近年来肺癌的发生率日益上升，与吸烟、大气及室内空气污染有密切关系。胃癌发病率的升高与食用烟熏和烧烤的鱼、肉等食品有关。

（2）亚硝胺类

亚硝胺类的致癌谱最广，致癌性最强。亚硝胺类物质是一种间接作用的化学致瘤物，在人体内经烃化后具有致癌作用。其前身亚硝酸盐及二级胺可在胃内酸性环境下形成亚硝胺，可引起胃肠道及其他部位的肿瘤。肉类食品的保存剂和着色剂含有亚硝酸盐。

（3）芳香胺类及氨基偶氮染料

芳香胺类及氨基偶氮染料，如乙萘胺、联苯胺等，与印染厂、橡胶厂工人膀胱癌发生率较高有关。奶油黄、猩红等可使实验大鼠发生肝癌。

（4）真菌毒素

某些真菌毒素有强烈的致癌作用，如黄曲霉毒素。在高温潮湿地区，黄曲霉毒素主要存在于霉变的玉米、谷物及花生中，其中以黄曲霉毒素 B_1 致癌性最强，可诱发肝细胞癌。

（5）微量元素

砷、铬与肺癌的发生有关，镉可引起前列腺癌，钼或硒的缺乏与肿瘤的发生有一定的关系。

（6）其他

抗癌药物环磷酰胺可进一步诱发白血病；在塑料工业中广泛应用的氯乙烯，可诱发大鼠肺、骨及皮肤等处的肿瘤，也可引起人的肝血管肉瘤。

2. 物理性致瘤因素

物理性致瘤因素包括电离辐射（X 线、γ 射线、放射性同位素）、紫外线、热辐射、异物（片状异物、石棉纤维）等。如紫外线长期过度照射可引起皮肤癌；X 线过量照射与儿童白血病的发生关系密切。物理性致瘤因素多与损伤染色体有关。

3. 生物因素

（1）病毒

已知的致瘤病毒有 600 多种，其中 1/3 为 DNA 病毒，2/3 为 RNA 病毒。前者如人类乳头状瘤病毒（HPV）与宫颈癌和喉部的乳头状瘤有关；Epstein-Barr 病毒（EBV）与鼻咽癌和伯基特淋巴瘤有关；乙肝病毒（HBV）与肝细胞癌的发生有关。后者如人类 T 细胞白血病/淋巴瘤病毒I（HTLV -I）与发生在日本和加勒比海地区的成人 T 细胞白血病/淋巴瘤（ATL）有关。

（2）细菌

流行病学调查和临床资料显示,幽门螺杆菌（HP）与胃癌,特别是胃黏膜相关淋巴组织淋巴瘤的发生有关。绝大多数的胃黏膜相关淋巴组织淋巴瘤伴有幽门螺杆菌的感染,有应用抗生素治疗,使患者淋巴瘤消退的报道。

（3）寄生虫

有些寄生虫与肿瘤的发生有关,如埃及血吸虫病与膀胱癌、日本血吸虫病与结肠癌、华支睾吸虫与胆管癌的发生有关。

(二)内因

1. 遗传因素

遗传因素在一些肿瘤的发生中起重要作用,如家族性视网膜母细胞瘤呈常染色体显性遗传。一些癌前病变,如家族性结肠多发性息肉、神经纤维瘤病等也呈常染色体显性遗传。一些常见肿瘤呈常染色体隐性遗传,如着色型干皮病患者经紫外线照射后易患皮肤癌,毛细血管扩张性共济失调症患者易患白血病。一些肿瘤呈多基因遗传,如乳腺癌、胃肠癌等。

2. 性别与内分泌因素

肿瘤的发生在性别上有很大的差异,如肺癌、食管癌、肝癌、胃癌、鼻咽癌和结肠癌等以男性为多见;生殖器官、乳腺、胆囊、甲状腺及膀胱等器官的肿瘤女性明显多于男性。这种性别上的差异,除与激素有关外,与遗传、职业、环境及免疫状态都有一定关系。

3. 年龄因素

某些肿瘤的发生具有年龄分布特点,如儿童易患急性白血病、肾母细胞瘤等;青年人骨肉瘤、横纹肌肉瘤多见;中老年人癌的发病率高。

4. 免疫因素

肿瘤的发生、发展、疗效和预后与机体的免疫状态都有关系。免疫功能低下或免疫缺陷者易发生恶性肿瘤,如 AIDS 患者易发生卡波西肉瘤。

5. 其他因素

现代医学研究表明,精神因素与癌症之间的关系密切;肿瘤的发生及发展与机体内分泌功能紊乱有关,如雌激素水平过高者易患乳腺癌;某些肿瘤的发生有明显种族差异性,如我国广东沿海地区鼻咽癌的发病率较高。

二、肿瘤的发病机制

肿瘤的形成是一个非常复杂的过程,是细胞生长与增殖的调控发生异常,分化失控的结果。目前有关癌变的学说如下。

(一)基因突变学说

致癌物质引起体内遗传物质碱基顺序的改变或病毒癌基因插入细胞基因组中,使正常细胞获得新的遗传特征,体细胞基因突变为癌细胞。

(二)基因表达失调学说

致癌物质导致基因表达失常（DNA 的转录和 RNA 的翻译过程出错）,以致细胞分裂和分化失控,引起细胞癌变。

(三)癌基因学说

1. 癌基因(oncogene)

癌基因(oncogene)是存在于正常细胞或病毒中的一类基因,参与胚胎发育、细胞增生和分化调控等。在正常情况下,该基因不表达或表达水平较低,没有致癌性,称为原癌基因。当原癌基因被激活时,细胞发生恶性转化,此时的基因称细胞癌基因。原癌基因可通过基因点突变、染色质转位和基因扩增等方式被激活。

2. 肿瘤抑制基因

在正常细胞中存在一类对细胞增生起负调节作用的基因,其产物直接或间接地抑制细胞增生和肿瘤性转化,故称为抑癌基因。抑癌基因的失活或突变均可引起细胞癌变、浸润或转移等。目前已发现的抑癌基因有 p53、p16 等。

总之,肿瘤发生的机制尚未完全阐明,但目前公认肿瘤是一种基因病。在各种环境因素和机体内在因素协同或序贯作用下,导致 DNA 损害,原癌基因激活和(或)抑癌基因灭活以及凋亡调节基因的作用,DNA 修复基因和端粒、端粒酶的改变,使细胞生长和分化失控,最终引起肿瘤(图 5 - 13)。

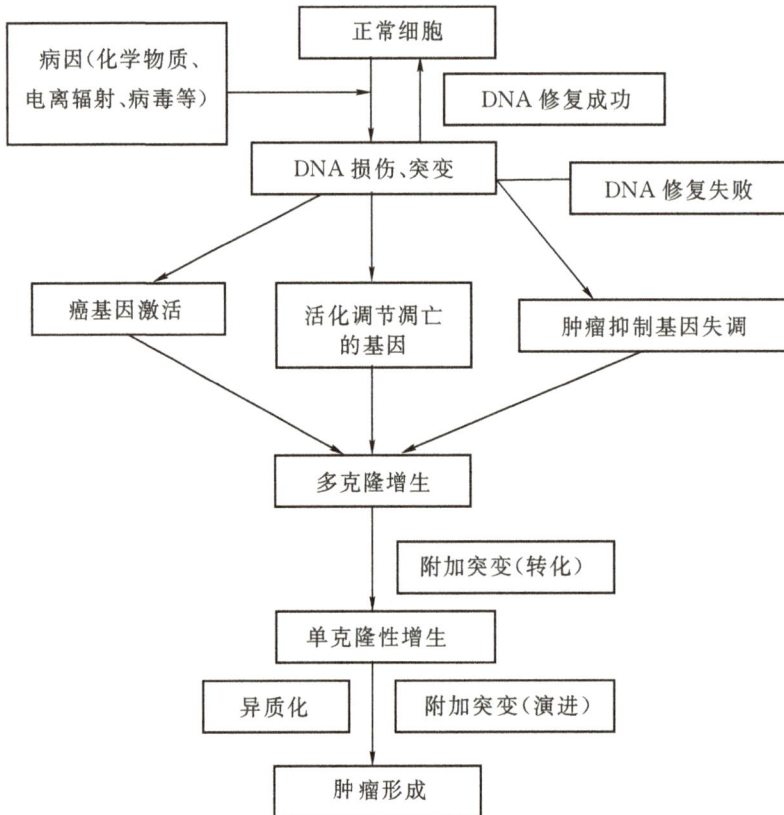

图 5 - 13　肿瘤的形成和演进

第八节 肿瘤的防护原则

肿瘤对人体的危害巨大,尤其是恶性肿瘤,近年较高的发病率及死亡率应引起人们的高度重视。积极采取预防措施,宣传有关肿瘤的基本知识,了解肿瘤对人体的危害性,消除致瘤因素,增强机体抗肿瘤的能力。对肿瘤采取"三早"原则,即早发现、早诊断、早治疗。

1. 早发现

早发现是指通过自查或普查的方式,及早发现肿瘤。如乳房自检,可早期发现乳腺癌;宫颈刮片可早期筛查宫颈癌。对于不明原因的进行性消瘦、咳血性痰、血尿、便血、阴道不规则出血等症状应及时就诊,做到早发现。

2. 早诊断

早诊断是指依靠临床、影像、实验室和病理等资料,尽可能早地对疾病做出诊断。目前疾病诊断最可靠的、最准确的方法是病理活体组织检查,如胃镜活检可鉴别溃疡的良、恶性,早期诊断胃癌。

3. 早治疗

早治疗是指肿瘤一旦被确诊,应尽早进行治疗,避免肿瘤蔓延扩散,给机体造成更大的损害。同时对癌前病变、原位癌等应积极给予治疗。肿瘤的治疗一般采取综合措施,如手术切除、放射治疗、化学药物治疗、免疫治疗和中医药治疗等,以提高患者的治愈率和存活率。

对肿瘤患者的护理,应做到:①密切观察肿瘤的临床表现,如局部表现和全身反应;②做好对患者的临床护理,尤其是对肿瘤手术患者和放疗、化疗患者的术前、术中及术后护理,预防并发症的出现;③强化生活护理,增强患者机体抵抗力;④实施人文关怀,做好心理护理及健康指导,减轻患者的心理焦虑,增强其对生活的信心。

第九节 常见肿瘤举例

一、上皮组织肿瘤

上皮组织包括被覆上皮和腺上皮。上皮组织肿瘤较常见,人体的恶性肿瘤大部分是上皮组织恶性肿瘤,对人类危害甚大。

(一)上皮组织良性肿瘤

1. 乳头状瘤

乳头状瘤(papilloma)见于鳞状上皮、移行上皮等被覆的部位,称为鳞状上皮乳头状瘤(图5-14)、移行上皮乳头状瘤等。乳头状瘤呈外生性向体表或腔面生长,形成指状或乳头状突起,也可呈菜花状或绒毛状。肿瘤的根部可有蒂与正常组织相连。镜下观,乳头的轴心由血管和结缔组织等间质成分构成,表面覆盖上皮。

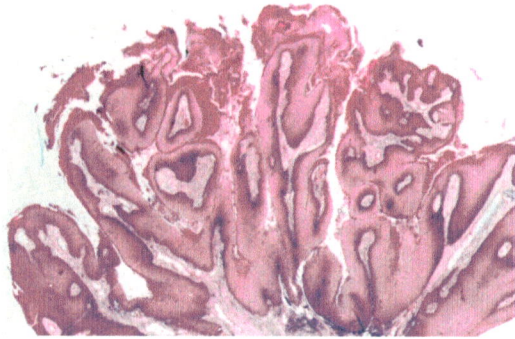

图 5 - 14 鳞状上皮乳头状瘤(镜下观)
乳头状结构,其轴心由血管和结缔组织构成

2. 腺瘤

腺瘤(adenoma)是腺上皮的良性肿瘤,如肠道、乳腺、甲状腺等器官发生的腺瘤。黏膜的腺瘤多呈息肉状;腺器官内的腺瘤多呈结节状,与周围正常组织分界清楚,常有包膜。腺瘤的腺体与相应正常组织腺体的结构相似,可具有分泌功能。

(1)管状腺瘤与绒毛状腺瘤

管状腺瘤与绒毛状腺瘤多见于结肠、直肠黏膜,常呈息肉状,可有蒂与黏膜相连(图5-15),但有些腺瘤是广基的,有些腺瘤则是平坦的。镜下观,肿瘤性腺上皮形成分化好的小管或绒毛状结构,或为两种成分混合存在,称为管状-绒毛状腺瘤。绒毛状腺瘤发展为癌的概率较高,特别是体积较大者。在家族性腺瘤性息肉病(FAP)患者中,腺瘤发展为癌的概率极高,发生癌变时患者的年龄也较轻。

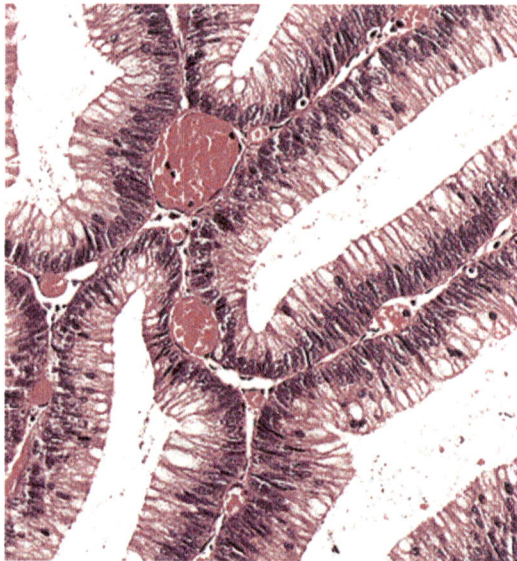

图 5 - 15 管状腺瘤(镜下观)
管状腺腔样结构,形态较规则

（2）囊腺瘤

囊腺瘤常发生于卵巢等部位（图5-16）。其是腺瘤中腺体分泌物蓄积，腺腔逐渐扩大并相互融合的结果，肉眼观可见到大小不等的囊腔。卵巢囊腺瘤有两种主要类型：一种为腺上皮向腺腔内呈乳头状生长，并分泌浆液，称为浆液性乳头状囊腺瘤，较易发生癌变，转化成浆液性囊腺癌；另一种分泌黏液，常为多房状，囊壁多光滑，少有乳头状增生，称为黏液性囊腺瘤。

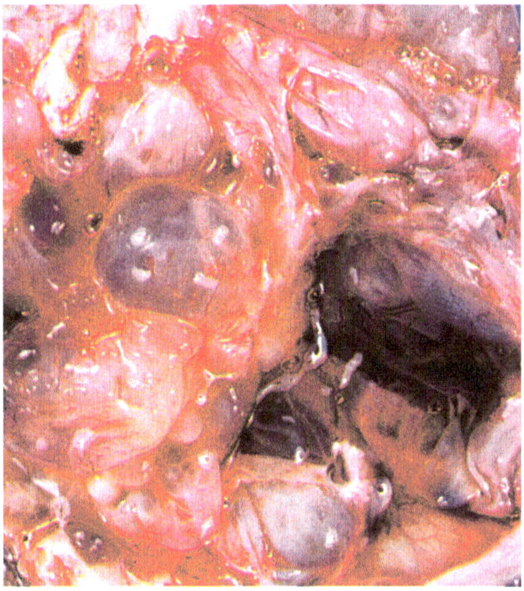

图5-16 卵巢囊腺瘤（肉眼观）
卵巢上可见大小不等的囊腔，内含液体

（3）纤维腺瘤

纤维腺瘤常发生于女性乳腺，是乳腺常见的良性肿瘤。肿瘤有完整的包膜，切面呈分叶状、有裂隙。镜下观，见乳腺导管扩张，上皮增生，纤维间质增生明显并有黏液样变，常挤压导管。

（4）多形性腺瘤

多形性腺瘤常发生于涎腺，特别是腮腺，由腺组织、黏液样及软骨样组织等多种成分混合组成。本瘤生长缓慢，但切除后可复发，少数可以发生恶变。

（二）上皮组织恶性肿瘤

起源于上皮组织的恶性肿瘤称为癌。发生在皮肤、黏膜表面的癌，肉眼观，可呈息肉状、菜花状或蕈伞状，表面常有坏死及溃疡形成。发生在器官内的癌，常为不规则结节状，呈树根状或蟹足状向周围组织浸润，质地较硬，切面常为灰白色。镜下观，癌细胞可呈巢状、腺泡状、腺管状或条索状排列，与间质分界一般较清楚。有时癌细胞亦可在间质内弥漫浸润，与间质分界不清。癌早期一般多经淋巴道转移，晚期也可发生血道转移。

1. 鳞状细胞癌

鳞状细胞癌（squamous cell carcinoma）简称鳞癌，常发生在鳞状上皮被覆的部位，如皮肤、口腔、唇、食管、喉、子宫颈、阴道、阴茎等处。有些部位，如支气管、膀胱等，正常时虽不是由鳞状上皮被覆,但可以发生鳞状上皮化生,在此基础上发生鳞状细胞癌。肉眼观,常呈菜花状,可形成溃疡。镜下观,分化好的鳞癌,癌巢中央可出现层状角化物,称为角化珠(keratin pearl)或癌珠;细胞间可见细胞间桥。分化较差的鳞癌无角化珠,细胞间桥少或无(图 5-17)。

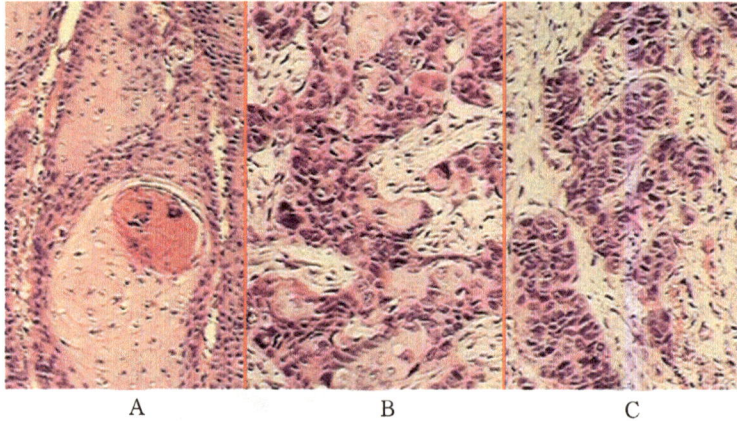

图 5-17　皮肤鳞状细胞癌(镜下观)
A. 高分化;B. 中分化;C. 低分化

2. 腺癌

腺癌(adenocarcinoma)是腺上皮的恶性肿瘤,多见于胃肠道、肺、乳腺、女性生殖系统等。癌细胞形成大小不等、形态不一、排列不规则的腺体或腺样结构,细胞常不规则地排列成多层,核大小不一,核分裂象多见(图 5-18)。以乳头状结构为主的腺癌称为乳头状腺癌。腺腔高度扩张呈囊状的腺癌称为囊腺癌(图 5-19)。伴乳头状生长的囊腺癌称为乳头状囊腺癌。

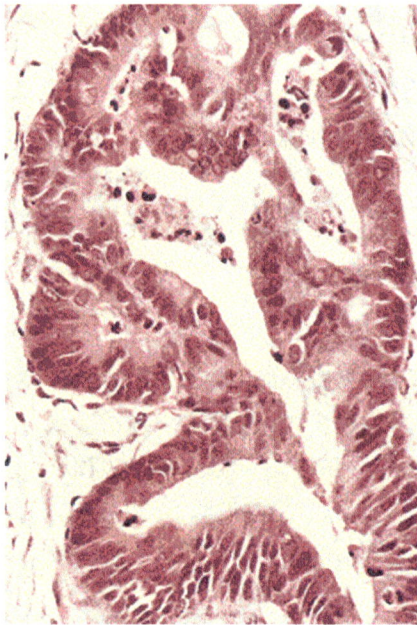

图 5-18　胃腺癌(镜下观)

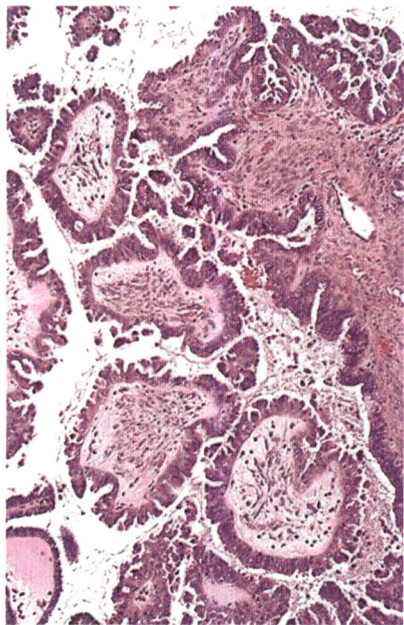

图 5-19　卵巢囊腺癌(镜下观)

　　分泌大量黏液的腺癌称为黏液癌,又称为胶样癌(图5-20),常见于胃和大肠。肉眼观,癌组织呈灰白色,湿润,半透明如胶冻样。镜下观,可见腺腔扩张,含大量黏液,并可由于腺体的崩解形成黏液池,癌细胞似漂浮在黏液中。有时黏液聚集在癌细胞内,将核挤向一侧,使癌细胞呈印戒状,称为印戒细胞(signet-ring cell)。以印戒细胞为主要成分的癌称为印戒细胞癌(signet-ring cell carcinoma)。

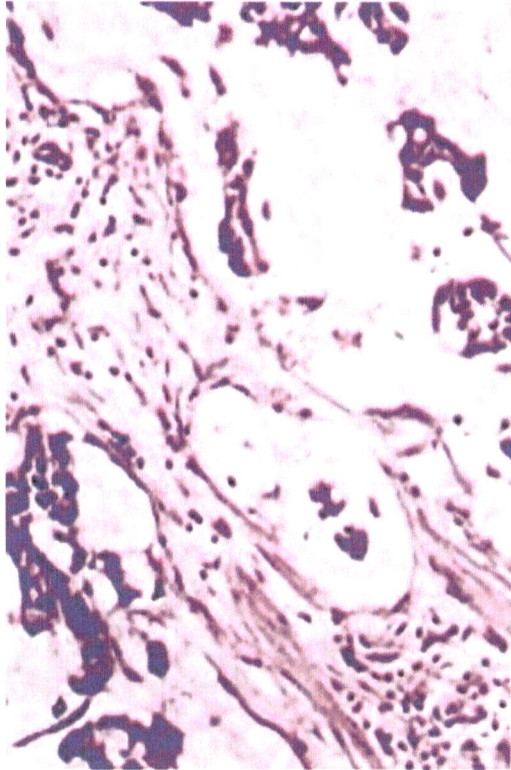

图 5-20　直肠黏液癌(镜下观)

　　3. 尿路上皮癌

　　尿路上皮癌(urothelial carcinoma)亦称移行细胞癌,发生于膀胱、输尿管或肾盂等部位,临床上常有无痛性血尿。肿瘤常为多发,呈乳头状或菜花状,可破溃形成溃疡或广泛浸润深层组织。镜下观,癌细胞呈多层排列,异型性明显。

　　4. 基底细胞癌

　　基底细胞癌(basalt cell carcinoma)多见于老年人面部。镜下观,癌巢由深染的基底细胞样癌细胞构成,有浅表型、结节型等组织类型。基底细胞癌生长缓慢,表面常形成溃疡,浸润破坏深层组织,但很少发生转移,对放射治疗很敏感,临床上呈低度恶性的经过。

二、间叶组织肿瘤

　　间叶组织肿瘤的种类很多,包括脂肪组织、血管和淋巴管、平滑肌、横纹肌、纤维组织、骨组织等的肿瘤。习惯上将外周神经组织的肿瘤也归入间叶组织肿瘤。骨肿瘤以外的间叶组织肿瘤又常被称为软组织肿瘤。

间叶组织肿瘤中,良性的比较常见,恶性肿瘤(肉瘤)不常见。此外,间叶组织有不少瘤样病变,形成临床可见的"肿块",但并非真正的肿瘤。有些瘤样病变可类似肉瘤,容易造成诊断困难。

(一)间叶组织良性肿瘤

1. 脂肪瘤

脂肪瘤(lipoma)主要发生于成人,是最常见的良性软组织肿瘤。脂肪瘤好发于背、肩、颈及四肢近端皮下组织。外观常为分叶状,有包膜,质地柔软,切面呈黄色,似脂肪组织。直径通常为数厘米,亦有大至数十厘米者。常为单发性,亦可为多发性。镜下观,肿瘤组织形似正常的脂肪组织,呈不规则分叶状,有纤维间隔。一般无明显症状,手术易切除。

2. 血管瘤

血管瘤(hemangioma)可发生在皮肤、肌肉、内脏器官等部位。有毛细血管瘤、海绵状血管瘤、静脉血管瘤等类型。皮肤或黏膜处的血管瘤呈浸润性生长,无包膜,界限不清。肉眼观,可呈突起的鲜红色肿块,或呈暗红或紫红色斑块(图5-21)。内脏血管瘤多呈结节状,发生于肢体软组织的弥漫性海绵状血管瘤可引起肢体增大。血管瘤较常见于儿童,可为先天性,可随身体的发育而长大,成年后一般停止发展,甚至可以自然消退。

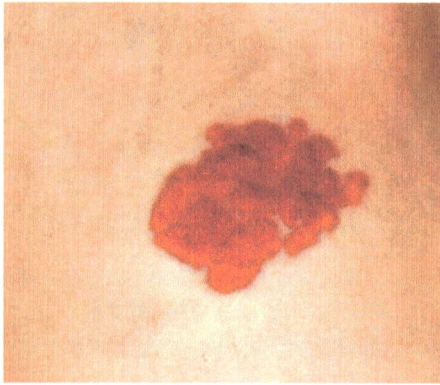

图5-21　血管瘤(肉眼观)
突起的鲜红色肿块,界限不清

3. 平滑肌瘤

平滑肌瘤(leiomyoma)多见于子宫及胃肠等部位。瘤组织由梭形细胞构成,形态比较一致,核呈长杆状,两端钝圆,形似平滑肌细胞,呈束状或编织状排列。核分裂象罕见。

4. 软骨瘤(chondroma)

软骨瘤(chondroma)自骨膜发生者称为骨膜软骨瘤,发生于手足短骨和四肢长骨骨干髓腔内者,称为内生性软骨瘤,使骨膨胀,外有薄骨壳。切面呈淡蓝色或银白色,半透明,可有钙化或囊性变。镜下见瘤组织由成熟的透明软骨组成,呈不规则分叶状,小叶由疏松的纤维血管间质包绕。位于盆骨、胸骨、肋骨、四肢长骨或椎骨者易恶变,发生在指(趾)骨者极少恶变。

(二)间叶组织恶性肿瘤

恶性间叶组织肿瘤统称为肉瘤,较癌少见。有些类型的肉瘤较多发生于儿童或青少年,如胚胎性横纹肌肉瘤多见于儿童,60%的骨肉瘤发生在 25 岁以下,有些肉瘤则主要发生于中老年人,如脂肪肉瘤。肉瘤体积通常较大,切面多呈鱼肉状,易发生出血、坏死、囊性变等继发性改变。镜下观,肉瘤细胞弥漫性生长,与间质分界不清。间质结缔组织一般较少,但血管常较丰富,故肉瘤多先由血道转移。

1. 脂肪肉瘤

脂肪肉瘤(liposarcoma)是成人多见的肉瘤之一,常发生于软组织深部、腹膜后等部位,较少从皮下脂肪层发生,与脂肪瘤的分布相反。多见于成人,极少见于青少年。肉眼观,多呈结节状或分叶状,可似脂肪瘤,亦可呈黏液样或鱼肉样。镜下观,瘤细胞形态多样,以出现脂肪母细胞为特点,胞质内可见多少不等、大小不一的脂质空泡,可挤压细胞核,形成压迹(图5-22)。

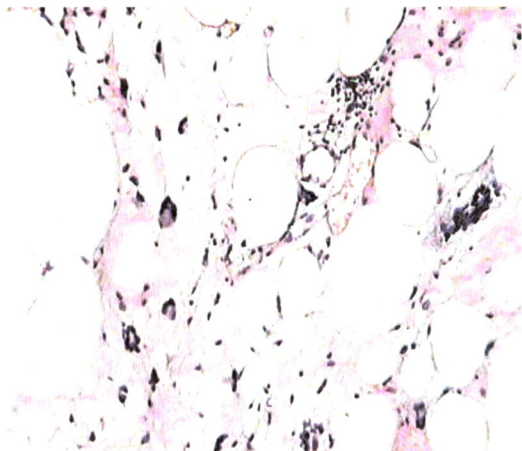

图 5-22　脂肪肉瘤(镜下观)
胞质内可见大小不一的脂质空泡

2. 横纹肌肉瘤

横纹肌肉瘤(rhabdomyosarcoma)在儿童中比较常见,主要发生于 10 岁以下的儿童和婴幼儿,少见于成人。好发于头颈部、泌尿生殖道等处,偶见于四肢。肿瘤由不同分化阶段的横纹肌母细胞组成,分化较好的横纹肌母细胞,胞质红染,有时可见纵纹和横纹。横纹肌肉瘤恶性程度高,生长迅速,易早期发生血道转移,预后差。

3. 平滑肌肉瘤

平滑肌肉瘤(leiomyosarcoma)多见于子宫及胃肠,也可见于腹膜后、肠系膜、大网膜及皮下软组织等处。软组织平滑肌肉瘤多见于中老年人。肿瘤细胞凝固性坏死的程度和核分裂象的多少,对平滑肌肉瘤的诊断及其恶性程度的判断很重要。

4. 血管肉瘤

血管肉瘤(angiosarcoma)可发生于皮肤、乳腺、肝、脾、骨等器官和软组织。皮肤血管肉瘤较多见,尤其是头面部皮肤。肿瘤多隆起于皮肤表面,呈丘疹或结节状,暗红或灰白色,易坏死出血。有扩张的血管时,切面可呈海绵状。镜下观,肿瘤细胞有不同程度的异型性,形成大小不一、形状不规则的血管腔样结构,常相互吻合。分化差的血管肉瘤,细胞片状增生,血管腔形成不明显或仅呈裂隙状,腔隙内可含红细胞。

5. 纤维肉瘤

纤维肉瘤(fibrosarcoma)好发于四肢皮下组织,呈结节状或不规则状,与周围组织分界不清,可形成假包膜。肉眼观,切面呈灰白色,鱼肉状,常伴有出血、坏死。镜下典型的形态是异型的梭形细胞呈"鲱鱼骨"样排列。婴幼儿型纤维肉瘤较成人纤维肉瘤的预后好。

6. 骨肉瘤

骨肉瘤(osteosarcoma)为最常见的骨恶性肿瘤。多见于青少年,好发于四肢长骨干骺端,尤其是股骨下端和胫骨上端。肉眼观,切面呈灰白色,鱼肉状,出血、坏死常见。肿瘤破坏骨皮质,掀起其表面的骨外膜,刺激骨膜细胞产生反应性新生骨,在肿瘤上下两端的骨皮质和掀起的骨外膜之间形成三角形隆起,构成 X 线检查所见的 Codman 三角。骨膜背面垂直的放射状反应性新生骨小梁,在 X 线下表现为日光放射状阴影。镜下观,肿瘤细胞大小不一,异型性明显,呈梭形或多边形,有瘤巨细胞,病理性核分裂象多见。直接形成肿瘤性骨样组织或骨组织,这是诊断骨肉瘤最重要的组织学依据(图 5-23)。骨肉瘤内也可见软骨肉瘤和纤维肉瘤成分。骨肉瘤恶性度很高,生长迅速,发现时常已有血道转移。

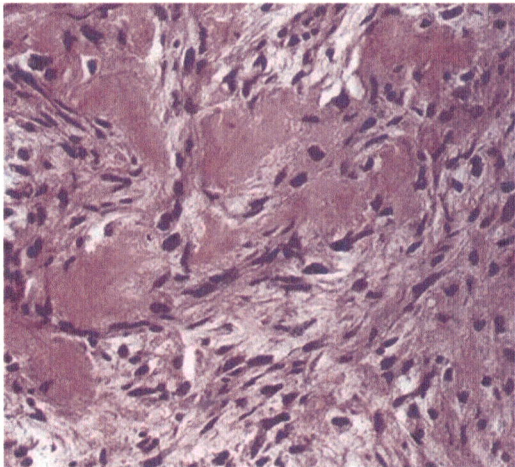

图 5-23　骨肉瘤(镜下观)
骨肉瘤由梭形细胞构成,异型性明显

7. 软骨肉瘤

软骨肉瘤(chondrosarcoma)发病年龄多在 40～70 岁。多见于骨盆,也可发生在股骨、胫骨等长骨和肩胛骨等处。肉眼观,肿瘤位于骨髓腔内,呈灰白色、半透明的分叶状肿块。镜下见软骨基质中有异型的软骨细胞,核大深染,核仁明显,核分裂象多见,出现较多的双核、巨核和多核瘤巨细胞。软骨肉瘤一般比骨肉瘤生长慢,转移也较晚。

(三)其他肿瘤

1. 神经外胚叶源性肿瘤

神经外胚叶起源的肿瘤种类很多,有中枢神经系统和周围神经系统肿瘤以及能分泌多肽激素及胺的 APUD 系统来源的肿瘤、视网膜母细胞瘤、色素痣和黑色素瘤等。

(1)视网膜母细胞瘤

视网膜母细胞瘤(retinoblastoma)是起源于视网膜胚基的恶性肿瘤。绝大多数发生在 3 岁以内的婴幼儿,6 岁以上罕见。此瘤是一种常染色体显性遗传病,并有家族史。大多数发生在一侧眼内,亦可在双眼发生。肉眼观,为灰白色或黄色的结节状肿物,切面有明显的出血及坏死,并可见钙化点。镜下观,肿瘤由小圆细胞构成,核圆形、深染,核分裂象多见。有的瘤细胞围绕一空腔作放射状排列(菊形团)。预后一般不好,患者多在发病后一年半左右死亡。少数病灶可自发性消退。

(2)黑色素瘤

黑色素瘤(melanoma)又称为恶性黑色素瘤,是一种高度恶性肿瘤。大多数见于 30 岁以上的成人,多见于皮肤和黏膜,可以一开始即为恶性,但通常由交界痣恶变而来。黑痣色素加深、体积增大、生长加快或溃破、发炎及出血等是恶变的象征。黑色素瘤的组织结构呈多样性,瘤细胞核大,常有粗大的嗜酸性核仁,胞质内可见黑色素颗粒(图 5-24),也可没有黑色素颗粒,称为无黑色素性黑色素瘤,但多巴反应可为阴性。电镜下,可见胞质内含有少数典型的黑色素小体或前黑色素小体。预后大多很差,晚期可有淋巴道及血道转移。

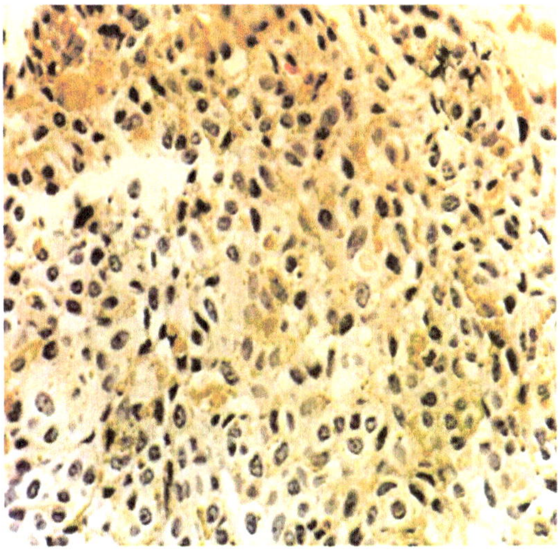

图 5-24　黑色素瘤(镜下观)
瘤细胞形态多样,核大,胞质内可见黑色素颗粒

2. 多种组织构成的肿瘤

(1)畸胎瘤

畸胎瘤(teratoma)是来源于性腺或胚胎剩件中全能细胞的肿瘤,含有两个以上胚层的多

种组织成分(图5-25)。根据其外观可分为囊性及实性两种;根据其组织成分的成熟程度不同,又可分为良性(成熟性)畸胎瘤和恶性(未成熟性)畸胎瘤两类。该病最常发生于卵巢和睾丸,偶可见于纵隔、骶尾部、腹膜后、松果体等中线部位。

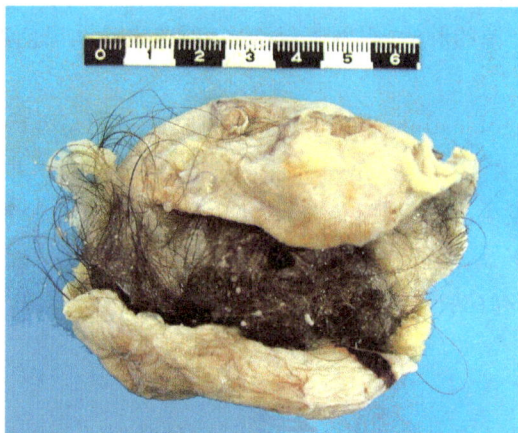

图5-25 畸胎瘤(肉眼观)
囊内可见毛发及皮脂类物质

(2)肾母细胞瘤

肾母细胞瘤亦称Wilms瘤,多见于5岁以下的儿童,由肾内残留的胚基组织发展而来。肉眼观,肿瘤多为单个,体积较大,质软,呈灰白或灰红色,鱼肉状,边界清,可形成假包膜。镜下观,肿瘤成分多样,除见胚基细胞呈巢团状排列,形成幼稚的肾小球或肾小管样结构外,间质中可见疏松的黏液样组织,有时还可见到横纹肌、软骨、骨或脂肪组织。

📖 本章小结

一、本章提要

通过对本章的学习,使同学们了解肿瘤的发生病因及机制,重点掌握肿瘤的异型性、肿瘤的生长和组织形态特点,掌握良、恶性肿瘤的区别;掌握肿瘤的命名原则。具体包括以下内容。

• 掌握肿瘤的一些基本概念;肿瘤的异型性;肿瘤的形态、结构及生长特点;良、恶性肿瘤的区别。

• 熟悉肿瘤的病因、分类、复发及扩散。

• 了解肿瘤的发病机制、分级和分期。

二、本章重难点

• 肿瘤的异型性、组织形态、命名原则;良、恶性肿瘤的区别。

• 肿瘤的复发与转移。

• 肿瘤的发病机制。

📝 课后习题

一、名词解释

肿瘤　异型性　转移　癌前病变　原位癌

二、填空题

1. 肿瘤细胞异型性反映肿瘤组织的 _____ 程度,异型性越高, _____ 越低。
2. 肿瘤的生长方式有 _____、_____ 和 _____ 三种。
3. 常见的肿瘤转移途径有 _____、_____ 和 _____ 三种。
4. 上皮组织来源的恶性肿瘤称为 _____;间叶组织来源的恶性肿瘤称为 _____。

三、选择题

1. 肿瘤性增生与炎性增生的根本区别是(　　)
A. 有炎细胞浸润
B. 有核分裂象
C. 生长快
D. 有肿块形成
E. 具有相对的自主性生长

2. 肿瘤的实质是指(　　)
A. 肿瘤内的肿瘤细胞
B. 肿瘤内淋巴管
C. 肿瘤内神经组织
D. 肿瘤的血管
E. 肿瘤内纤维组织

3. 肿瘤的异型性主要反映(　　)
A. 肿瘤的生长速度
B. 肿瘤的性质
C. 肿瘤的组织起源
D. 肿瘤的分化程度
E. 肿瘤的性质

4. 下列为恶性肿瘤的是(　　)
A. 畸胎瘤
B. 神经鞘瘤
C. 骨母细胞瘤
D. 神经母细胞瘤

E. 甲状腺腺瘤

5. 肺转移性肾癌是指（　　）

A. 肺癌转移到肾

B. 肾癌转移到肺

C. 肺癌与肾癌相互转移

D. 其他部位的癌转移到肺肾

E. 肺肾癌转移到其他部位

6. 诊断腺癌的依据是（　　）

A. 发生于腺上皮

B. 呈结节状外观

C. 有包膜形成

D. 细胞异型性明显,腺腔形成

E. 肿瘤质地硬

7. 下述哪种病毒与鼻咽癌关系密切（　　）

A. 乙型肝炎病毒

B. 单纯疱疹病毒

C. EB 病毒

D. 人类乳头状瘤病毒

E. 以上都不是

8. 诊断恶性肿瘤最可靠的依据是（　　）

A. 肿瘤体积较大

B. 切除后易复发

C. 肿瘤与周围组织分界不清

D. 出现转移

E. 出现激素异常分泌症状

9. 原位癌的主要特征是（　　）

A. 发生于子宫颈黏膜上皮

B. 是一种早期癌

C. 癌变累及上皮全层,但未突破基底膜向下浸润

D. 上皮内出现异型性的细胞

E. 可长期保持原来的结构,甚至消退

10. 呈浸润性成长的良性肿瘤是（　　）

A. 纤维瘤

B. 血管瘤

C. 平滑肌瘤

D. 神经鞘瘤

E. 脑膜瘤

四、问答题

1. 简述良性肿瘤与恶性肿瘤的区别。

2. 简答肿瘤的生长方式及转移途径。

3. 什么是癌前病变？请举例说明。

（付丽梅）

第六章 心血管系统疾病

学习目标

1. 掌握动脉粥样硬化、高血压、风湿病的基本病变过程；冠心病的类型及病变特点；各种心瓣膜病的血流变化特点及病理临床联系。
2. 熟悉动脉粥样硬化、高血压、风湿病的病理临床联系；感染性心内膜炎的病变特点。
3. 了解动脉粥样硬化、高血压、风湿病、心瓣膜病、感染性心内膜炎的病因及发病机制。

心血管系统疾病是严重威胁人类健康和生命的一组疾病。在欧美等发达国家，心血管系统疾病的发病率和死亡率居首位。在我国，心血管系统疾病的发病率和死亡率近年来明显升高，仅次于恶性肿瘤，居第二位。心血管系统疾病种类颇多，本章主要阐述其中常见的疾病。

第一节 动脉粥样硬化

动脉硬化（arteriosclerosis）是指动脉壁增厚变硬、失去弹性的一类疾病，包括动脉粥样硬化、细动脉硬化及动脉中层钙化。其中，动脉粥样硬化是最常见和最重要的疾病。

动脉粥样硬化（atherosclerosis，AS）是一种与血脂异常及血管壁成分变化有关的动脉疾病，也是严重危害人类健康的常见病。AS 主要累及大、中动脉，主要病变是动脉内膜脂质沉积、内膜灶状纤维化、粥样斑块形成，致使动脉管壁增厚变硬、管腔狭窄，并引起一系列继发改变。AS 始自儿童时期而持续进展，以 40～49 岁发展最快，通常在中、老年表现出症状，是发达国家人口主要的死亡原因。随着我国人民饮食习惯的改变，该病亦成为我国人口的主要死亡原因。尸检中 AS 检出率，北方略高于南方。

一、病因及发病机制

（一）病因

AS 的病因及发病机制至今仍未完全清楚，大量的研究表明本病是由多因素作用所致，这些因素称为危险因素（risk factors）。

1. 高脂血症

高脂血症（hyperlipemia）是指血浆总胆固醇（TC）和（或）甘油三酯（TG）的异常增高，是 AS 发生的重要危险因素。目前，国内一般以成年人空腹血清总胆固醇超过 5.72 mmol/L，甘油三酯超过 1.70 mmol/L 作为高脂血症的诊断标准。

正常情况下，脂质在血液中以脂蛋白的形式运输，依密度分为乳糜颗粒（CM）、极低密度脂蛋白(VLDL)、低密度脂蛋白(LDL)和高密度脂蛋白(HDL)四种。各种脂蛋白导致 AS 的危险程度不同:①富含甘油三酯的 CM 和 VLDL 被认为不具有直接致 AS 的作用,但它们的脂解产物(如 CM 残粒、LDL 及脂蛋白 A)能导致 AS;②LDL 胆固醇含量高且分子较小,容易透过动脉内受损区沉积在动脉内膜中,并被氧化(ox-LDL),与 AS 的发病密切相关;③HDL 可通过胆固醇逆向转运机制清除动脉壁的胆固醇,防止脂质的沉积。此外 HDL 还有抗氧化作用,防止 LDL 的氧化,并可竞争性抑制 LDL 与内皮细胞的受体结合而减少其摄取,具有抗 AS 的作用。

2. 高血压

高血压患者与同年龄组、同性别的无高血压者相比,前者 AS 的发病率比后者高 3～4 倍,且病变较重。发生高血压时,血流对血管壁的压力和冲击力较大,易引起动脉内皮损伤和功能障碍,使血液中脂质蛋白渗入内膜;同时单核细胞黏附并迁入内膜,血小板的黏附及中膜 SMC 迁入内膜等变化,均可促进 AS 的发生。

3. 吸烟

大量吸烟可使血中的 LDL 易于氧化,促进血液单核细胞迁入内膜并成为泡沫细胞。吸烟能使血中一氧化碳浓度升高,造成血管内皮细胞缺氧性损伤,促进 AS 的发生。

4. 糖尿病及高胰岛素血症

糖尿病患者血中甘油三酯和 VLDL 水平明显升高,HDL 水平较低,而且高血糖可致 LDL 氧化,促进 AS 的发生。高胰岛素血症可促进动脉壁平滑肌细胞增生,降低血中 HDL 水平。

5. 遗传因素

目前,已知约有 200 种基因可能对脂质的摄取、代谢和排泄产生影响。这些基因及其表达产物的变化与饮食因素相互作用可能是高脂血症发生最主要的原因,提示遗传因素是 AS 的危险因素之一。但在相对少见的原发性高脂血症,某一种基因的突变就可能起决定性作用。如 LDL 受体的基因突变引起家族性高胆固醇血症,患者年龄很小就可发生动脉粥样硬化。

6. 其他因素

(1)年龄

大量资料表明,AS 的检出率和病变程度均随年龄增长而增加。

(2)性别

女性在绝经期前 HDL 水平高于男性,LDL 水平低于男性,AS 的发病率低于同年龄组男性,但在绝经期后这种差异消失。

(3)肥胖

肥胖者易患高血脂、高血压和糖尿病,间接促进动脉粥样硬化的发生。

(二)发病机制

AS 的发病机制尚未被完全阐明,现将相关学说(如脂质渗入学说、损伤应答学说、炎症反应学说等)的主要内容总结如下。

· 相关危险因素导致原发或继发性高脂血症,尤其是 LDL 水平升高。

· 高血脂、高血压、吸烟等有害因子可造成动脉内皮细胞损伤,内皮细胞间间隙增宽,使内皮通透性增加。

- LDL 与内皮细胞的高亲和性受体结合而被摄取,通过胞浆,进入内皮下层,并被内皮细胞及中膜平滑肌细胞(SMC)释放的氧自由基氧化修饰,产生氧化 LDL(ox‐LDL)(图 6‐1A)。

- 在 ox‐LDL 等因子的刺激作用下,中膜 SMC、损伤的内皮细胞及黏附的血小板分泌生长因子(如 MCP‐1、PDGF),吸引单核细胞(MC)黏附并迁入内皮下层分化成巨噬细胞,ox‐LDL 与其表面的清道夫受体结合而被摄取。这些受体对胆固醇水平无下调作用,因而被巨噬细胞摄取的脂质愈来愈多,直至形成单核细胞源性泡沫细胞,促进脂纹脂斑的形成(图 6‐1B)。

- 在上述生长因子的刺激作用下,中膜 SMC 被激活,穿过内弹力膜窗孔迁入内皮下层并增生,吞噬脂质,形成肌源性泡沫细胞;同时迁移的 SMC 发生表型转变,可合成大量胶原蛋白、糖蛋白等基质,使病变的内膜显著增厚、变硬,促进纤维斑块的形成(图 6‐1C)。

- 由于 ox‐LDL 的细胞毒性作用,以及损伤的内皮细胞及 SMC 产生的氧自由基的作用,可使泡沫细胞坏死,其胞浆内的脂质被释放出来,成为富含胆固醇酯的脂质池;同时坏死崩解的泡沫细胞释放许多溶酶体酶,促进斑块内其他细胞的损伤坏死,逐渐形成粥样斑块(图 6‐1D)。

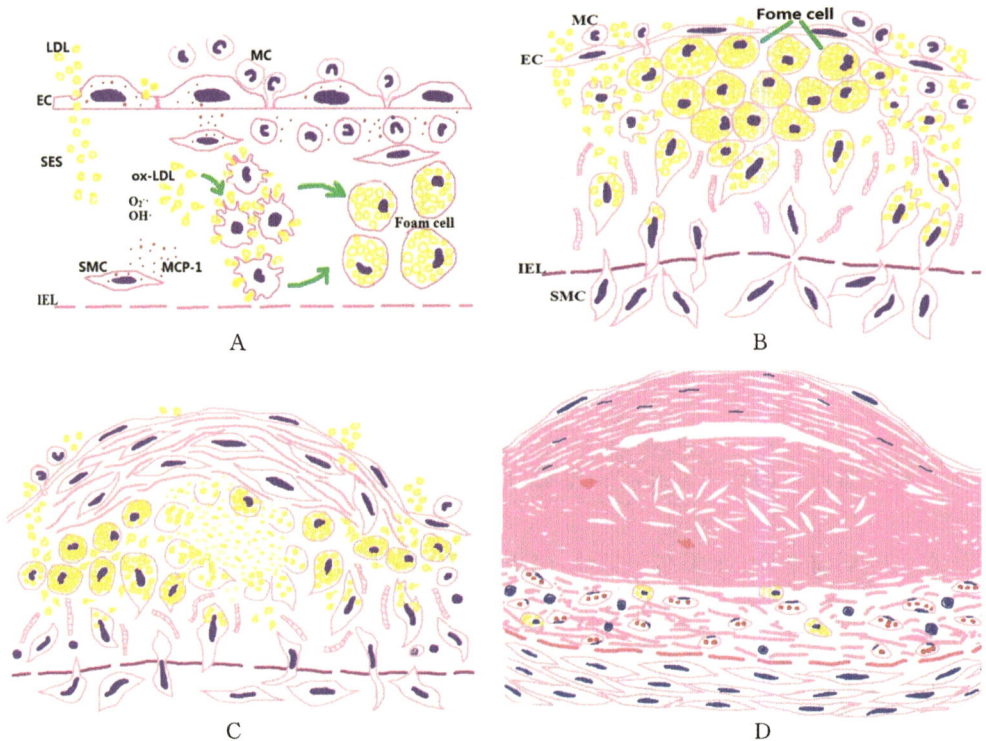

图 6‐1　动脉粥样硬化斑块形成模式图

A. 单核细胞迁入内膜及泡沫细胞形成;B. 单核细胞、平滑肌迁入内膜形成泡沫细胞和脂纹脂斑形成;C. 脂纹脂斑进展为纤维斑块;D. 粥样斑块形成。EC:内皮细胞;SES:内皮下层;MCP‐1:单核细胞趋化蛋白‐1;IEL:内弹性膜

二、基本病理变化

（一）脂纹脂斑

脂纹脂斑是动脉粥样硬化肉眼可见的早期病变。肉眼观,在动脉内膜表面可见不隆起或微隆起的帽针头大小斑点及宽1~2 mm、长短不一的黄色条纹(图6-2)。镜下观,病灶处的内膜中有大量泡沫细胞(foam cell)聚集(图6-3)。泡沫细胞体积大,圆形或椭圆形,胞质内含有大量小空泡,苏丹Ⅲ染色为橘红色,证明是脂质成分。电镜下,可将泡沫细胞分为单核细胞源性泡沫细胞和肌源性泡沫细胞。脂纹最早可出现于儿童期,是一种可逆性变化,并非所有脂纹都必然发展为纤维斑块。

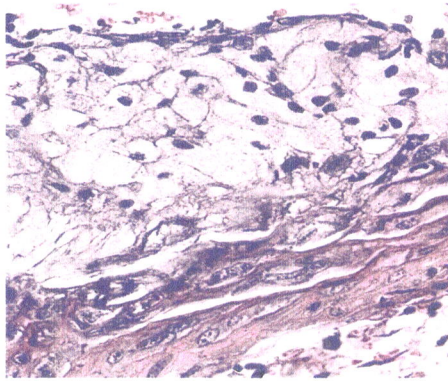

图6-2 脂纹脂斑(镜下观)

内膜下大量泡沫细胞聚集

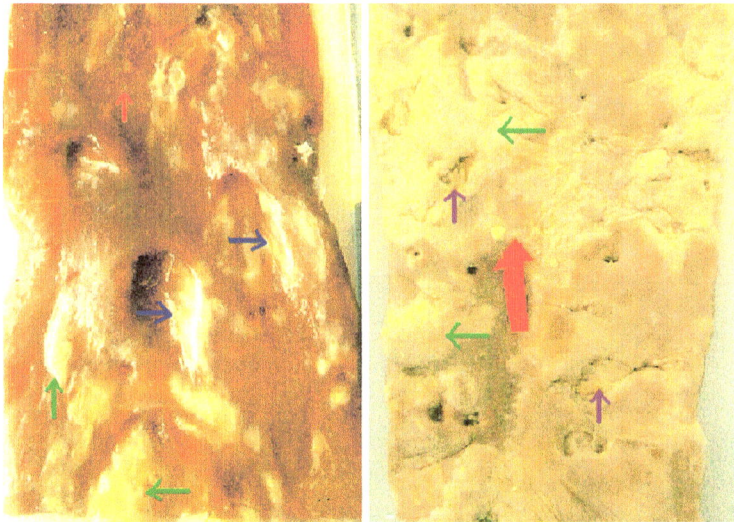

A   B

图6-3 主动脉粥样硬化(肉眼观)

A. 主动脉粥样硬化各期病变;B. 多处粥样斑块及斑块破裂。

红色箭头示脂斑;蓝色箭头示纤维斑块;绿色箭头示粥样斑块;紫色箭头示斑块破裂

(二)纤维斑块

纤维斑块是由脂纹和脂斑发展而来。肉眼观,早期为突出于内膜表面的灰黄色斑块。随着斑块表层的胶原纤维不断增加和玻璃样变性,脂质被埋在深层,斑块表面逐渐呈瓷白色,状如凝固的蜡油(图6-3)。镜下观:①斑块表层为厚薄不一的纤维帽,由大量的 SMC、胶原纤维和蛋白多糖等组成;②纤维帽下可见数量不等的 SMC、泡沫细胞、细胞外脂质及炎细胞(图6-4)。

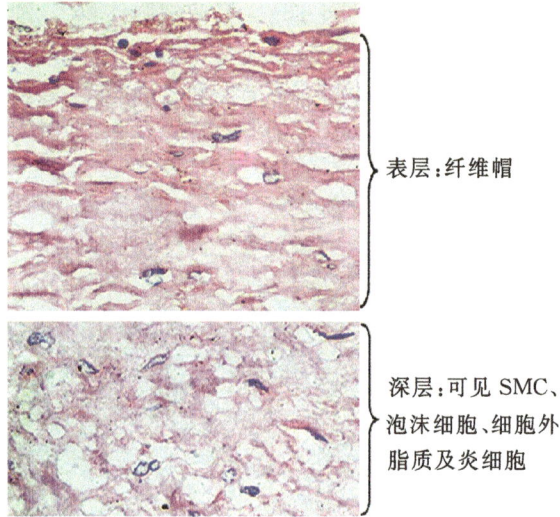

表层:纤维帽

深层:可见 SMC、泡沫细胞、细胞外脂质及炎细胞

图6-4　动脉粥样硬化之纤维斑块(镜下观)

(三)粥样斑块

粥样斑块是 AS 的典型病变。肉眼观,为明显隆起于内膜表面的、大小不等的灰黄色斑块(图6-3)。切面,表层为瓷白色的纤维帽,深层为灰黄色粥糜样物。镜下观:①表层纤维帽的胶原纤维发生玻璃样变性;②深层为大量粉染的不定形的坏死崩解产物,其内富含细胞外脂质,并见胆固醇结晶(HE 片中为针状空隙)和钙盐沉积;③斑块底部和边缘可见肉芽组织、少量泡沫细胞和淋巴细胞浸润。中膜由于斑块压迫 SMC 萎缩、弹力纤维破坏而变薄(图6-5、图6-6)。

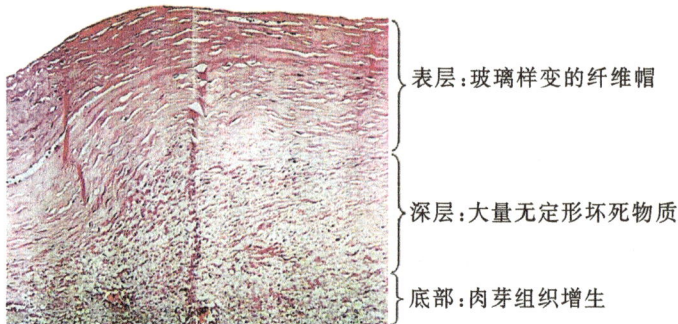

表层:玻璃样变的纤维帽

深层:大量无定形坏死物质

底部:肉芽组织增生

图6-5　动脉粥样硬化之粥样斑块(镜下观)

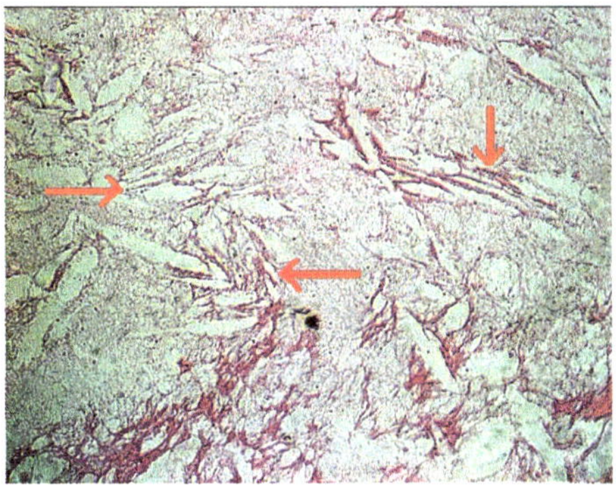

图 6-6　粥样斑块之深层大量坏死物质
箭头示胆固醇结晶针状空隙

(四)粥样斑块的继发性改变

1. 斑块内出血

斑块内新生的毛细血管破裂形成血肿,血肿使斑块进一步增大,甚至可致动脉管腔完全闭塞,导致急性供血中断。

2. 斑块破裂

斑块表面的纤维帽破裂,粥样物质自裂口进入血流可引起栓塞。破裂处常形成溃疡及并发血栓形成。

3. 血栓形成

病灶处的内皮损伤和斑块破裂处的溃疡形成使动脉壁内的胶原纤维暴露,血小板在局部黏附、聚集,同时启动凝血系统,局部血栓形成,导致动脉管腔进一步狭窄甚至闭塞引起器官梗死。

4. 钙化

在纤维帽和粥样病灶内可见钙盐沉积,导致动脉壁变硬、变脆。

5. 动脉瘤

严重的粥样斑块底部的中膜平滑肌可发生不同程度的萎缩和弹性下降,以致逐渐不能承受血管内压力的作用,动脉壁发生局限性扩张,形成动脉瘤。

三、重要器官的病变及后果

(一)冠状动脉粥样硬化及冠状动脉粥样硬化性心脏病

1. 冠状动脉粥样硬化

冠状动脉粥样硬化(coronary atherosclerosis)是冠状动脉最常见的疾病,占 95%~99%,其余可为冠状动脉的炎症性疾病,如风湿性动脉炎、梅毒性动脉炎及畸形等。因此,习惯上将冠状动脉粥样硬化与冠状动脉病等同使用。

冠状动脉粥样硬化是 AS 中对人类构成威胁最大的疾病,但一般较主动脉硬化晚发十年。根据病变检出率和统计结果,其最常发生于左冠状动脉前降支,其余依次为右主干、左主干或左旋支、后降支。

AS 的基本病变均可在冠状动脉中发生。由于其解剖学和相应的力学特点,即走行于心肌表面的动脉靠近心肌侧缓冲余地小,内皮细胞受血流冲击力而受损的概率大,因此,斑块性病变多发生于血管的心壁侧。在横切面上,病变的内膜多呈新月形增厚,导致管腔呈偏心性狭窄(图 6-7),根据管腔狭窄的程度可分为四级:Ⅰ级≤25%;Ⅱ级 26%~50%;Ⅲ级 51%~75%;Ⅳ级≥76%。

冠状动脉粥样硬化常伴发冠状动脉痉挛或粥样斑块继发性改变,可造成急性心脏供血中断,引起心肌缺血和相应的心脏病变(如心绞痛、心肌梗死等)。

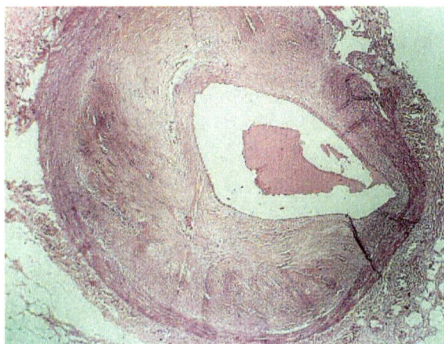

图 6-7　冠状动脉粥样硬化之管腔偏心性狭窄

2. 冠状动脉粥样硬化性心脏病

冠状动脉性心脏病(coronary heart disease,CHD),简称冠心病,是由冠状动脉狭窄,导致心肌缺血、缺氧而引起的心脏病,亦称缺血性心脏病。因 CHD 的最常见原因(95%)是冠状动脉粥样硬化,因此,习惯上把 CHD 视为冠状动脉粥样硬化性心脏病(coronary atherosclerotic heart disease)的同义词。

根据 WHO 的统计,CHD 是世界上最常见的死亡原因,又被称为"第一杀手"。最常在 40~60 岁的男性表现出症状,女性在绝经期前后出现临床症状较多,男性多于女性。

CHD 的主要临床表现有心绞痛、心肌梗死、心肌纤维化和冠状动脉性猝死,本病亦可以无明显临床症状。

(1)心绞痛

心绞痛(angina pectoris)是心肌急剧的、暂时性的缺血、缺氧所引起的一种临床综合征。表现为阵发性胸骨后、心前区疼痛或压迫感,常放射到左肩、左臂内侧达无名指和小指,或至颈、咽或下颌部,持续数分钟,休息或用硝酸酯制剂可缓解。

1)病因和发病机制

心绞痛最基本的病因就是冠状动脉粥样硬化引起血管腔狭窄和(或)痉挛,导致心肌急剧短暂缺血、缺氧。此时心肌产生大量代谢不全的酸性产物(如乳酸、丙酮等)或多肽类物质刺激心脏局部的神经末梢,经胸 1~5 交感神经节和相应脊髓节段传至大脑,产生痛觉。所以,心绞痛是心肌缺血所引起的反射性症状。

2)类型

根据引起疼痛的原因和疼痛的程度,国际上习惯将心绞痛分为稳定型心绞痛、不稳定型心绞痛、变异型心绞痛三种类型。

(2)心肌梗死

心肌梗死(myocardial infarction,MI)是由于冠状动脉供血中断,心肌严重而持续性缺血导致的心肌坏死。临床表现为剧烈而持久的胸骨后疼痛,可达数小时或数天,休息或硝酸酯类药物多不能缓解,可并发心律失常、休克或心力衰竭。患者常伴有烦躁不安、出汗、恐惧或有濒死感。部分患者疼痛位于上腹部,常被误认为是胃穿孔或急性胰腺炎等急腹症。

1)病因

绝大多数是在冠状动脉粥样硬化造成管腔狭窄的基础上伴发以下病变:①血栓形成,使管腔完全阻塞;②斑块内出血,使斑块增大阻塞管腔;③冠状动脉持久性痉挛而致管腔狭窄或闭塞;④休克、心动过速等导致冠状动脉中的血流量急剧减少;⑤劳累、情绪激动等使心肌耗氧量剧增。

2)类型

根据 MI 的范围和深度可分为:①心内膜下心肌梗死,MI 仅累及心室壁心腔侧 1/3 的心肌,并波及肉柱和乳头肌。常表现为多发性、小灶性坏死,严重时病灶扩大融合累及整个心内膜下心肌,呈环状梗死。患者通常有冠状动脉三大支严重粥样硬化性狭窄,当附加休克、心动过速、劳累等诱因时可加重冠状动脉供血不足,造成各支冠状动脉最末梢的心内膜下心肌缺血、缺氧而坏死;②透壁性心肌梗死,也称为区域性心肌梗死,是典型心肌梗死的类型。MI 累及心室壁全层或未累及全层但已达心室壁全层的 2/3,病灶较大。透壁性心肌梗死的常见原因是在一支冠状动脉严重病变的基础上继发冠状动脉痉挛或血栓形成。MI 的部位与阻塞的冠状动脉供血区域一致。多发生在左冠状动脉前降支供血区域的左心室前壁、心尖部及室间隔的前 2/3,约占全部心肌梗死的 50%。其次是右冠状动脉供血区的左心室后壁、室间隔后 1/3 及右心室,占 25%~30%;再次为左旋支供血区的左心室后侧壁、膈面及左房,占 15%~20%。右心室和心房发生心肌梗死者较为少见。

3)病理变化

MI 属贫血性梗死,在冠状动脉闭塞 6 小时后,坏死灶心肌呈苍白色,8~9 小时后呈土黄色。光镜下见大部分心肌呈凝固性坏死,心肌间质则充血、水肿,伴少量中性粒细胞浸润。4天后梗死灶周围出现充血出血带。7 天后边缘区开始出现肉芽组织。第 2~8 周梗死灶机化并形成瘢痕。

心肌梗死后,肌红蛋白(MB)从心肌细胞逸出入血,在心肌梗死后 6~12 小时出现峰值。心肌细胞内的谷氨酸-草酰乙酸转氨酶(SGOT)、谷氨酸-丙酮酸转氨酶(SGPT)、肌酸磷酸激酶(CPK)和乳酸脱氢酶(LDH)透过损伤的细胞膜释放入血,引起血液内酶的浓度升高。因此,检测血清中相应酶的浓度,尤以测 CPK 值对 MI 的临床诊断有一定的参考意义。

4)合并症及后果

心肌梗死尤其透壁性心肌梗死可并发下列病变:①心律失常,是急性心肌梗死最常见的共发症,发生率为 60%~100%,是急性期死亡的主要原因之一。多发生在起病后的 1~2 周,以

24 小时内最多见。因传导系统受累及心肌梗死所致的电生理紊乱而引起,以室性心律失常最多,严重时可导致心搏骤停、猝死;②心源性休克,多在起病后数小时至 1 周内发生。当梗死面积达 40％以上时,心肌收缩力极度减弱,心输出量显著下降,即可发生心源性休克;③心力衰竭,是急性心肌梗死常见和重要的并发症之一。心室各部舒缩活动不协调导致心输出量减少,可致急性左心衰竭(占 60％);④附壁血栓,多见于左心室,由于梗死部位心内膜粗糙,血小板易于沉积形成血栓;⑤室壁瘤,多发生在左心室前壁近心尖处,常见于心肌梗死恢复期,也可见于急性期。是由于梗死区坏死组织或瘢痕组织在心室内压力的作用下,形成的局限性向外膨隆;⑥心脏破裂,少见,是心肌梗死的严重合并症,常在起病 1 周内出现,多为心室游离壁破裂,造成心包积血,引起心包压塞而猝死。偶为室间隔破裂造成穿孔,可引起心力衰竭和休克,患者在数日内死亡。

(3)心肌纤维化

心肌纤维化(myocardial fibrosis)是由于中至重度的冠状动脉粥样硬化性狭窄引起心肌细胞持续性和(或)反复加重的缺血缺氧所产生的结果。肉眼观,心脏增大,所有心腔扩张;心壁厚度可正常,伴有多灶性白色纤维条块。镜下观,心肌广泛性、多灶性纤维化,常有心内膜下心肌细胞空泡变性。临床上可以表现为心律失常或心力衰竭。目前,倾向于称之为缺血性心肌病或慢性缺血性心脏病。

(4)冠状动脉性猝死

冠状动脉性猝死(sudden coronary death)多见于 40～50 岁的患者,男性比女性多 3.9 倍。可发生于某种诱因后,如饮酒、劳累、吸烟及运动后,患者突然昏倒、四肢抽搐,大、小便失禁,或突然发生呼吸困难,口吐白沫,迅速昏迷。可立即死亡或在一至数小时后死亡。也有不少病例,在无人察觉的情况下,死于夜间。

尸检发现,患者冠状动脉粥样硬化是最多见的病变,常有一支以上的冠状动脉发生中至重度粥样硬化性狭窄,部分病例继发表面血栓形成或斑块内出血。但有的病例冠状动脉粥样硬化病变较轻,推测与合并动脉痉挛有关。心肌可有波浪状弯曲或肌浆不均,也可无可见病变。

📖 **知识链接**

冠心病的饮食护理

在临床上,冠心病的护理中最关键的是饮食护理。下面,我们一起来了解一些具体的冠心病的饮食护理方法。

限制脂肪的摄入量是冠心病饮食护理中的重要内容。脂肪的摄入应限制在总热量的 30％以下,以植物脂肪为主,可适当吃些瘦肉、家禽、鱼类。据流行病学调查资料表明,欧美人冠心病发病率较高,而亚洲的日本人冠心病的发病率较低。

蛋白质的摄入应适量。蛋白质是维持心脏功能必需的营养物质,能够增强其抵抗力,但摄入过多的蛋白质对冠心病患者不利,这是由于蛋白质不易消化,能够加快新陈代谢,增加心脏的负担。有学者通过观察发现,过多摄入动物蛋白,往往摄入多量的胆固醇,这是诱发冠心病、高血压、动脉硬化及脑血管意外的危险因素。

冠心病患者的饮食护理原则是控制总热量,维持正常的体重。糖在总热量中的比例应控制在 60%~70%。宜多吃粗粮,以增加复杂的糖类、纤维素、维生素的含量。单糖及双糖等的摄入应适当控制,尤其是高脂血症和肥胖者更应注意。

(二)脑动脉粥样硬化

病变主要累及基底动脉、大脑中动脉和 Willis 环。脑 AS 可引起:①脑萎缩,若长期供血不足可发生脑萎缩,患者可有智力和记忆力减退,甚至痴呆;②脑梗死,脑 AS 合并血栓形成致管腔阻塞而引起脑梗死,患者出现意识障碍、偏瘫、失语等表现,甚至死亡;③脑出血,脑 AS 部位血管壁由于受压变薄,弹性降低,常可形成小动脉瘤,血压突然升高时可导致小动脉瘤破裂而发生脑出血。

(三)肾动脉粥样硬化

病变最常累及肾动脉开口处及主干近侧端,亦可累及叶间动脉和弓状动脉。常因斑块所致的管腔狭窄而引起顽固性肾血管性高血压;亦可因斑块合并血栓形成导致肾组织梗死,引起肾区疼痛、血尿及发热等。梗死灶机化后遗留较大瘢痕,多个瘢痕可使肾脏体积缩小,称为动脉粥样硬化性固缩肾。

(四)四肢动脉粥样硬化

病变以下肢动脉为重,常发生于髂动脉、股动脉、胫前动脉和胫后动脉。当较大的动脉管腔狭窄明显时,可因供血不足而耗氧量又增加(如行走)出现下肢疼痛而不能行走,但休息后可好转,即所谓间歇性跛行(clafidication)。当动脉管腔完全阻塞而侧支循环又不能代偿时,可导致缺血部位的干性坏疽(图 6-8)。

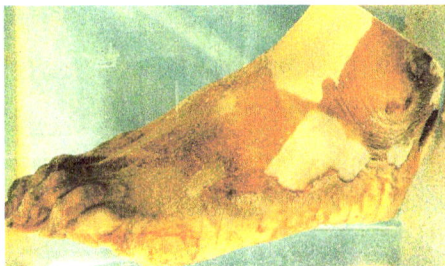

图 6-8　左足干性坏疽

第二节　原发性高血压

高血压(hypertension)是指体循环动脉血压长期持续的高于正常水平。目前我国高血压的诊断标准为:成年人在安静休息状态下,收缩压≥140 mmHg(18.4 kPa)和/或舒张压≥90 mmHg(12.0 kPa)。高血压可分为原发性高血压(primary hypertension)和继发性高血压(secondary hypertension)两大类。

原发性高血压是一种原因未明的、以体循环动脉血压升高为主要表现的全身性独立性疾病，占高血压的 90%～95%，又称特发性高血压或高血压病，是我国最常见的心血管疾病。

继发性高血压（secondary hypertension）较少见，占高血压的 5%～10%，是继发于某些确定疾病和原因（如肾炎、肾动脉狭窄、肾上腺和垂体肿瘤等）并作为一种症状出现的高血压，故又称症状性高血压。继发性高血压的原因消除或疾病治愈后，血压即可恢复正常。

一、病因及发病机制

原发性高血压的病因及发病机制尚未完全明了，目前多认为本病主要受多基因遗传影响，在多种环境因素作用下，使正常血压调节机制失衡而导致疾病发生。

（一）病因

1. 遗传因素

约 75% 的高血压病患者具有遗传素质，患者常有明显的家族聚集性。双亲有高血压病史的个体高血压患病率比无高血压家族史者高 2～3 倍；比单亲有高血压史者的患病率高 1.5 倍。分子生物学研究显示，原发性高血压是多基因遗传病。目前已发现高血压病患者肾素-血管紧张素系统的编码基因有多种缺陷和变异，这种缺陷可引起肾性钠、水潴留，使血压升高。另外，高血压患者的血清中有一种激素样物质，可抑制 $Na^+ - K^+$ ATP 酶活性，使 $Na^+ - K^+$ ATP 泵功能降低，导致细胞内 Na^+、Ca^{2+} 浓度升高，细小动脉收缩加强，血压升高。近来的研究发现，血管紧张素（AGT）基因可能有 15 种缺陷，正常血压的人偶见缺陷，而高血压患者在 AGT 基因上的 3 个特定部位均有相同的变异。患高血压的兄弟或姐妹可获得父母 AGT 基因的同一拷贝。有这种遗传缺陷的高血压患者，其血浆中血管紧张素原水平高于对照组。

2. 精神和社会心理应激因素

内、外环境的不良刺激，导致个体的精神长期或反复处于紧张状态，可以引起高血压。遭受应激性生活事件（如父母早亡，丧偶，家庭成员意外死亡，家庭破裂，经济、政治冲击等）的人群高血压患病率比对照组高。

3. 膳食电解质因素

膳食电解质因素中最重要的是钠的摄入量，日均摄盐量高的人群高血压的患病率比日均摄盐量低的人群明显升高，高钠饮食可升高血压，低钠饮食或用药物增加钠的排泄均可降低高血压的患病率。WHO 在预防高血压措施中建议每人每日摄盐量应控制在 5g 以下。但并非所有人对摄盐的反应均相同，存在着钠敏感和不敏感的个体差异。钾能促进排钠，钙可减轻钠的升压作用，所以高钾、高钙饮食，有助于降低血压。

4. 其他因素

肥胖、吸烟、年龄增长和缺乏体力活动等，也是诱发高血压的可能因素。其中肥胖是导致高血压病重要的危险因素，约 1/3 的高血压患者有不同程度的肥胖。

（二）发病机制

原发性高血压的发病机制如图 6-9 所示。

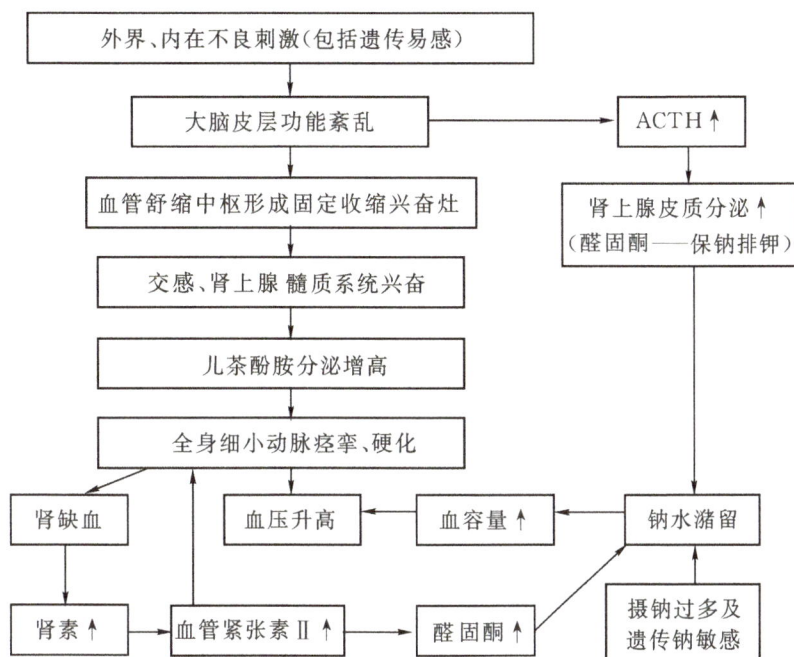

图 6 - 9　原发性高血压的发病机制

二、类型及病理变化

原发性高血压可分为缓进型高血压(chronic hypertension)和急进型高血压(accelerated hypertension)两种类型。

(一)缓进型高血压

缓进型高血压又称良性高血压(benign hypertension),约占原发性高血压的 95%,多见于中、老年人,起病缓、进展慢、病程长,不易坚持治疗。常在不被重视的情况下发展至晚期,患者最终常死于心、脑病变。按病程发展可分为以下三期。

1. 功能紊乱期

功能紊乱期是高血压病的早期阶段,病变特点是全身细小动脉间歇性痉挛收缩,血压间歇性升高,呈波动状态,但血管无器质性病变。长期反复细小动脉痉挛和血压升高,受累的血管逐渐发生器质性病变,发展为下一期。

此期,临床上多数患者可无明显自觉症状,少数可伴有头昏、头痛、情绪不稳定等症状。经适当休息和治疗血压可恢复正常。

2. 动脉病变期

(1)细动脉硬化

细动脉硬化是高血压病最主要的病变特征。由于细动脉长期痉挛及血压持续升高,使内皮细胞及基膜损伤,通透性增加,血浆蛋白渗入内皮下乃至中膜;同时,内皮细胞及平滑肌细胞分泌细胞外基质增多,继而平滑肌细胞因缺氧等发生变性、坏死,使动脉壁正常结构消失,逐渐被渗入的血浆蛋白和细胞外基质所代替,发生细动脉壁玻璃样变。此时管壁增厚变硬、管腔狭窄甚至闭塞。

(2)小动脉硬化

由于血压升高使小动脉内膜胶原纤维及弹性纤维增生,内弹力膜分裂;中膜平滑肌细胞增生、肥大,致使小动脉管壁增厚、变硬,管腔狭窄。主要累及肾小叶间动脉、肾弓形动脉及脑内小动脉等。

此期,临床上患者主要表现为血压进一步升高,并稳定于较高水平上。前期伴发的头痛、头晕、疲乏等症状加重。常需降压药才能降低血压,减轻症状。

3. 器官病变期

器官病变期为高血压病的晚期,多数内脏器官受累,尤以心、脑、肾、视网膜病变最为明显。

(1)心脏病变

因血压持续升高,外周阻力增加,左心室因压力性负荷加重而逐渐发生代偿性肥大。肉眼观,心脏体积增大,重量增加,可达 400 g 以上(正常约 250 g),有的可达 800 g 以上;左心室壁肥厚,乳头肌和肉柱增粗变圆,但心腔不扩张甚至缩小,称向心性肥大(concentric hypertrophy)(图 6-10)。镜下观,心肌细胞变粗、变长、核大深染。此时,心功能完全代偿,不出现明显症状。若左心室后负荷继续增加,超出其代偿能力,肥大的心肌因供血不足而收缩力降低,逐渐出现心腔扩张,发生失代偿,称离心性肥大(eccentric hypertrophy)。此时心脏仍然很大,但室壁相对变薄,肉柱、乳头肌变扁平。临床上患者可出现左心衰竭的表现。

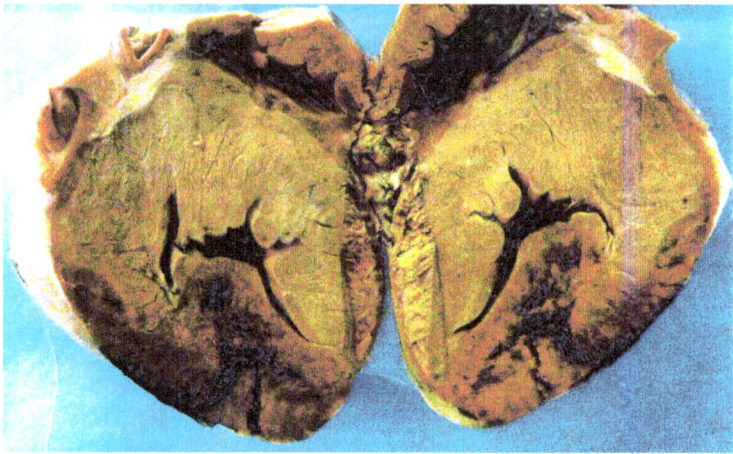

图 6-10 高血压左心室向心性肥大

(2)肾脏病变

肾脏病变表现为原发性颗粒性固缩肾,因肾脏细、小动脉硬化所致。

肉眼观:①双肾体积缩小,重量减轻,质地变硬,表面呈均匀弥漫的细颗粒状;②切面肾皮质变薄,肾盂扩张,肾盂周围脂肪组织增多。

镜下观:①肾入球微动脉玻璃样变,小叶间动脉和弓形动脉内膜增厚,管腔狭窄或闭塞;②

受累较重的肾小球发生纤维化和玻璃样变性,相应肾小管萎缩、消失,间质纤维化及少量淋巴细胞浸润,纤维化肾小球及增生的间质纤维结缔组织收缩使肾表面凹陷;③受累较轻的肾小球代偿性肥大,所属肾小管扩张,向表面突起,形成肉眼所见肾表面的细颗粒状。临床上患者可以有水肿、蛋白尿和管型尿等表现(图6-11、图6-12)。

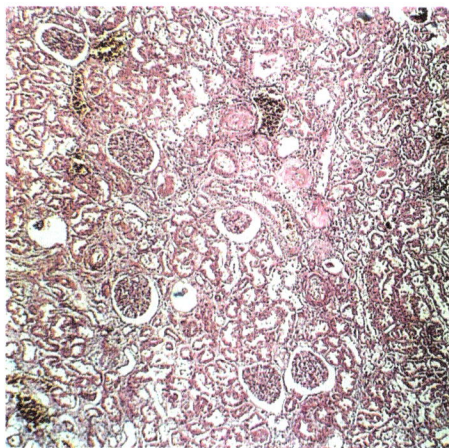

图6-11　原发性高血压肾(低倍镜下观)

肾小球玻璃样变及纤维化,所属肾小管萎缩消失;相邻肾小球代偿性肥大,所属肾小管扩张

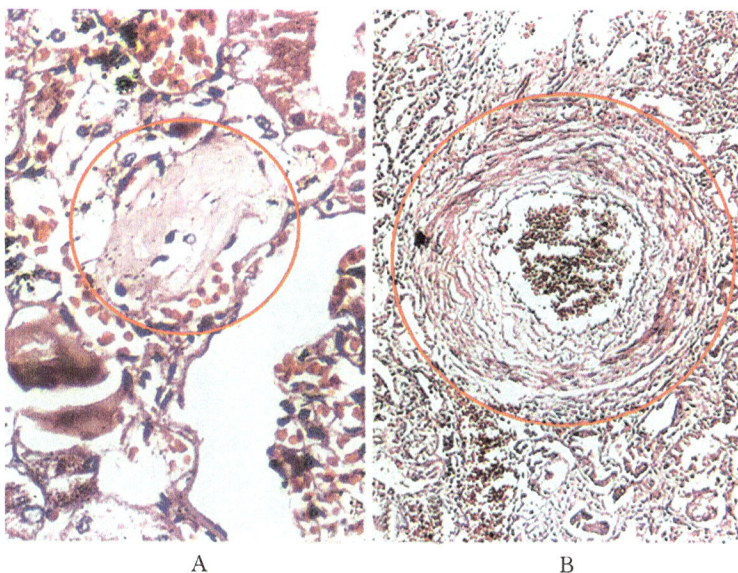

A B

图6-12　原发性高血压肾(高倍镜下观)

A. 肾入球微动脉玻璃样变;B. 肾小叶间动脉内膜增厚

(3)脑病变

脑病变主要表现为脑水肿、脑软化和脑出血。

1）脑水肿

由于脑内细小动脉痉挛、硬化，毛细血管壁通透性增加，发生脑水肿。临床表现为头痛、头晕、眼花及呕吐等，称高血压脑病。若血压持续升高，除上述表现外，还出现意识障碍、抽搐等危重表现，称高血压危象，如不及时救治易导致死亡。

2）脑软化

由于脑的细小动脉痉挛和硬化，供血区的脑组织因缺血而出现多个微梗死灶，一般不引起严重后果。后期坏死组织被吸收，由神经胶质细胞增生形成胶质瘢痕来修复。

3）脑出血

脑出血是高血压病最严重且致命性的并发症。常发生于基底节、内囊，其次是大脑白质，约 15％ 发生于脑干。引起脑出血的主要原因是脑内细小动脉硬化使血管壁变脆，弹性下降或局部膨出形成微小动脉瘤，当血压突然升高或剧烈波动时，可致血管破裂出血。出血区的脑组织完全被破坏，形成囊腔状，其内充满坏死组织和凝血块。当出血范围大时，可破裂入侧脑室（图 6-13）。脑出血之所以多见于基底节和内囊区域，是因为该区域供血的豆纹动脉从大脑中动脉呈直角分出，而且比较细，直接受到压力较高的大脑中动脉的血流冲击和牵引，易使已有病变的豆纹动脉破裂。临床表现常因出血部位不同、出血量的大小而异。内囊出血者对侧肢体偏瘫及感觉消失；出血破入脑室患者发生突然昏迷而致死亡；左侧脑出血常引起失语；脑桥出血可引起同侧面神经麻痹及对侧上、下肢瘫痪；血肿占位及脑水肿可致颅内压升高，引发脑疝。

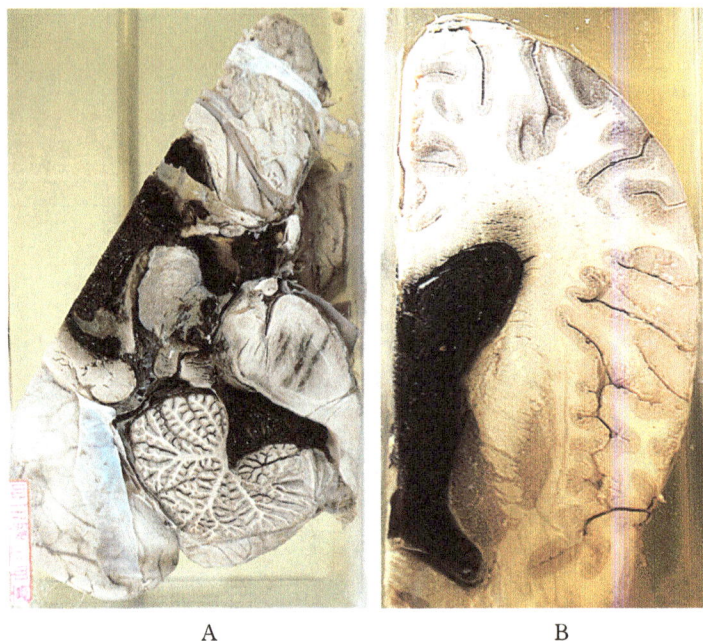

图 6-13 高血压脑出血
A. 蛛网膜下腔出血；B. 侧脑室出血

（4）视网膜病变

视网膜中央动脉发生硬化。眼底检查可见早期视网膜中央动脉痉挛变细，进而迂曲、反光增强、动静脉交叉处静脉受压。晚期可有视乳头水肿,视网膜渗出和出血。视力可受到不同程度的影响。

(二)急进型高血压

急进型高血压又称恶性高血压(malignant hypertension),约占原发性高血压的 5%,多见于青壮年,病变进展迅速,预后差。多为原发性,也可继发于良性高血压。患者血压显著升高,常超过 230/130 mmHg,尤以舒张压升高明显。

特征性病变是坏死性细动脉炎和增生性小动脉硬化,主要累及肾脏,亦可发生于脑和视网膜。坏死性细动脉炎的动脉内膜和中膜发生纤维素样坏死,周围可见单核细胞、中性粒细胞等浸润。免疫组织化学检查证明,纤维素样坏死物中尚有免疫球蛋白和补体成分。增生性小动脉硬化突出的改变是动脉内膜显著增厚,弹力纤维和胶原纤维增生,平滑肌细胞增生肥大,使血管壁呈同心圆层状增厚,状如洋葱切面,血管腔狭窄。

临床上患者常出现头痛、视力模糊、视网膜出血及视乳头水肿,持续性蛋白尿、血尿和管型尿。患者多在一年内迅速发展为尿毒症而死亡,也可因脑出血或心力衰竭致死。

知识链接

高血压的分级标准

理想的血压为收缩压≤120 mmHg 和舒张压≤80 mmHg,正常血压为收缩压≤130 mmHg 和舒张压≤85 mmHg。

收缩压 130~139 mmHg/舒张压 85~89 mmHg 为临界高血压,为正常高限。

收缩压 140~159 mmHg/舒张压 90~99 mmHg 为高血压 I 期,此时机体无任何器质性病变,只是单纯高血压。

收缩压 160~179 mmHg/舒张压 100~109 mmHg 为高血压 II 期,此时有左心室肥厚、心脑肾损害等器质性病变,但功能还在代偿状态。

收缩压 180 mmHg/舒张压 110 mmHg 以上为高血压 III 期,此时有脑出血、心力衰竭、肾功能衰竭等病变,已进入失代偿期,随时可能发生生命危险。

第三节 风湿病

风湿病(rheumatism)是一种与 A 组乙型溶血性链球菌感染有关的变态反应性疾病。主要侵犯全身结缔组织,病变最常累及心脏和关节,其次为皮肤、皮下组织、脑和血管等,以心脏病变最为严重。风湿病易反复发作,急性期称为风湿热(rheumatism fever),为风湿活动期,临床上除有心脏、关节等组织器官的症状外,常伴有发热、关节痛、白细胞增多、血沉加快、血中抗链球菌溶血素"O"(ASO)的抗体滴度增高等表现。

风湿病的初发年龄多在 5~15 岁,6~9 岁为发病高峰,而风湿性心瓣膜病以 20~40 岁最多见。风湿病多发生于冬、春季,寒冷、潮湿的生活环境可能成为本病的诱发因素。患病率无明显性别差异,但地区差异大,在我国以西部(四川)最高,东部和中部居中,北部(吉林)较低,南方(广东)最低。

一、病因及发病机制

(一)病因

风湿病的病因尚未完全阐明,一般认为风湿病的发生与链球菌感染有关。依据是:①多数患者发病前2～3周曾有咽峡炎、扁桃体炎等链球菌感染史;②发病时95%的患血清中 ASO 滴度升高;③风湿病发病与链球菌感染盛行的秋、冬季节和寒冷、潮湿地区分布一致;④抗链球菌治疗可有效降低风湿病的发病率和复发率。

虽然风湿病与链球菌感染有关,但其不是由链球菌直接感染引起。依据是:①本病发作不在链球菌感染当时,而是发生在感染后的2～3周,这正是抗体形成所需的时间;②在风湿病灶及患者血液中从未检出或培养出链球菌;③风湿病为增生性炎而非链球菌感染引起的化脓性炎;④典型病变多在远离链球菌感染灶的心脏、关节、脑及皮肤。因此,本病可能是一种与链球菌感染有关的变态反应性疾病。

(二)发病机制

目前,本病的发病机制多倾向于抗原-抗体交叉反应学说,即链球菌细胞壁 C 抗原刺激机体产生相应的抗体可与结缔组织(如心脏瓣膜及关节等)发生交叉反应;链球菌壁的 M 抗原引起的抗体可与心肌及血管平滑肌的某些成分发生交叉反应,导致组织损伤。风湿病虽与链球菌感染有关,但发病者仅占链球菌感染者的1%～3%,这说明此病的发生尚与机体本身的免疫力与反应性有关。

二、基本病理变化

风湿病主要是结缔组织发生的炎症,其特征性病变是风湿小体形成。典型病变过程可分为以下三期。

(一)变质渗出期

病变部位的结缔组织基质发生黏液样变性和胶原纤维发生纤维素样坏死,同时有浆液、纤维素渗出及少量淋巴细胞、浆细胞、巨噬细胞浸润,此期病变持续1个月左右。

(二)增生期(或肉芽肿期)

此期形成风湿病特征性病变风湿小体,具有诊断意义。在纤维素样坏死灶周围,逐渐出现巨噬细胞的增生、聚集,当它们吞噬纤维素样坏死物后,转化为风湿细胞或称阿少夫细胞(Aschoff cell)。风湿细胞体积大,呈圆形、多边形,胞浆丰富呈弱嗜碱性。核大,呈圆形或卵圆形,核膜清晰,染色质集中于中央,核的横切面似枭眼状,纵切面像毛虫。纤维素样坏死灶及周围的风湿细胞、外围的少量淋巴细胞、浆细胞共同构成了圆形或椭圆形的小结节,称风湿小体或阿少夫小体(Aschoff body)(图6-14)。风湿小体多见于心肌间质、心内膜下的小血管旁。此期病变持续2～3个月。

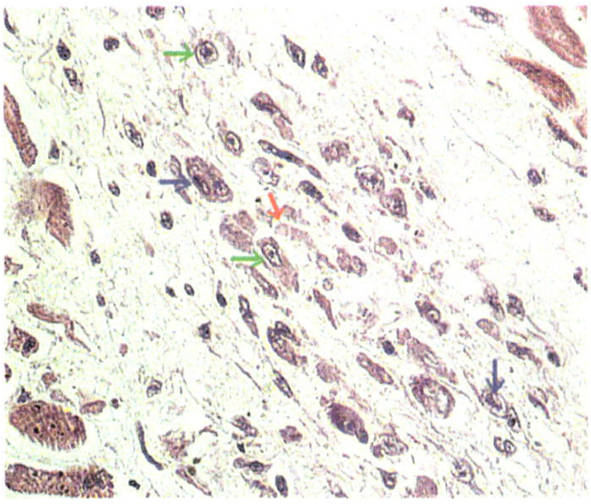

图 6 - 14　风湿性心肌炎之风湿小体

红色箭头示纤维素样坏死,绿、蓝色箭头分示风湿细胞的横、纵切面

(三)纤维化期(或愈合期)

风湿小体中的纤维素样坏死物被逐渐溶解吸收,风湿细胞转变为成纤维细胞,形成胶原纤维,风湿小体逐渐纤维化,最终成为梭形小瘢痕。此期病变持续 2～3 个月。

上述整个病程历时 4～6 个月。因风湿病常反复发作,故受累器官中可有新旧病变并存。病变持续反复进展,可致较严重的纤维化和瘢痕形成。

三、各器官的病理变化

(一)风湿性心脏病

风湿性心脏病在急性期可以表现为风湿性心内膜炎、风湿性心肌炎和风湿性心外膜炎。若病变累及心脏全层组织,则称风湿性全心炎。几乎每位风湿病患者都有心脏炎,只是轻度者不易被察觉。儿童风湿病患者中,65％～80％有心脏炎的临床表现。

1. 风湿性心内膜炎

风湿性心内膜炎(rheumatic endocarditis)病变主要侵犯心瓣膜,以二尖瓣最常受累,其次为二尖瓣和主动脉瓣联合受累。三尖瓣和肺动脉瓣极少被累及,瓣膜邻近的内膜和腱索亦可受累。

病变早期,肉眼观,受累瓣膜肿胀、增厚,闭锁缘上可见粟粒大小、灰白色、半透明、呈串珠状单行排列的赘生物,其与瓣膜附着牢固,不易脱落(图 6 - 15)。镜下观,瓣膜结缔组织呈黏液样变性,有小灶性纤维素样坏死和炎性细胞浸润。赘生物是由血小板和纤维蛋白构成的白色血栓。赘生物的形成是由于肿胀的瓣膜受到血流冲击和瓣膜启闭时的相互摩擦,内皮细胞损伤脱落,暴露其下的胶原纤维,诱导血小板在该处黏附、凝集而成。病变后期赘生物逐渐机化,瓣膜本身发生纤维化及瘢痕形成。

心瓣膜由于病变反复发作和机化,大量结缔组织增生,致使瓣膜增厚、卷曲、缩短以及钙化,瓣膜间可相互粘连,腱索增粗和缩短,最终导致慢性心瓣膜病。

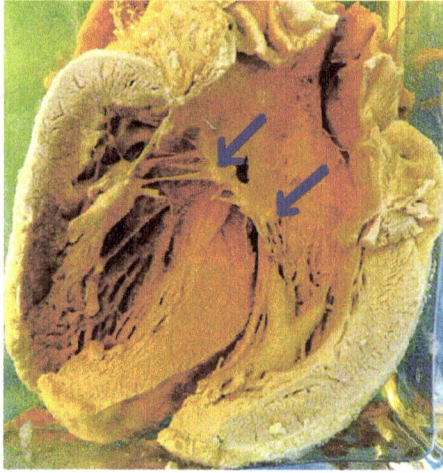

图 6 - 15 风湿性心内膜炎
箭头示赘生物

急性期临床上可因二尖瓣相对关闭不全或狭窄,在心尖区出现轻度收缩期杂音和舒张期杂音。

2. 风湿性心肌炎

风湿性心肌炎(rheumatic myocarditis)主要累及心肌间质结缔组织,常表现为灶性间质性心肌炎。主要病变为心肌间质内小血管旁风湿小体形成,亦可见间质水肿、淋巴细胞浸润。风湿小体多见于室间隔和左室后壁上部,以内膜侧心肌内更为多见。病变后期,风湿小体逐渐机化,可形成小瘢痕。儿童病例常表现为弥漫性心肌炎。心肌间质明显水肿,有较多的淋巴细胞、嗜酸性粒细胞甚至中性粒细胞浸润,心肌细胞水肿及脂肪变性。

急性期临床上可出现窦性心动过速、第一心音低钝等表现。病变累及传导系统时可出现传导阻滞。儿童患者可发生急性充血性心力衰竭。

3. 风湿性心外膜炎

风湿性心外膜炎(rheumatic pericarditis)又称风湿性心包炎。病变主要累及心包脏层,表现为浆液性炎或(和)纤维素性炎。

(1)心包积液

当渗出物以浆液为主时,形成心包积液,患者可诉胸闷不适,体检发现心搏减弱或消失、心浊音界扩大、心音轻而远,X线检查显示心影增大。

(2)绒毛心

当渗出物以纤维蛋白为主时,覆盖于心外膜的纤维素因心脏不停搏动和牵拉而成绒毛状,称为绒毛心。临床上患者可有胸痛,听诊可闻及心包摩擦音。

恢复期,浆液逐渐被吸收,纤维素亦大部分被溶解吸收,少部分发生机化,致使心包的脏、壁两层发生部分粘连,极少数病例可完全粘连,形成缩窄性心包炎(consrictive pericarditis)。

(二)风湿性关节炎

风湿性关节炎(rheumatic arthritis)多见于成年患者,儿童少见。病变常侵犯膝、踝、肩、腕、肘和髋等大关节,此起彼伏,呈游走性多发性经过。亦可累及小关节。病变关节的滑膜充血、肿胀,邻近的软组织内可有不典型的风湿性小体形成,关节腔内有浆液渗出。受累关节可出现红、肿、热、痛、活动受限等典型炎症的局部表现。与风湿性心脏病相反,风湿性关节炎病变消退后,不遗留关节畸形。因此,有人形容风湿病是"舔过关节,咬住心脏"。

(三)皮肤病变

1.环形红斑

环形红斑为环状或半环状淡红色红斑,中央皮肤色泽正常。主要分布于躯干和四肢皮肤的屈侧。镜下观,红斑处真皮浅层血管充血,血管周围水肿及炎细胞浸润。多见于儿童,发生于风湿热的急性期,1~2天可消退,临床上具有诊断意义。

2.皮下结节

皮下结节主要分布于四肢大关节伸侧面皮下,圆形或椭圆形,直径0.5~2cm,按之质较硬、活动、无压痛。镜下观,结节中央为大片纤维素样坏死,周围可见风湿细胞和成纤维细胞呈栅栏状排列,伴淋巴细胞浸润。风湿活动停止后,可逐渐机化形成纤维瘢痕。

(四)风湿性动脉炎

风湿性动脉炎(rheumatic arteritis)可发生于冠状动脉、肾动脉、肠系膜动脉、脑动脉、主动脉和肺动脉等。急性期,血管壁发生黏液样变性和纤维素样坏死,伴有炎细胞浸润,可有风湿小体形成,并可继发血栓形成。后期,血管壁因瘢痕形成而增厚,管腔狭窄。

(五)风湿性脑病

风湿性脑病通常发生于链球菌感染后的3个月或更长时间,多见于5~12岁的儿童,女童较多。主要病变为脑的风湿性动脉炎和皮质下脑炎。后者病变主要累及大脑皮质、基底节和丘脑等,光镜下见神经细胞变性、胶质细胞增生及胶质结节形成。当锥体外系受累较重时,患儿出现肢体的不自主及不协调运动,称为小舞蹈症(chorea minor)。

📖 知识链接

类风湿性关节炎的发病形式和主要症状

典型类风湿性关节炎的发病形式有:①多半是由一个关节开始起病,尤以手指指间关节开始首先发病者最为多见。其次也可由中指掌指关节、食指与无名指等2~3个关节或掌指关节首先起病。有的从踝关节和腕关节开始起病;②女性多半先从手和腕部的小关节开始起病,而男性多半以单关节形式先从下肢踝、膝、髋等大关节开始发病。

类风湿性关节炎的主要症状有:①关节疼痛;②晨僵,患者晨起或休息较长时间后,关节呈胶黏样僵硬感,活动后方能缓解或消失。晨僵在类风湿关节炎中最为突出,可以持续数小时,在其他关节炎则持续时间较短;③关节肿胀和压痛,往往出现在有疼痛的关节,是滑膜炎或周围软组织炎的体征,其程度因炎症轻重不同而异,可由关节腔积液或滑膜肥厚所致。骨性增生性肥大则多见于骨性关节炎;④关节畸形和功能障碍,指关节丧失其正常的外形和活动范围受到限制,如膝不能完全伸直,手的掌指关节有尺侧偏斜、关节半脱位等。

第四节　慢性心瓣膜病

心瓣膜病(valvular vitium of the heart)是指心瓣膜因先天性发育异常或后天疾病所造成的器质性病变,表现为瓣膜口狭窄和(或)关闭不全。最常见于二尖瓣,其次为主动脉瓣。引起心瓣膜病的常见原因是风湿性心内膜炎和感染性心内膜炎;AS和梅毒性主动脉炎亦可累及主动脉瓣造成瓣膜病;还有少数是因瓣膜退变、钙化及先天发育异常等所致。

瓣膜狭窄(valvular stenosis)是指瓣膜开放时不能完全张开,导致血流通过障碍。主要由于相邻瓣膜(近瓣膜联合处)互相粘连、瓣膜增厚、弹性减弱或丧失、瓣膜环硬化和缩窄等引起。瓣膜关闭不全(valvular insufficiency)是指心瓣膜关闭时瓣膜口不能完全闭合,使一部分血液反流。主要由于瓣膜增厚、变硬、卷曲、缩短,或瓣膜破裂和穿孔,亦可因腱索增粗、缩短或与瓣膜粘连而引起。二者可单独发生,也可并存。

心瓣膜病的主要危害是引起血流动力学改变,加重相应心房和(或)心室的负荷,导致心功能障碍。

一、二尖瓣狭窄

二尖瓣狭窄(mitral stenosis)多由风湿性心内膜炎反复发作所致,少数由感染性心内膜炎引起。正常成人二尖瓣开放时瓣口面积约为 5 cm²,可通过两个手指。瓣膜口狭窄时,瓣口面积可缩小到 1.0～2.0 cm²,严重者可达 0.5 cm²,或仅能通过医用探针。病变早期瓣膜轻度增厚,形如隔膜;后期瓣膜极度增厚,瓣叶间严重粘连,腱索缩短,瓣口形如鱼口。

发生二尖瓣狭窄时,在心室舒张期左心房血液流入左心室受阻,左心房发生代偿性扩张肥厚,收缩力加强,使血液在通过狭窄的房室口进入左心室时流速加快,而产生漩涡并引起震动,听诊时,在心尖区可闻及舒张期隆隆样杂音。后期左心房失代偿时,左心房血液不能充分排入左心室,左心房内血液淤积,压力升高,使肺静脉血液回流受阻,导致肺淤血、肺水肿或漏出性出血。患者出现呼吸困难、紫绀、咳嗽和咳粉红色泡沫状痰等左心衰竭的表现。当肺淤血、肺静脉压增高超过一定限度时,将反射性引起肺小动脉收缩、痉挛,使肺动脉压升高。右心室因负荷加重而发生代偿性肥大,继而失代偿,右心室扩张,三尖瓣因而相对性关闭不全;同时,右心室舒张末期残余血量增加,压力升高,导致右心房及体循环静脉血液回流受阻而发生淤血,患者临床出现颈静脉怒张、肝脾肿大、下肢水肿及浆膜腔积液等右心衰竭的表现。

整个病程中,左心室未受累,甚至可轻度缩小。X线显示心脏呈"三大一小"倒置的"梨形心"。

二、二尖瓣关闭不全

二尖瓣关闭不全(mitral insufficiency)多为风湿性心内膜炎的后果,也可由亚急性心内膜炎引起。

二尖瓣关闭不全时,在心室收缩期左心室部分血液通过关闭不全的瓣膜口反流入左心房,引起漩涡与震动,听诊时,在心尖区可闻及收缩期吹风样杂音。左心房既接受肺静脉回流的血液又接受左心室反流的血液,血容量大增,压力升高,左心房久之发生代偿性扩张肥厚。在心室舒张期,大量血液由左心房涌入左心室,左心室因容量负荷增加,而发生代偿性肥大。久之,左心房、左心室均可发生失代偿(左心衰竭)。继而引起肺淤血、肺动脉高压、右心室代偿性肥大,最终发生右心衰竭。X线示左右心房、心室均肥大扩张,称为"球形心"。

三、主动脉瓣狭窄

主动脉瓣狭窄(aortic stenosis)常由风湿性主动脉瓣膜炎引起,少数可由先天性发育异常或 AS 引起的主动脉瓣钙化所致。

主动脉狭窄时,左心室射血阻力增加,左心室因压力负荷升高而发生代偿性肥大,使左心室收缩力量加强。左心室射血时,血液在加压情况下快速通过狭窄的主动脉瓣口进入主动脉,而产生漩涡并引起震动,听诊时,在主动脉瓣听诊区可闻及喷射性杂音。久之,左心室失代偿,又相继出现左心衰竭、肺淤血、肺动脉高压及右心衰竭。临床上患者可出现呼吸困难、运动时眩晕和心绞痛及脉压减小等症状和体征。X线检查可见左室影更加突出,称为"靴形心"。

四、主动脉瓣关闭不全

主动脉瓣关闭不全(aortic insufficiency)常由风湿、细菌性心内膜炎和 AS 引起,亦可由梅毒性动脉炎导致。

主动脉瓣关闭不全时,在心室舒张期主动脉中的部分血液反流入左心室,使左心室舒张末期血容量增加。左心室因容量负荷增加而发生代偿性肥大。久之,依次发生左心衰竭、肺淤血、肺动脉高压和右心衰竭。临床上可出现脉压增大及周围血管体征,如颈动脉搏动、水冲脉和股动脉枪击音等。听诊时,在主动脉瓣听诊区可闻及舒张期吹风样杂音。

第五节　感染性心内膜炎

感染性心内膜炎(infective endocarditis)是由病原微生物直接侵袭心内膜,特别是心瓣膜而引起的炎症性疾病。病原微生物包括各种细菌、真菌、立克次体等,以细菌最为多见,故也称为细菌性心内膜炎(bacterial endocarditis)。通常分为急性和亚急性两种。

一、急性感染性心内膜炎

急性感染性心内膜炎(acute infective endocarditis)或称急性细菌性心内膜炎(acute bacterial endocarditis),主要是由于致病力强的化脓菌(如金黄色葡萄球菌、溶血性链球菌、肺炎球菌等)引起。通常病原体是在身体某部位发生感染,如化脓性骨髓炎、痈、产褥热等,当机体抵抗力降低时,细菌入血引起脓毒血症、败血症并侵犯心内膜。主要侵犯二尖瓣和主动脉瓣,引起急性化脓性心瓣膜炎,在受累的心瓣膜上形成赘生物。赘生物主要由脓性渗出物、血栓、坏死组织和大量细菌菌落混合而形成。赘生物体积庞大、质地松软、呈灰黄或浅绿色,破碎后形成含菌性栓子,可引起心、脑、肾、脾等器官的感染性梗死和脓肿。受累瓣膜可发生破裂、穿孔或腱索断裂,引起急性心瓣膜功能不全。此病起病急,病程短,病情严重,患者多在数日或数周内死亡。

二、亚急性感染性心内膜炎

亚急性感染性心内膜炎(subacute infective endocarditis)也称为亚急性细菌性心内膜炎(subacute bacterial endocarditis),主要由毒力相对较弱的草绿色链球菌引起(约占 75%),肠球菌、革兰阴性杆菌、立克次体、真菌等也可引起此病的发生。这些病原体可自感染灶(扁桃体炎、牙周炎、咽喉炎、骨髓炎等)入血,形成菌血症,再随血流侵入瓣膜。也可因拔牙、心导管及心脏手术等医源性操作致细菌入血侵入瓣膜。临床上患者除有心脏体征外,还有长期发热、点状出血、栓塞症状、脾大及进行性贫血等迁延性败血症表现。该病病程较长,可迁延数月,甚至 1 年以上。

本病病理变化如下。

1. 心脏

此病最常侵犯二尖瓣和主动脉瓣,病变特点是常在有病变的瓣膜上形成赘生物。赘生物呈息肉状或菜花状,质松脆,易破碎、脱落。受累瓣膜易变形,发生溃疡和穿孔。镜下观,疣状赘生物由血小板、纤维蛋白、细菌菌落、坏死组织、中性粒细胞组成,溃疡底部可见肉芽组织增生、淋巴细胞和巨噬细胞浸润。

瓣膜损害可致瓣膜口狭窄或关闭不全,临床上可听到相应的杂音。瓣膜变形严重时可出现心力衰竭。

2. 血管

由于细菌毒素和赘生物破裂脱落形成的栓子,引起动脉性栓塞和血管炎。栓塞最多见于脑,其次为肾、脾等。由于栓子不含菌或仅含极少量的细菌,细菌毒力弱,故常为无菌性梗死。

3. 变态反应

因微栓塞的发生引起局灶性或弥漫性肾小球肾炎,皮肤出现红色、微隆起、有压痛的小结节,称 Osler 小结。

4. 败血症

脱落的赘生物内有细菌,侵入血流,并在血流中繁殖,致患者有长期发热、脾大、白细胞数量增多,皮肤、黏膜和眼底常有小出血点、贫血等表现。

📖 本章小结

一、本章提要

通过对本章的学习,使同学们了解心血管系统常见疾病的病因和发病机制,重点掌握概念、基本病变、血流变化特点等。具体包括以下内容。

- 掌握心血管常见疾病的基本概念,如 AS、高血压、风湿病、心绞痛、MI、心瓣膜病等。
- 具有能分析心血管常见疾病基本病变及病理临床联系的能力,如 AS、高血压、风湿病的基本病变过程等,AS、冠心病、高血压、风湿性心脏病的病理临床联系等。

- 具有分析各种心瓣膜病血流变化特点与病理临床联系的能力。
- 了解 AS、高血压、风湿病、心瓣膜病、感染性心内膜炎的病因和发病机制等。

二、本章重难点

- 缓进型高血压、动脉粥样硬化、风湿病的病变过程。
- 冠心病的类型及病变特点。
- 风湿性心脏病的病变特点。
- 各种心瓣膜病的血流变化特点及病理临床联系。

课后习题

一、名词解释

心绞痛　心肌梗死　高血压　风湿病　阿少夫小体（Aschoff body）　绒毛心

二、填空题

1. 良性高血压基本病变可分为 _____、_____、_____三个时期。
2. AS 病变主要累及 _____动脉，而高血压病的病变主要累及 _____动脉。
3. AS 的基本病变分为 _____、_____、_____ 和 _____四个时期。
4. 粥样斑块的继发性改变有 _____、_____、_____、_____、_____。
5. 心肌梗死最常累及的部位是 _____、_____ 及 _____。
6. 风湿性心脏病最常受累的瓣膜是 _____，其次是 _____。
7. 风湿病按病变过程可分为 _____、_____、_____ 三期。变质性病变以 _____ 为特征；增生性病变以 _____ 为特征。

三、单项填空题

1. 良性高血压病晚期会引起（　　）
A. 继发性固缩肾
B. 肾水变性
C. 原发性固缩肾
D. 肾凹陷性瘢痕
E. 肾盂积水
2. 高血压的血管壁玻璃样变主要发生于（　　）
A. 细、小动脉
B. 毛细血管
C. 大动脉
D. 中动脉

E. 细、小静脉

3. 高血压脑出血常见部位是（　　）

A. 小脑

B. 蛛网膜下腔

C. 大脑皮质

D. 内囊及基底节

E. 脑室

4. 动脉粥样硬化主要发生在（　　）

A. 细、小动脉

B. 大、中动脉

C. 细、小静脉

D. 大、中静脉

E. 毛细血管

5. 冠状动脉粥样硬化最常受累的动脉分支是（　　）

A. 右冠状动脉主干

B. 左冠状动脉主干

C. 左冠状动脉前降支

D. 左冠状动脉内旋支

E. 右冠状动脉内旋支

6. 下述哪种成分是粥样斑块中所不具备的（　　）

A. 纤维结缔组织

B. 胆固醇结晶

C. 坏死物质

D. 泡沫细胞

E. 中性粒细胞

7. 下列关于风湿性心内膜炎的描述中哪项是正确的（　　）

A. 瓣膜赘生物牢固相连

B. 瓣膜赘生物内有细菌

C. 受累瓣膜易穿孔

D. 受累瓣膜以三尖瓣为主

E. 赘生物位于房室瓣的心室面

8. 关于风湿病的论述中哪一项是不正确的（　　）

A. 风湿病是累及全身结缔组织的变态反应性疾病

B. 以心脏病变时对患者的危害最大

C. 风湿性心内膜炎引起的慢性心瓣膜病严重影响心脏功能

D. 风湿性关节炎常可导致关节畸形

E. 皮下结节和环形红斑对临床诊断风湿病有帮助

9. 风湿病病变最严重的部位是( )

A. 关节

B. 心脏

C. 血管

D. 皮肤

E. 脑

10. 动脉粥样硬化合并血栓形成的主要原因是( )

A. 血液凝固性增高

B. 血流旋涡形成

C. 血流缓慢

D. 内膜损伤

E. 溃疡形成

四、问答题

1. 简述缓进型高血压病变过程分期？高血压病患者的脑部病变主要有哪些？

2. 简述风湿病的基本病变过程。

3. 简述动脉粥样硬化的危险因素、基本病理变化分期及继发性改变。

4. 试以二尖瓣狭窄为例，简述血流动力学改变及主要脏器可能发生的病理变化。

（舒文环）

第七章　呼吸系统疾病

学习目标

1. 掌握慢性支气管炎、大叶性肺炎、小叶性肺炎的病因、病理变化及病理临床联系。
2. 熟悉肺气肿的病因、发病机制、病理变化、病理临床联系及并发症。
3. 了解肺硅沉着症、间质性肺炎的病因及病理变化。

呼吸系统疾病是我国人群中常见的疾病,严重危害人们的身体健康和生命。呼吸系统在气体交换中与外界相通,环境中的有害气体、粉尘、病原微生物等有害物质容易侵入呼吸系统,引起疾病的发生。而呼吸系统本身具有强大的防御能力和自净能力,可防止有害因子入侵而造成损伤。纤毛-黏液排送系统是呼吸道的一个重要防御系统,其能将沉积在黏液中的一些有害物质向外排送;同时黏液中还含有一定量的溶菌酶、干扰素、补体和分泌型 IgA 等免疫活性物质,可增强局部的免疫力。肺巨噬细胞是肺内重要的防御细胞,能吞噬吸入的有害物质,还可摄取和处理抗原,将抗原信息传递给淋巴细胞,参与特异性免疫反应。当机体的抵抗力和免疫力降低,或呼吸道局部的防御和自净能力降低时,就会引起呼吸系统疾病的发生。

本章主要介绍以下几种常见的呼吸系统疾病:慢性支气管炎、肺气肿、肺炎、肺硅沉着症。

第一节　慢性支气管炎

慢性支气管炎(chronic bronchitis)是指发生于气管、支气管黏膜及其周围组织的慢性非特异性炎症,是中老年男性人群中最常见的呼吸系统疾病。临床上以咳嗽、咳痰或伴有喘息为主要症状,以病程迁延、反复发作为特征。上述症状每年持续 3 个月,连续两年以上者即可诊断为慢性支气管炎。本病易于冬、春季节发病,病程可长达数年甚至数十年。随病情进展,晚期常并发肺气肿和肺源性心脏病,是一种严重影响人类健康的慢性疾病。

一、病因及发病机制

慢性支气管炎的病因及发病机制目前并不十分清楚,一般认为是以下多种因素长期综合作用所致。

1. 感染因素

病毒感染和细菌感染是导致慢性支气管炎发生发展的重要因素。研究发现,凡是可以引起感冒的病毒(如腺病毒、流感病毒等)都可以引起本病的发生或反复发作,一方面病毒感染可以导致呼吸道黏膜的损伤,另一方面其又可降低呼吸道局部的防御能力。在机体抵抗力降低或呼吸道局部防御能力降低时,呼吸道中的常驻菌(如流感嗜血杆菌、肺炎球菌、甲型链球菌和奈瑟氏球菌)就会大量生长繁殖,继发感染而导致本病的发生。

2.理化因素

长期吸烟或吸入有害气体(如二氧化硫等)、刺激性的粉尘和烟雾,可损伤呼吸道黏膜上皮,刺激腺体分泌量增加,致纤毛-黏液排送系统的功能及肺泡巨噬细胞的防御能力降低。寒冷、气温骤变可使呼吸道黏膜的血管收缩,使黏液分泌量增多,纤毛-黏液排送系统的功能下降,从而导致慢性支气管炎的发生和反复发作。

3.过敏因素

临床研究发现,部分慢性支气管炎患者发病与机体对某些物质(如花粉、微尘等)过敏有一定关系,特别是喘息型支气管炎,患者往往有过敏史,痰液中嗜酸性粒细胞的数量及组胺含量增多,以脱敏为主的综合治疗效果较好。

4.其他因素

过度劳累、年老体弱、慢性消耗性疾病、内分泌功能障碍及自主神经功能紊乱都可造成全身抵抗力减弱,呼吸道防御功能下降而引发本病。气候变化特别是寒冷空气可使呼吸道黏膜分泌量增加,纤毛运动减弱,防御功能削弱。因此,慢性支气管炎多在冬、春寒冷季节发病和复发。

总之,慢性支气管炎的发生往往是上述各种因素综合作用的结果。初期多为急性炎症反应,由于反复发作,可发展成慢性炎症。

二、病理变化

慢性支气管炎是气道的慢性增生性炎症,以黏液腺增生、肥大、分泌亢进为特征。病变常起始于大、中支气管,进一步发展可蔓延到细、小支气管。主要病变如下。

(一)黏膜上皮的损伤与修复

在各种病因的作用下,呼吸道纤毛-黏液排送系统受到损伤,出现纤毛的粘连、倒伏甚至脱失。继而可发生上皮细胞变性和坏死脱落,通过再生可以完全修复。在上皮再生时,杯状细胞的数量增多。若病因作用较强或作用时间较久,在损伤、修复、再损伤和再修复的过程中黏膜上皮可发生鳞状上皮化生(图7-1)。

(二)腺体增生、肥大、黏液化和退变

各种有害因素刺激气管、支气管黏膜下黏液腺增生、肥大,浆液腺部分发生黏液腺化生,小气道黏膜上皮杯状细胞增多。由于黏液分泌亢进,并潴留在支气管腔内易形成黏液栓,刺激气道,患者出现咳嗽、咳痰。病变晚期,分泌亢进的细胞逐渐转向退化,黏膜变薄、腺泡萎缩、消失,气道内黏液量减少,甚至无黏液分泌,患者咳痰量少,甚至无痰咳出。

(三)支气管壁及管壁周围炎的改变

早期支气管黏膜和黏膜下层的血管充血、水肿,淋巴细胞和浆细胞浸润,晚期支气管管壁平滑肌、弹性纤维及软骨遭受破坏,发生纤维化、钙化,甚至骨化。

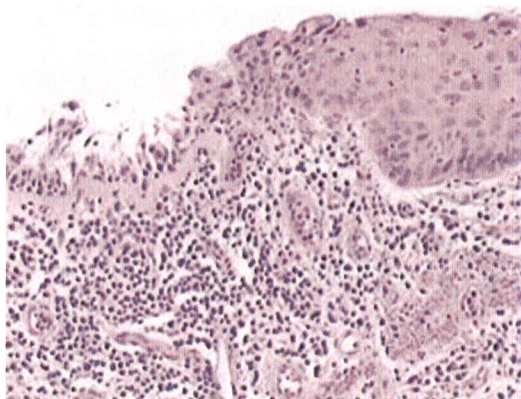

图 7-1 慢性支气管炎伴鳞状上皮化生

三、病理临床联系

患者因呼吸道分泌物多，纤毛-黏液排送系统功能障碍，而出现咳嗽、咳痰，痰一般呈白色黏液泡沫状。如继发感染时痰量增多，可呈黏液脓性或脓性痰，黏稠不易咳出，临床护理时要注意保持患者呼吸道的通畅，鼓励其多咳嗽，必要时要给患者吸痰。多变动体位，定期翻身、拍背，呼吸困难者取半坐位，一般以侧卧或半侧卧位为好。喘息型的患者还可出现双肺哮鸣音、干湿性啰音，呼吸急促，不能平卧。有的患者因腺体萎缩，分泌物减少，痰量减少甚至无痰。

四、结局及并发症

由于慢性支气管炎易反复发作，局部病变轻重不一。轻者如能积极预防感冒，及时控制感染，保持气道畅通，多注意锻炼身体，增强呼吸道防御功能，不仅能阻止病变发展，还能促进局部病变组织的恢复和愈合。重者由于长期小气道狭窄及阻塞可以引起阻塞性通气障碍，呼气阻力增加，可并发阻塞性肺气肿，进而发展为慢性肺源性心脏病。另外，患者多为年老体弱者，机体抵抗力差，易合并小叶性肺炎，严重者可危及生命。

第二节　肺气肿

肺气肿（pulmonary emphysema）是指末梢肺组织（包括呼吸性细支气管、肺泡管、肺泡囊和肺泡）因过度充气而呈持久性扩张，并伴有肺泡间隔破坏，以致肺组织弹性减弱、容积增大的一种病理状态。

一、病因及发病机制

肺气肿多继发于慢性支气管炎。慢性支气管炎和肺气肿常同时存在，其他如支气管哮喘、支气管扩张、硅肺、吸烟、空气污染、各种有害气体及粉尘吸入，以及先天性 α_1-抗胰蛋白酶缺乏也是重要的原因。目前大多数学者认为，导致慢性阻塞性肺气肿的发生大致有以下三个环节。

(一)细支气管阻塞性通气障碍

发生慢性支气管炎时,由于炎性渗出物和黏液在气管腔内形成的黏液栓起"活瓣"样作用。吸气时,胸廓扩张,细支气管亦稍扩张,空气可通过扩张的细支气管进入肺泡;呼气时,胸廓收缩及细支气管腔内潴留的黏液栓引起的不全阻塞,使气腔狭窄及肺泡壁弹性减弱,肺泡腔内的空气不能被充分排出,导致肺泡内残气量增加,压力增大,肺泡扩张。肺泡壁毛细血管受压导致血流不畅,营养障碍,使肺泡间隔变窄、变薄及断裂,相邻肺泡互相融合形成肺大泡。此外,细支气管周围的炎症加重,肺泡壁被破坏,弹性减退,更加影响了肺的排气能力,末稍肺组织过度充气而形成肺气肿。

(二)细支气管管壁和肺泡壁的结构损伤

正常时,细支气管管壁的弹性纤维呈放射状地分布于周围肺泡上,对管壁的形态和口径大小起重要的支撑作用。当受到炎症损害,如发生肺感染或细支气管周围炎时,均可导致细支气管和肺泡壁破坏。一是降低了管壁的弹性和肺泡壁在呼气时的顺应性;二是失去了对气管的支撑作用,使管壁塌陷形成阻塞性通气功能障碍。二者均导致末稍肺组织过度充气,逐渐形成肺气肿。

(三)α_1-抗胰蛋白酶缺乏

α_1-抗胰蛋白酶(α_1-antitrypsin,α_1-AT)是存在于血清、组织液及巨噬细胞中的多种蛋白水解酶的抑制物,特别能抑制炎症时中性粒细胞、巨噬细胞分泌的弹性蛋白酶。发生小气道炎症时,中性粒细胞、巨噬细胞可释放大量弹性蛋白酶和氧自由基。弹性蛋白酶对肺泡间隔弹性蛋白有溶解、破坏作用;氧自由基能氧化 α_1-抗胰蛋白酶活性中心的蛋氨酸使之失活,从而对弹性蛋白酶的抑制减弱,使其数量增多、活性增强,导致肺组织中弹性蛋白、胶原基质中的Ⅳ型胶原和蛋白多糖被过多降解,使肺组织中的支持组织被破坏,肺泡间隔断裂、肺泡融合而发生肺气肿。遗传性 α_1-AT 缺乏是引起原发性肺气肿的主要原因。

二、病理变化及类型

(一)病理变化

肉眼观,双肺体积显著增大,边缘钝圆,颜色苍白或灰白色。肺表面可见有肋骨压痕,质地柔软,弹性降低,有时表面可见扩大的含气囊泡,呈气球状,大小不一,从针帽大小到樱桃大小。切面呈明显的海绵状(图7-2A)。

镜下观,可见肺泡腔高度扩张,肺泡孔扩大,肺泡间隔变窄、变薄,肺泡壁毛细血管数量减少,部分肺泡壁发生断裂,相邻的多数肺泡互相融合成大小不等的囊腔(图7-2B),尤其肺边缘部位更为明显。小支气管和细支气管可见慢性炎症。肺小动脉内膜呈纤维性增厚。

(二)类型

肺气肿有多种病理分类,通常按解剖组织学部位将肺气肿分为以下类型。

1. 弥漫性肺气肿

此型包括小叶中央型肺气肿和全小叶型肺气肿。

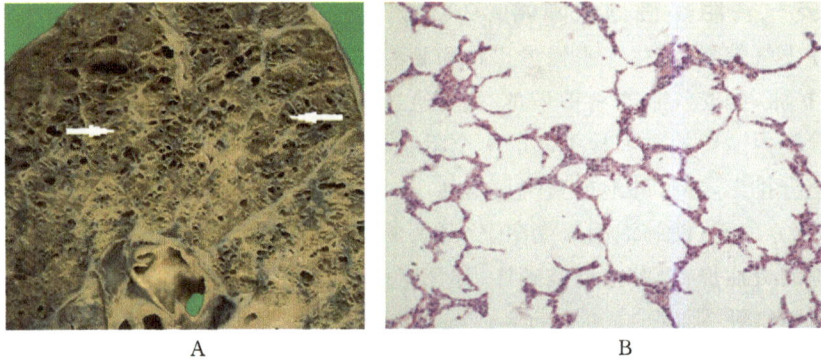

图 7-2 肺气肿

A. 肉眼观,切面呈海绵状;B. 镜下观,肺泡腔高度扩张,部分肺泡壁断裂

（1）小叶中央型肺气肿

病变主要累及呼吸性细支气管,特点是呈囊状扩张的呼吸性细支气管位于肺小叶的中央,多见于长期吸烟者。

（2）全小叶型肺气肿

发生全小叶型肺气肿时,整个肺小叶包括呼吸性细支气管、肺泡管、肺泡囊和肺泡呈弥漫性扩张,并形成大量小囊泡。重者形成直径超过 1 cm 的大囊泡,可侵犯全肺,多见于肺脏的前部和下部,如舌叶、中叶或下叶前基底段。此型多见于青壮年,其发病可能与先天性 α_1-抗胰蛋白酶缺乏有关。

2. 间质性肺气肿

间质性肺气肿由于肺内的压力突然增加,肺泡或支气管腔过度扩张、破裂,空气进入肺间质内所致。此型肺气肿可继发于阻塞性肺气肿。此外,还可发生于百日咳、慢性支气管炎时,患者常伴有剧烈咳嗽或严重哮喘,致使肺泡破裂,空气进入肺间质引起肺气肿。

3. 老年性肺气肿

老年人的肺组织常发生退行性改变,肺的弹性回缩力减弱,致肺残气量增多,形成肺气肿。

4. 代偿性肺气肿

肺萎缩、肺结核、肺癌肺叶切除后,病灶周围残余肺组织的肺泡代偿性过度充气、膨胀形成代偿性肺气肿。

三、病理临床联系

本病发病缓慢,患者多有慢性咳嗽、咳痰史。轻度和早期慢性阻塞性肺气肿患者常无明显临床症状。随着病情发展,在原有咳嗽、咳痰症状的基础上,出现气短、呼气不畅和呼气性呼吸困难。当合并感染时,症状加重。又因肺泡扩张、断裂、互相融合引起的呼吸面积减小,使气体交换发生障碍,导致血中 PaO_2 降低,$PaCO_2$ 升高,因此患者呼吸困难加重,常出现胸闷、气急、缺氧、紫绀、呼吸衰竭、呼吸性酸中毒等症状。患者可出现典型临床体征,胸廓前后径增大,形成桶状胸。肋间隔增宽,呼吸运动减弱,膈肌降低。叩诊,过清音,心浊音界缩小或消失,肝浊音界下降,语音震颤减弱。X 线检查显示,肺野透光度增强,并可见肺大泡。在本病的防治和护理中,要积极治疗慢性支气管炎等原发疾病,预防呼吸道的反复感染,改善通气,给予吸氧等治疗。加强体育锻炼,改善肺脏功能,防止病变的不断发展,减少并发症的发生。

四、并发症

1. 肺源性心脏病

肺气肿可导致肺内血管的重建,肺小动脉管壁增生、增厚,管腔狭窄,肺内血管床数目减少,导致肺循环阻力增加,肺动脉压力升高,继而引起右心室肥大、扩张,发生肺源性心脏病。

2. 自发性气胸

自发性气胸由肺表面的肺大泡破裂后空气进入胸腔所致。

3. 呼吸衰竭

严重的肺气肿,加之呼吸道感染,肺泡出现严重的通气不足,通气/血流比例失调,最终引起呼吸衰竭。

第三节 肺炎

肺炎(pneumonia)是发生在肺的急性渗出性炎症,是呼吸系统的常见病、多发病。肺炎可由不同的致病因子引起,根据引起肺炎发生的病因不同,可将肺炎分为细菌性肺炎、病毒性肺炎、支原体肺炎、霉菌性肺炎等。由于致病因子和机体反应性的不同,炎症发生的部位、累及范围和病变性质也常常不同。按照炎症发生的累及部位和范围的不同,肺炎又可分为大叶性肺炎、小叶性肺炎(支气管肺炎)和间质性肺炎等。

一、大叶性肺炎

大叶性肺炎(lobar pneumonia)是主要由肺炎链球菌引起的累及肺大叶的急性纤维素性炎。病变起始于局部肺泡,迅速扩展到一个以上肺段或肺大叶并使其实变。临床表现为起病急骤,以寒颤、高热开始,继而出现胸痛、咳嗽、咳铁锈色痰、呼吸困难,并有肺实变体征及白细胞增高等表现。本病多见于青壮年,以冬、春寒冷季节多见。

(一)病因及发病机制

绝大多数的大叶性肺炎(95%以上)是由肺炎链球菌感染引起,尤以Ⅲ型毒力最强。少数病例可由肺炎杆菌、金黄色葡萄球菌、溶血性链球菌、流感嗜血杆菌等引起。机体抵抗力和呼吸道防御功能正常时并不引发肺炎,但当上呼吸道感染、受寒、疲劳、醉酒、麻醉、糖尿病及肝肾疾病等出现时,可使机体防御能力和呼吸道的防御功能被削弱,寄生在口腔和鼻咽部的肺炎链球菌大量生长繁殖,由上呼吸道向下呼吸道蔓延,侵入肺泡。特别是出现浆液渗出后,更有利于细菌繁殖,并通过肺泡间孔或呼吸性细支气管迅速向邻近肺组织蔓延,从而波及肺段甚至整个肺大叶,引起大叶性肺炎。

(二)病理变化

大叶性肺炎的病变特点为肺泡内的纤维素渗出性炎症。一般累及单侧肺,多见于左肺下叶,也可先后或同时发生于两个以上肺叶。典型的大叶性肺炎按其病变发展可分为以下四期。

1. 充血水肿期

充血水肿期一般为发病后的1～2天。肉眼观,病变肺叶肿大,重量增加,呈暗红色,切面上能挤出淡红色泡沫状液体。镜下观,肺泡壁毛细血管显著扩张、充血,肺泡腔内有较多的浆液性渗出物,混有少量红细胞、中性粒细胞和巨噬细胞。此期渗出物中可检出肺炎链球菌。

2. 红色肝样变期(实变早期)

红色肝样变期(实变早期)一般为发病后的3～4天。肉眼观,病变肺叶肿大,重量增加,颜色暗红,质地坚实如肝脏,故称红色肝样变期(图7-3A)。肺泡内纤维素渗出、凝集使肺叶切面呈粗糙颗粒状;临近病变肺叶的胸膜表面也可有纤维素渗出。镜下观,肺泡壁毛细血管进一步扩张、充血。肺泡腔内充满大量纤维素和红细胞,其中混有少量的中性粒细胞和巨噬细胞。渗出的纤维素凝聚成丝网状,可通过肺泡间孔与相邻肺泡腔中的纤维素网相连(图7-3B)。此期渗出物中仍可检出细菌。

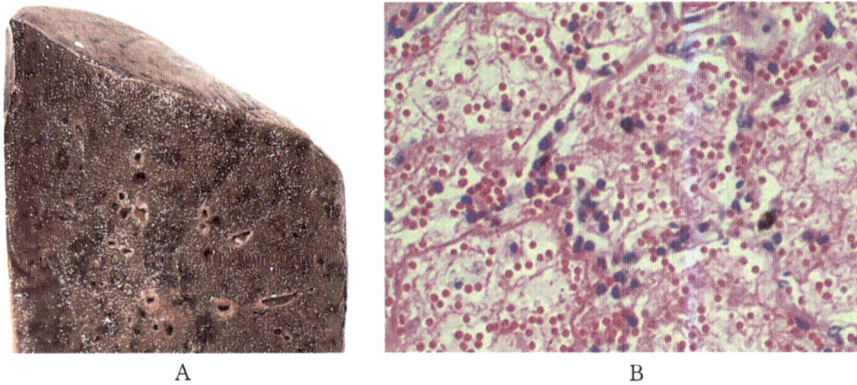

图7-3　大叶性肺炎(红肝期)

A. 肉眼观,肺叶肿大,呈暗红色;B. 镜下观,肺泡腔内充满大量纤维素和红细胞

3. 灰色肝样变期(实变晚期)

灰色肝样变期(实变晚期)一般为发病后的5～6天。肉眼观,病变肺叶仍肿大,但充血消退,病变肺叶由暗红色逐渐变为灰白色,切面干燥,颗粒状,质实如肝,故称灰色肝样变期(图7-4A)。镜下观,肺泡壁毛细血管因受压狭窄、闭塞而呈贫血状态,肺泡腔内纤维素渗出量增加,大量中性粒细胞渗出,红细胞大部分溶解消失。相邻肺泡内的纤维素通过肺泡间孔相互连接得更为紧密(图7-4B)。此期肺炎链球菌大部分被中性粒细胞杀灭,渗出物中不易检出。

4. 溶解消散期

溶解消散期一般为发病后的7～10天。大量渗出的中性粒细胞崩解、坏死后释放蛋白水解酶,纤维素逐渐被溶解,进而被吸收、消散。肉眼观,病变肺叶呈淡黄色,并逐渐恢复正常,质地变软,切面的颗粒状外观消失,可挤压出混浊的脓性液体。胸膜渗出物被吸收或轻度粘连。镜下观,肺泡壁毛细血管由狭窄、闭塞状态逐渐改善,肺泡腔内渗出的中性粒细胞变性、坏死崩解,纤维素消失,出现均匀红染的液体,病变肺组织逐渐恢复正常的结构和功能。

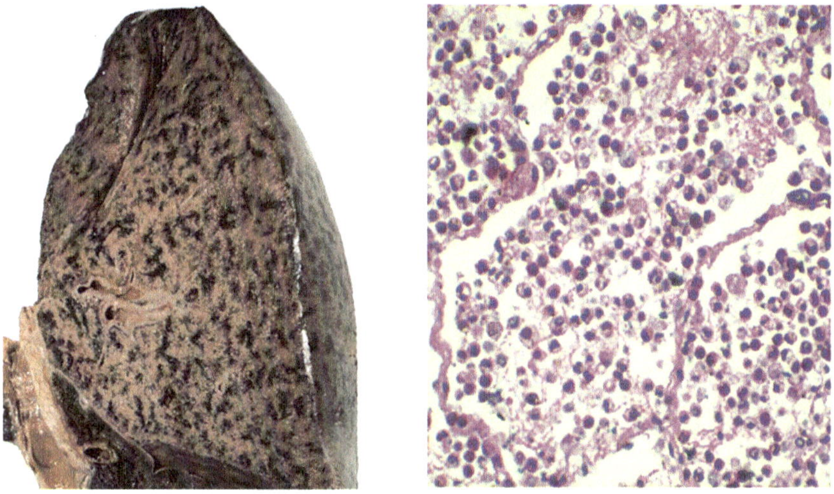

图 7 - 4　大叶性肺炎(灰肝期)
A. 肉眼观,肺叶肿大,呈灰白色;B. 镜下观,肺泡壁狭窄、肺泡腔内大量中性粒细胞渗出

以上是大叶性肺炎的典型发病过程,各期病变之间并无明显的界限。由于抗生素的广泛应用,上述典型过程在临床病例中已不多见,病变范围大大缩小,病程也明显缩短。

(三)病理临床联系

充血水肿期,患者因毒血症而骤起寒颤、高热,外周血白细胞计数增高。因肺泡腔内有浆液性渗出物,故听诊时可闻及湿性啰音,患者出现咳嗽,咳白色或淡红色泡沫痰。X线检查病变区呈淡薄而均匀的阴影。

红色肝样变期,渗出物中红细胞被巨噬细胞吞噬,崩解后形成的含铁血黄素混入痰中,患者咳铁锈色痰。另外,此期由于病变区有血流通过而无气体交换,通气/血流比例失调致使静脉血氧合不足,进而引起动脉血氧饱和度降低,故患者出现发绀及呼吸困难。肺泡内充满纤维素性渗出物,触诊可出现触觉语颤增强,叩诊呈浊音,听诊可闻及支气管呼吸音。X线检查呈大片均匀致密阴影等典型肺实变体征。若病变波及胸膜时,则出现胸痛,并随呼吸或咳嗽加重,听诊可闻及胸膜摩擦音。

灰色肝样变期,肺泡内虽仍无气体通过,但因肺泡壁毛细血管受压,血液极少流经病变肺部,故静脉血氧合不足的情况反而减轻,缺氧状况有所改善,所以患者的发绀和呼吸困难也随之减轻。由于此期肺泡腔内大量中性粒细胞的渗出,患者所咳痰液由铁锈色变为黏液脓痰。触诊、叩诊、听诊及 X 线检查情况与红色肝样变期基本相同。

溶解消散期,渗出物溶解、液化,故咳痰量增多,肺部听诊可闻及湿性啰音,体温下降,肺实变体征及其他症状逐渐减轻、消退。X线检查显示散在不均匀片状阴影,并逐渐恢复正常。

(四)结局及并发症

绝大多数大叶性肺炎患者经及时治疗可治愈。因发生大叶性肺炎时,肺组织常无坏死,肺泡壁结构也未遭破坏,愈合后,肺组织可完全恢复其正常结构和功能。个别患者可出现以下并发症。

1. 肺肉质变

极少数患者由于机体反应性低下,在灰色肝样变期,因中性粒细胞渗出过少或释放的蛋白水解酶不足,导致纤维素不能被完全吸收清除,此时则由肉芽组织予以取代而发生机化,而使病变部位肺组织变成褐色肉样纤维组织,称肺肉质变。

2. 肺脓肿及脓胸

当细菌毒力强和机体抵抗力低下时,因合并其他化脓性细菌混合感染,肺组织发生坏死液化,形成肺脓肿。病变波及到胸膜可引起脓胸。

3. 败血症或脓毒败血症

败血症或脓毒败血症见于严重感染时,由细菌或化脓性细菌侵入血液大量繁殖并产生毒素所致。

4. 中毒性休克

中毒性休克常见于重症大叶性肺炎的早期,由于严重的毒血症,患者出现中毒症状和末梢循环衰竭而导致休克的发生。这是一种严重的并发症,若不及时抢救可导致死亡。

二、小叶性肺炎

小叶性肺炎(lobular pneumonia)又称支气管肺炎(bronchopneumonia),病变往往以细支气管为起始,随后扩展至所属肺泡,是以肺小叶为单位的的急性化脓性炎症。本病多见于小儿、老年人及久病卧床者,多为其他疾病的并发症。主要临床表现有发热、咳嗽、咳痰等,肺部听诊可闻及散在的湿性啰音。

(一)病因及发病机制

小叶性肺炎常由葡萄球菌、肺炎链球菌、流感杆菌、肺炎杆菌、绿脓杆菌及大肠杆菌等多种细菌混合感染引起。这些细菌通常存在于正常人的口腔或上呼吸道黏膜内,一般并不引起肺炎的发生。小叶性肺炎的发生常有一定诱因,如患传染病、营养不良、昏迷、受寒、手术后等,此时机体抵抗力下降,呼吸系统的防御功能减弱,这些细菌就可乘机侵入细支气管及肺泡内生长繁殖,引发小叶性肺炎。

(二)病理变化

本病病变特征为以细支气管为中心的急性化脓性炎症。

肉眼观,两肺表面及切面可见散在的实变病灶,以双肺下叶及背侧多见。病灶大小不一,直径多在1cm左右,相当于一个肺小叶的范围(图7-5A)。病灶形状不规则,呈暗红或灰黄色,质地坚实,挤压可见脓性渗出物流出。病变严重者病灶可相互融合,形成融合性小叶性肺炎。

镜下观,病灶中细支气管管壁充血、水肿、中性粒细胞浸润,黏膜上皮坏死脱落,管腔中可见大量中性粒细胞、浆液、脓细胞和脱落的上皮细胞等(图7-5B)。细支气管周围的肺泡壁充血,肺泡腔内充满浆液、中性粒细胞、少量的红细胞和纤维素。随病变发展,肺泡壁上皮细胞变性、坏死,渗出物呈脓性。病灶周围肺组织充血,肺泡扩张呈代偿性肺气肿。

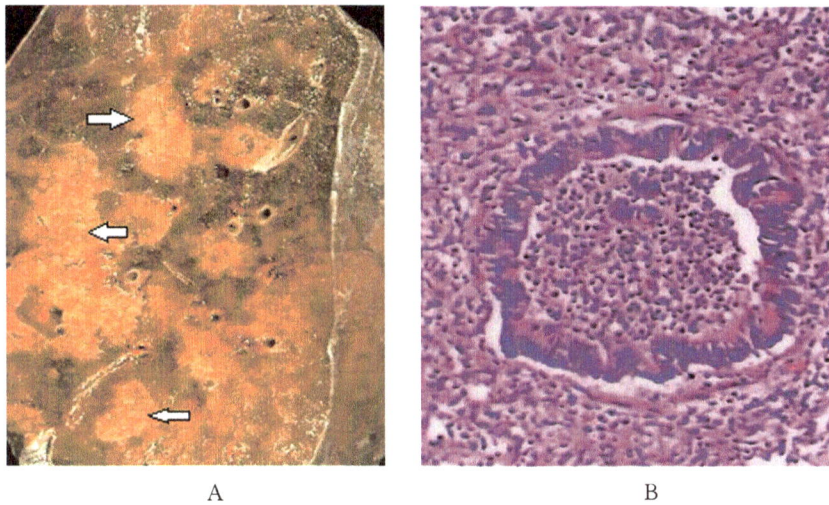

图 7 - 5　小叶性肺炎

A. 肉眼观,肺组织切面可见散在的实变病灶;B. 镜下观,细支气管管腔及周围肺泡腔内可见大量渗出的中性粒细胞

(三)病理临床联系

发生小叶性肺炎时,由于支气管黏膜受炎症和渗出物的刺激,患者可有咳嗽、咳痰,痰常呈黏液脓性或脓性。因病灶较小且散在分布,肺实变体征一般不明显。因病变细支气管及其所属肺泡内含有渗出物,听诊可闻及湿性啰音,少数严重患者可因通气及换气功能障碍而出现呼吸困难和发绀。X 线检查可见两肺出现散在的、不规则斑片状阴影。因本病一般不累及胸膜,故胸痛不明显。

(四)结局及并发症

小叶性肺炎经及时、合理的治疗,大多数患者可痊愈。但部分抵抗力低下的婴幼儿和老年人,或急性传染病之后、长期卧床、全身营养不良的患者,可因致病菌毒力强而并发心力衰竭、呼吸衰竭、脓毒败血症、肺脓肿及脓胸、支气管扩张等,预后较差。

三、间质性肺炎

(一)支原体肺炎

支原体肺炎(mycoplasmal pneumonia)是由肺炎支原体引起的一种急性间质性肺炎。本病多发生于儿童和青少年,发病率随年龄增长而降低,中老年人很少发病。秋、冬季节发病较多,通常为散发,偶尔可流行。

1. 病因及传播途径

支原体是目前所知最小的且能独立生存的病原微生物,其生物学特性介于细菌与病毒之间,对人类致病的仅有肺炎支原体一种。肺炎支原体可存在于患者的口、鼻分泌物中,主要经飞沫传播,常为散发,偶有流行。

2. 病理变化

肉眼观,肺内病变呈灶状分布,常累及一个肺叶,以下叶多见。病灶无实变,呈暗红色。切面无或仅有少量红色泡沫状液体流出。气管和支气管腔中可见少量黏液性渗出物,胸膜光滑。镜下观,病变区内肺泡间隔因充血、水肿而增宽,并伴大量淋巴细胞、巨噬细胞浸润,肺泡腔内无渗出或仅有少量的浆液渗出。严重者可出现上皮组织的坏死脱落,常伴中性粒细胞浸润。

3. 病理临床联系

临床上,患者起病较急,常表现为发热、头痛、乏力等症状。突出的症状是顽固和剧烈的咳嗽,由于支气管和细支气管的炎性刺激,初期为干咳,后期咳黏液痰。由于肺泡中渗出物极少,因此很少闻及湿性啰音。X线检查无实变体征,仅显示节段性分布的肺纹理增粗及网状阴影。外周血白细胞计数轻度升高。

支原体肺炎预后良好,自然病程约2周,大多数患者可完全痊愈。

(二)病毒性肺炎

病毒性肺炎的基本病变为急性间质性肺炎。

1. 病因及传播途径

引起病毒性肺炎的病毒种类较多,常见的有流感病毒、腺病毒、呼吸道合胞病毒、副流感病毒、麻疹病毒、巨细胞病毒等。除流感、副流感病毒性肺炎多见于成人外,其余的病毒性肺炎多见于儿童。本病可由一种或一种以上病毒混合感染引起,主要通过呼吸道传染,临床上一般多为散发,偶有流行。

2. 病理变化

肉眼观,病变肺组织充血、水肿,暗红色,体积增大,无明显实变。镜下观,早期或程度较轻的病毒性肺炎,表现为间质性肺炎。炎症从支气管、细支气管开始,沿肺间质发展,引起支气管、细支气管管壁及其周围、小叶间隔以及肺泡壁等肺间质充血、水肿和淋巴细胞、巨噬细胞浸润。肺泡间隔明显增宽,肺泡腔内无炎性渗出或仅有少量浆液渗出。病变严重者,肺泡腔内可出现浆液、少量纤维素、红细胞及巨噬细胞等炎性渗出物,甚至引起肺组织坏死。有些病毒性肺炎(如流感病毒性肺炎,麻疹病毒性肺炎等)肺泡腔内渗出较为明显,渗出物在肺泡壁表面浓缩凝结形成一层红染的膜样物,称透明膜。细支气管及肺泡上皮可发生坏死后增生,在增生的上皮细胞和多核巨细胞的胞浆内和胞核内可检出病毒包涵体(图7-6)。病毒包涵体呈圆形或椭圆形,约红细胞大小,嗜酸性染色,均质性或细颗粒状,其周围有一清晰的透明晕。检出病毒包涵体是病理组织学诊断病毒性肺炎的重要依据。

3. 病理临床联系

病毒性肺炎患者常出现发热、头痛、乏力等全身中毒症状,可因支气管和细支气管受到炎症刺激,出现剧烈的咳嗽和呼吸困难。因肺泡中渗出物很少,肺部常不能闻及湿性啰音。X线检查见肺纹理增粗,可有少量斑点状或片状模糊阴影。

部分严重病例,常为多种病毒混合感染或继发细菌感染所致,可出现坏死性支气管炎和坏死性小叶性肺炎,肺部可出现实变体征,患者表现为严重的呼吸困难和发绀,全身中毒症状加重,常并发呼吸衰竭、心力衰竭或中毒性脑病,预后较差。

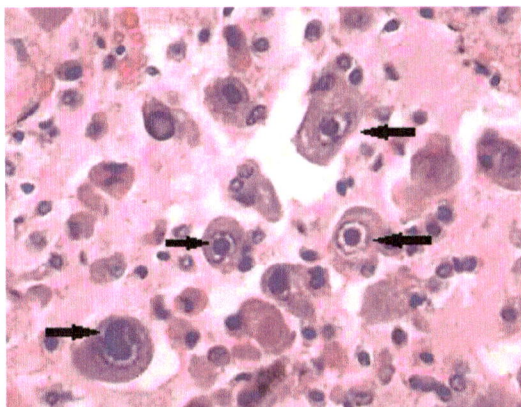

图7-6　病毒性肺炎（镜下观）
箭头示病毒包涵体

知识链接

严重急性呼吸综合征

严重急性呼吸综合征（SARS）是近年来出现的一种传染性很强的急性呼吸系统疾病。SARS是由冠状病毒亚型变种引起的，主要通过近距离空气飞沫和密切接触传播，传染性极强。临床上，SARS起病急，以发热为首发症状，体温通常高于38℃，伴有头痛、全身酸痛、乏力、干咳、少痰，部分患者有气促等呼吸困难症状，严重者出现呼吸窘迫综合征。外周血白细胞计数正常或降低，淋巴细胞计数常减少。X线检查肺部常见片状、斑片状浸润性阴影，部分患者进展迅速，呈大片状阴影，常为多叶或双侧性改变。SARS病理形态表现为急性非特异性间质性肺炎伴透明膜形成，特征为弥漫性肺泡损伤。SARS若能被及时发现并有效治疗大多可治愈，重症患者可因呼吸衰竭而死亡。

第四节　肺硅沉着症

肺硅沉着症（silicosis）又称硅肺，是长期吸入大量含游离二氧化硅（SiO_2）的粉尘微粒而引起的一种职业病。长期接触硅尘多在10~15年后患本病，其主要病变为肺实质的硅结节形成和广泛的肺组织纤维化。晚期或重症病例，可出现呼吸功能障碍，常并发肺源性心脏病和肺结核病。

一、病因及发病机制

游离的二氧化硅是硅肺的致病因子。硅尘微粒的浓度、大小、与机体接触的时间及呼吸道防御功能等因素决定了机体吸入游离二氧化硅后是否发病。直径大于5 μm的硅尘微粒被吸入时，易吸附于上呼吸道黏膜表面，并被上呼吸道黏膜阻挡或被黏液-纤毛排送系统清除体外。

直径小于 5 μm 的硅尘才能被吸入肺泡内,并沉积于肺间质而致病,其中以 1～2 μm 的硅尘微粒致病力最强。也就是说,空气中含有的硅尘粒子越小,分散度越高,其沉降速度也越慢,被吸入肺内并沉积的机会就越多,致病力也就越强。

硅肺的发病机制尚未完全清楚。目前一般认为本病的发生主要与沉积于肺内的二氧化硅造成的巨噬细胞异常增生、聚集有关。

二、病理变化

硅肺的基本病变是巨噬细胞异常增生、硅结节形成和肺间质纤维化。硅结节形成是硅肺的特征性病变。

肉眼观,典型的硅结节呈圆形或椭圆形,境界清楚,直径 2～5 mm,灰白色,质地坚硬,触之有沙粒感。随着病变的发展,硅结节可逐渐增大或互相融合成团块状,其中央因缺血而发生坏死、液化,坏死组织经支气管排出后形成空洞。镜下观,病变早期由吞噬硅尘的巨噬细胞聚集形成细胞性硅结节;继而细胞性硅结节纤维化形成纤维性硅结节,纤维性硅结节主要由成纤维细胞、纤维细胞和胶原纤维构成;之后纤维性硅结节发生玻璃样变,玻璃样变从结节中央开始,逐渐向周围发展。典型的硅结节是呈同心圆或旋涡状排列,形似洋葱切面,中央常有狭窄、闭塞的小血管,周围主要由发生玻璃样变的胶原纤维构成。

三、分期和病变特征

根据肺内硅结节的数量、大小、分布范围和肺纤维化的程度,将硅肺分为三期。

(一)Ⅰ期硅肺

Ⅰ期硅肺硅结节主要局限在肺门淋巴结,肺组织中硅结节数量较少,直径在 1～3 mm,主要分布在两肺近肺门处。肺的重量、体积和硬度无明显改变。胸膜可有硅结节形成,但增厚不明显。X 线检查示肺门阴影增大,密度增加,肺野内可见少量的类圆形或不规则形小阴影。

(二)Ⅱ期硅肺

Ⅱ期硅肺硅结节数量增多,体积增大,散布于全肺,但仍密集在中、下肺叶靠近肺门区,病变范围不超过全肺的 1/3。肺组织有明显的纤维化,肺的重量、体积和硬度均有增加,胸膜也增厚。X 线检查示肺门阴影增大、致密,肺野中有较多直径不超过 1 cm 的小阴影。

(三)Ⅲ期硅肺

Ⅲ期硅肺硅结节密集融合成肿瘤样团块,病变范围往往超过全肺的 2/3,肺纤维化明显,可有硅肺性空洞形成。结节之间的肺组织常有明显的肺气肿或肺不张。肺的重量、体积和硬度明显增加,浮沉试验时全肺入水可下沉。胸膜明显增厚。X 线检查在肺野内可见团块状阴影,其长径可超过 2 cm,宽径不小于 1 cm。肺门淋巴结肿大、密度高,并见蛋壳样钙化。

四、并发症

(一)慢性肺源性心脏病

据统计,硅肺并发肺源性心脏病者约占发病人数的 2/3。主要是由于发生硅肺时肺间质弥漫性的纤维组织增生使肺泡壁毛细血管床减少,加之呼吸功能障碍造成的缺氧,引起肺小动脉痉挛,导致肺循环阻力增加、肺动脉压力升高,继而引起右心室肥大、扩张,引发肺源性心脏病。

(二)肺结核病

硅肺容易并发结核病,称为硅肺结核病。硅肺越重,越到晚期,并发肺结核病的概率也越高,这可能与本病导致患者抵抗力下降有关。

知识链接

PM2.5

PM2.5指空气中空气动力学当量直径等于或小于 $2.5\,\mu m$ 的细颗粒物。细颗粒物的化学成分主要包括有机碳(OC)、元素碳(EC)、硝酸盐、硫酸盐、铵盐、钠盐等。它能较长时间悬浮于空气中,其在空气中的浓度越高,就代表空气污染越严重。与较粗大的颗粒物相比,PM2.5粒径小,表面积大,活性强,易吸附有害物质,且在大气中存在的时间长、输送距离远,因而对人体健康的影响更大。

本章小结

一、本章提要

通过对本章的学习,使同学们掌握和熟悉呼吸系统常见疾病的病因、病理变化、病理临床联系等。具体包括以下内容。
- 掌握慢性支气管炎、大叶性肺炎、小叶性肺炎的病理变化和病理临床联系。
- 熟悉慢性支气管炎、肺气肿、肺炎的的病因、发病机制、结局和并发症。
- 了解肺硅沉着症的发病及防治的相关知识。

二、本章重难点

- 慢性支气管的病理变化和病理临床联系。
- 大叶性、小叶性肺炎的病理变化、病理临床联系及区别。
- 肺气肿、肺硅沉着症的发病机制。

课后习题

一、名词解释

肺气肿　灰色肝样变期　肺肉质变　小叶性肺炎　病毒包涵体　硅结节

二、填空题

1. 慢性支气管炎的主要病变为 _____、_____、_____。

2. 肺气肿的发病机制与 _____ 和 _____因素有关。

3. 大叶性肺炎按病变发展过程可分为 _____、_____、_____、_____四期。

4. 大叶性肺炎的并发症有 _____、_____、_____。

5. 间质性肺炎主要包括 _____ 和 _____。

6. 硅肺的基本病变是 _____ 和 _____。

三、选择题

1. 慢性支气管炎患者咳痰的病变基础是（　　　）

A. 黏膜上皮纤毛粘连、脱落

B. 支气管管壁充血、水肿

C. 黏液腺肥大、增生、分泌亢进

D. 支气管软骨萎缩

E. 支气管壁平滑肌束断裂

2. 引起肺气肿的重要原因是（　　　）

A. 吸烟

B. 病毒感染

C. 细菌感染

D. 大气污染

E. 慢性支气管炎

3. 大叶性肺炎的病变特征是（　　　）

A. 化脓性炎

B. 浆液性炎

C. 出血性炎

D. 纤维素性炎

E. 卡他性炎

4. 大叶性肺炎红色肝样变期肺泡腔内的主要渗出物为（　　　）

A. 浆液及红细胞

B. 浆液及中性粒细胞

C. 红细胞及纤维素

D. 纤维素及中性粒细胞

E. 浆液及纤维素

5. 大叶性肺炎不同于小叶性肺炎的一个重要病理特点是（　　　）

A. 肺泡腔内浆液渗出

B. 肺泡腔内红细胞较多

C. 肺泡壁常遭破坏

D. 肺泡壁常不遭破坏

E. 肺泡腔内有细菌

6. 大叶性肺炎肺肉质变是由于( )

A. 红细胞渗出过多

B. 中性粒细胞渗出过少

C. 红细胞渗出过少

D. 中性粒细胞渗出过多

E. 纤维素渗出过少

7. 小叶性肺炎常见的病变部位是( )

A. 左肺上叶

B. 右肺上叶

C. 两肺下叶及背侧

D. 两肺上叶及背侧

E. 右肺中叶

8. 下列哪项不符合小叶性肺炎的病变特点( )

A. 化脓性炎

B. 病灶多发、散在性

C. 灰黄色实变病灶

D. 胸膜常累及

E. 以细支气管为中心

9. 支原体肺炎属于( )

A. 间质性肺炎

B. 肺泡性肺炎

C. 肺化脓性炎

D. 肺纤维素性炎

E. 大叶性肺炎

10. 硅肺最主要的病变是( )

A. 肺门淋巴结肿大

B. 硅结节和胸膜增厚

C. 间质纤维化和硅结节

D. 肺气肿和硅结节

E. 胸膜增厚和间质纤维化

四、问答题

1. 简述大叶性肺炎与小叶性肺炎的主要区别。

2. 简述大叶性肺炎的病理分期及并发症。

3. 慢性支气管炎的病变特点有哪些?

（王汝峰）

第八章　消化系统疾病

学习目标

1. 掌握消化性溃疡的病理变化;各型病毒性肝炎的基本病理变化;门脉性肝硬化的病理变化及病理临床联系。

2. 熟悉慢性胃炎的类型及病理变化;消化性溃疡的病理临床联系及并发症;病毒性肝炎的类型及病理临床联系;胆汁性肝硬化的病理变化。

3. 了解急、慢性胃炎和消化性溃疡的病因及发病机制;慢性胃炎的病理临床联系。

第一节　胃炎

胃炎(gastritis)是胃黏膜常见的炎性病变,根据病程可分为急性胃炎和慢性胃炎两大类。随着内镜的广泛应用,我们对胃炎的认识和诊断水平不断得到提高。

一、急性胃炎

急性胃炎(actue gastritis)的病因较明确,常由理化因素及微生物感染引起。临床上常见的有以下四类。

(一)急性单纯性胃炎

急性单纯性胃炎(actue simple gastritis)又称刺激性胃炎、急性卡他性胃炎,多因饮食不当(如暴饮暴食、食用过热或刺激性食品)所致。病变常累及胃窦或胃体部。胃镜可见胃黏膜充血、水肿,有黏液附着,有时可见糜烂。在病因去除后可迅速痊愈。

(二)急性出血性胃炎

急性出血性胃炎(actue hemorrhagic gastritis)的发病多与过度酗酒、服药不当及应激反应(如严重创伤、大面积烧伤、大手术)有关。胃镜可见胃黏膜多发性糜烂和出血。应激反应所致者,部分可有大量的出血,少数可有多灶浅表性溃疡。

(三)急性腐蚀性胃炎

急性腐蚀性胃炎(actue corrosive gastritis)多由吞服强酸、强碱或其他腐蚀剂引起。病变多较严重,胃黏膜坏死脱落,可累及深层组织,严重者可引起穿孔。

(四)急性化脓性胃炎

急性化脓性胃炎(actue purulent gastritis)又称急性蜂窝织炎性胃炎,是由细菌感染引起的胃黏膜的弥漫性化脓性炎症,此型病变严重。可由金黄色葡萄球菌、链球菌或大肠杆菌等化脓菌经血道或胃外伤直接感染所致。

二、慢性胃炎

慢性胃炎(chronic gastritis)是指胃黏膜的慢性非特异性炎症,是一种常见病,多发病。在胃病中其发病率居首位。

(一)病因及发病机制

慢性胃炎的病因尚未完全阐明,目前认为与以下致病因素有关:①幽门螺杆菌感染,幽门螺杆菌可通过分泌尿素酶、细胞空泡毒素、炎症介质等物质,破坏胃黏膜上皮细胞和血管内皮细胞,引起慢性胃炎的发生;②长期慢性刺激,如过度饮酒和吸烟、喜食辛辣刺激食物、滥用水杨酸类药物等;③十二指肠液反流(碱性肠液和胆汁)引起胃黏膜损伤;④自身免疫性损伤等。

(二)病理变化及类型

根据病变特征,慢性胃炎可分为浅表性、萎缩性、肥厚性和疣状胃炎四种类型。本节讲述较常见的浅表性、萎缩性和肥厚性三种类型。

1. 慢性浅表性胃炎

慢性浅表性胃炎(chronic superficial gastritis)又称慢性单纯性胃炎,是最常见的一种类型。病变多见于胃窦部,呈多灶性或弥漫性。胃镜检查可见病变部位胃黏膜充血、水肿,表面有灰白色或灰黄色黏液渗出,有时可见点状出血或糜烂。镜下观,黏膜浅层充血、水肿,淋巴细胞和浆细胞浸润;胃腺体无改变。该型胃炎经合理饮食或治疗大多数可治愈,少数转变为慢性萎缩性胃炎。

2. 慢性萎缩性胃炎

慢性萎缩性胃炎(chronic atrophic gastritis)的主要病变特征为胃黏膜的萎缩性改变和化生。该型胃炎分为 A、B 两型。A 型较少见,多发于胃底、胃体部,属自身免疫性疾病,常伴有恶性贫血;B 型较多见,好发于胃窦部,与自身免疫无关,不伴有恶性贫血。两型胃黏膜病变基本相同。

胃镜检查见:①黏膜变薄,皱壁变平或消失;②黏膜由正常的橘红色变为灰白或灰黄色;③黏膜下血管清晰可见。

镜下观:①胃黏膜固有腺体萎缩,数目减少或消失,有的呈囊性扩张;②黏膜间质内常有淋巴细胞和浆细胞浸润;③肠上皮化生和假幽门腺化生。肠上皮化生(图 8 - 1)是指在病变区胃

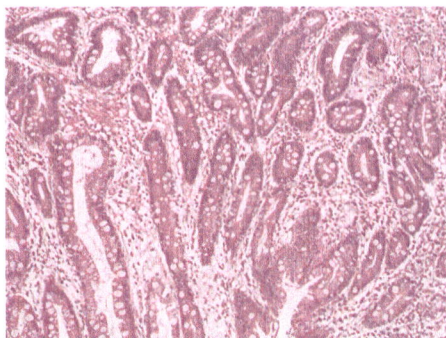

图 8 - 1 慢性萎缩性胃炎伴肠上皮化生(镜下观)

黏膜上皮细胞中出现杯状细胞、潘氏细胞等,胃黏膜上皮逐渐被肠黏膜上皮取代。假幽门腺化生是指胃底、胃体部腺体的壁细胞和主细胞消失,被幽门腺的黏液分泌细胞取代。

3. 慢性肥厚性胃炎

慢性肥厚性胃炎(chronic hypertrophic gastritis)又称巨大肥厚性胃炎,病变好发于胃底和胃体部。胃镜检查见胃黏膜显著肥厚,皱襞变宽、加深,似脑回状。镜下观,黏膜增厚,腺体肥大增生,腺管延长;黏膜表面黏液分泌细胞的数量增多,壁细胞、主细胞数量减少;炎细胞浸润不明显。

(三)病理临床联系

慢性浅表性胃炎患者无明显症状。慢性萎缩性胃炎由于胃酸和胃蛋白酶分泌量减少,患者出现上腹不适、食欲下降、消化不良、消瘦、恶性贫血等,少数 B 型胃炎伴有肠上皮化生时,容易发展为胃癌。慢性肥厚性胃炎因腺体增生,壁细胞数量增多,分泌大量胃酸,患者常有胃部疼痛伴烧灼感。

第二节　消化性溃疡

消化性溃疡(peptic ulcer)亦称溃疡病,是指发生于胃或十二指肠以形成慢性溃疡为特征的一种常见病、多发病。其中十二指肠溃疡约占 70%,胃溃疡约占 25%,胃和十二指肠复合性溃疡约占 5%。本病多见于青壮年,男性多于女性,呈慢性经过,易反复发作。主要临床表现有周期性上腹部疼痛、反酸、嗳气、呕吐等。

一、病因及发病机制

消化性溃疡的病因及发病机制尚未完全阐明,目前认为与以下因素有关。

(一)胃液的消化作用

研究表明,消化性溃疡的发生与胃酸、胃蛋白酶增多,消化作用增强有关。这种胃液对胃壁组织的自我消化过程是溃疡形成的直接原因。空肠和回肠肠腔内为碱性环境,一般极少发生溃疡。但是,胃-空肠吻合手术后,吻合处的空肠即可因胃液的消化作用而形成溃疡。

(二)黏膜抗消化能力下降

正常情况下,胃和十二指肠黏膜具有抗消化能力,可保护黏膜不被胃液消化。这是因为胃黏膜表面存在的黏液-碳酸氢盐屏障,可以避免胃酸与胃黏膜的直接接触,同时碱性黏液对胃酸有中和作用;黏膜上皮的细胞膜含有丰富的脂蛋白,可阻止胃酸中的氢离子逆向弥散入胃黏膜内而产生损害;黏膜表面上皮再生能力较强,可保证表面上皮的完整性和屏障功能;丰富的黏膜血流可清除从胃腔回流的氢离子。在上述屏障功能下降时,如胆汁反流、黏膜上皮缺血、缺氧等,均可导致消化性溃疡的发生。

(三)幽门螺杆菌(HP)感染

近年来发现,幽门螺杆菌(HP)感染与消化性溃疡的发生有密切关系。HP 能降低胃黏膜的防御屏障功能,刺激胃酸分泌,促进表面毛细血管血栓形成,导致胃及十二指肠黏膜缺血、坏死、糜烂等,从而促使溃疡的发生。

(四)神经、内分泌功能失调

长期的精神过度紧张或忧虑,可引起大脑皮层功能失调,而致迷走神经功能紊乱,诱发胃酸分泌量增多,促使溃疡的形成。十二指肠溃疡患者常因迷走神经兴奋性增高,空腹时胃酸分泌量也增多,胃液消化作用增强;而胃溃疡患者迷走神经兴奋性反而降低,胃蠕动功能减弱,造成胃内食物淤积刺激胃窦,使胃泌素分泌量增加,胃酸分泌量增多,促进胃溃疡的形成。

另外,消化性溃疡有家族多发现象,O 型血的人发病率是其他血型人群的 1.5～2 倍,说明本病的发生可能与遗传及血型有关。

二、病理变化

(一)胃溃疡

肉眼观,胃溃疡好发于胃小弯近幽门处,尤其是胃窦部。溃疡多为单发,呈圆形或卵圆形,直径通常在 2 cm 以内。溃疡边缘整齐,底部平坦干净,常深达肌层甚至浆膜层,溃疡周围的黏膜皱壁呈放射状向溃疡处集中(图 8 - 2)。

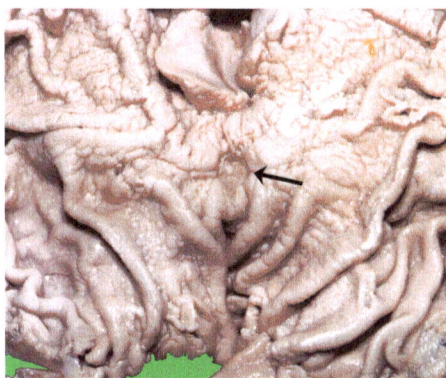

图 8 - 2　胃溃疡(肉眼观)
胃小弯近幽门处溃疡,边缘整齐,底部平坦

镜下观,溃疡底部由表面向深层依次分为四层:①炎性渗出层,由炎性渗出物,如白细胞和纤维素等构成;②坏死组织层,由无结构的坏死组织构成;③肉芽组织层,由大量新生的毛细血管和增生的成纤维细胞构成;④瘢痕组织层,由大量胶原纤维和少量的纤维细胞构成(图 8 - 3)。瘢痕组织内的小动脉由于炎性刺激而发生增生性动脉内膜炎,致使管壁增厚、管腔狭窄或有血栓形成。溃疡底部的神经纤维可呈小球状增生。

(二)十二指肠溃疡

十二指肠溃疡的基本病理变化与胃溃疡相似,好发于十二指肠球部的前壁或后壁,溃疡较胃溃疡小而浅,直径通常在 1 cm 以内,较易愈合。

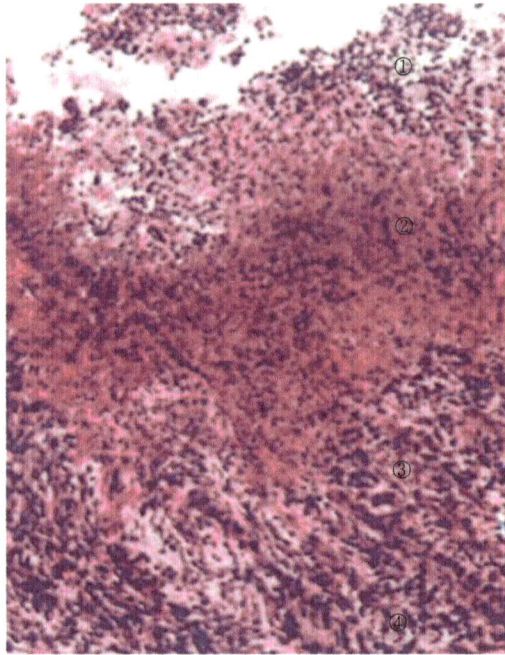

图 8-3 胃溃疡(镜下观)
①炎性渗出层;②坏死组织层;③肉芽组织层;④瘢痕组织层

三、病理临床联系

(一)周期性上腹部疼痛

十二指肠溃疡患者常在饥饿时或夜间疼痛,进食后可缓解,这是由于饥饿或夜间时迷走神经功能亢进,胃酸分泌量增多,刺激溃疡面引起疼痛,而进食后胃酸被中和,疼痛即缓解。胃溃疡患者常在餐后 30 min~1 h 发生疼痛,下一餐前消失,这是由于进食后,促使胃泌素分泌亢进,胃酸分泌量增多,刺激溃疡面和局部神经末梢,以及胃壁平滑肌痉挛而引起疼痛,待胃排空后,疼痛即缓解。

(二)反酸、呕吐、嗳气

反酸、呕吐是由于胃酸刺激幽门部,引起幽门括约肌痉挛,使胃内容物向上反流至食管、口腔所致。嗳气是由于幽门括约肌痉挛,影响胃内容物排空,食物滞留于胃腔内发酵、产气所致。

四、结局及并发症

(一)结局

多数情况下,本病可通过积极治疗治愈。消化性溃疡的渗出物和坏死物质逐渐被吸收、排出,溃疡由肉芽组织增生填补,周边黏膜上皮再生,覆盖溃疡面而愈合。

(二)并发症

1. 出血

出血是最常见的合并症,10%～35%的溃疡病患者可因溃疡底部血管破裂而出血。若毛细血管被侵蚀而破裂,可引起少量出血,大便潜血实验阳性。若大血管被侵蚀破裂,可导致大出血,患者表现为呕血及黑便,严重者可出现失血性休克。

2. 穿孔

约5%的溃疡病患者可因溃疡穿透浆膜而穿孔,十二指肠溃疡因前壁较薄更容易发生穿孔。溃疡穿孔时,由于胃肠内容物漏入腹腔,可引起急性弥漫性腹膜炎。若溃疡穿孔前已与相邻器官和组织粘连,可引起局限性腹膜炎。

3. 幽门梗阻

约3%的溃疡病患者,早期可因溃疡周围组织炎性水肿及幽门括约肌痉挛而引起功能性梗阻,晚期因瘢痕组织收缩而引起机械性梗阻。患者可出现反复呕吐,长期可导致水、电解质及酸碱平衡紊乱和营养不良。

4. 癌变

约1%的胃溃疡患者发生癌变,多为病程较长、经久不愈的胃溃疡。十二指肠溃疡几乎不癌变。

第三节　病毒性肝炎

病毒性肝炎(virus hepatitis)是一组由肝炎病毒引起的以肝细胞变性、坏死为主要病变的传染病。传染性强,世界各地均有发生或流行,发病率有逐年升高的趋势。我国是高发区,尤以乙型肝炎最为多见。乙型肝炎表面抗原(HBsAg)携带者超过1.2亿人,而且易转为慢性,又与肝硬化、肝细胞癌的关系密切,是严重影响人类健康的常见疾病之一。

一、病因及发病机制

目前已知甲型、乙型、丙型、丁型、戊型、庚型六型肝炎病毒,各型肝炎病毒的特点见表8-1。

表 8-1　各型肝炎病毒的特点

肝炎病毒	病毒类型	传播途径	潜伏期	转为慢性肝炎
甲型(HAV)	RNA	肠道	2～6周	无
乙型(HBV)	DNA	接触、输血、注射	4～26周	5%～10%
丙型(HCV)	RNA	接触、输血、注射	2～26周	>70%
丁型(HDV)	RNA	接触、输血、注射	4～7周	<5%
戊型(HEV)	RNA	肠道	2～8周	无
庚型(HGV)	RNA	输血、注射	不详	无

本病的发病机制尚不十分清楚,不同型肝炎的发病机制可能有所不同。迄今对乙型肝炎

的发病机制研究得较多,结果表明 HBV 是通过细胞免疫引起肝细胞损伤的。HBV 侵入机体后进入肝细胞内复制繁殖,然后释放入血,在肝细胞表面则留下病毒抗原成分,此时并不引起明显的肝细胞损伤。病毒入血后使淋巴细胞致敏,致敏的淋巴细胞与肝细胞表面的抗原结合,从而发挥淋巴细胞毒作用杀伤病毒,同时造成含有病毒抗原肝细胞的损伤。

由于侵入病毒的数量和毒力以及机体的免疫反应不同,引起肝炎病变的程度有所不同,从而表现出不同类型的肝炎。当免疫反应正常,病毒数量较少,毒力较弱时,发生急性普通型肝炎;当免疫反应过强,病毒数量较多,毒力较强时,则发生重型肝炎;当免疫反应不足时,则发生慢性肝炎;当免疫反应耐受或缺乏时,则常成为无症状的病毒携带者。

二、基本病理变化

各型病毒性肝炎的病变基本相同,都是以肝细胞的变性、坏死为主要病变,并伴有不同程度的炎细胞浸润、肝细胞再生和间质反应性增生。

(一)肝细胞变性、坏死

1. 肝细胞变性

(1)细胞水肿

细胞水肿是本病最常见的病变。肝细胞体积增大,胞质疏松呈网状、半透明,称为胞质疏松化。若进一步发展,肝细胞体积明显增大,呈球形,胞质几乎透明,称为气球样变。

(2)嗜酸性变

嗜酸性变一般累及单个或几个肝细胞,散在于肝小叶内。肝细胞体积缩小,胞质浓缩,嗜酸性增强,呈红染,细胞核浓缩。

2. 肝细胞坏死

(1)嗜酸性坏死

嗜酸性坏死由嗜酸性变发展而来,肝细胞体积更小,胞质愈加浓缩,胞核浓缩消失,最终形成一个深红色均质浓染的圆形小体,称为嗜酸性小体(图 8-4)。

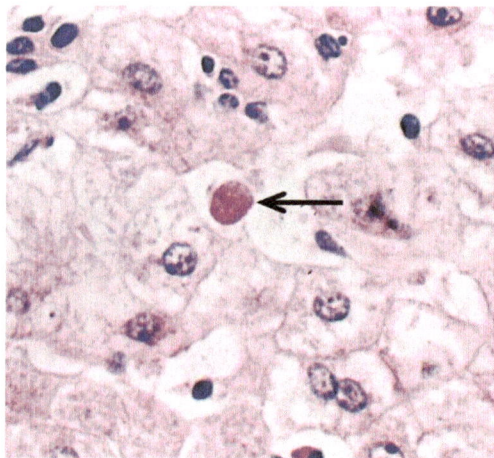

图 8-4　急性病毒性肝炎(镜下观)

箭头示嗜酸性小体

（2）溶解性坏死

溶解性坏死由肝细胞气球样变发展而来，胞核固缩、溶解、消失，最后整个细胞解体。根据肝细胞坏死的范围和程度，可分为：①点状坏死，为肝小叶内散在的单个或数个相邻肝细胞的坏死；②碎片状坏死，肝小叶周边界板的肝细胞灶性坏死；③桥接坏死，指中央静脉与汇管区之间，两个汇管区之间或两个中央静脉之间出现的相互连接的肝细胞坏死带；④大片坏死，累及肝小叶较大范围或几乎整个肝小叶的坏死。

（二）炎细胞浸润

发生病毒性肝炎时，在汇管区和肝小叶坏死区内常有数量不等的炎细胞浸润，主要是淋巴细胞和巨噬细胞，也可见少量浆细胞和中性粒细胞。

（三）肝细胞再生和间质反应性增生

肝细胞有较强的再生能力，肝细胞坏死时，邻近的肝细胞常出现分裂再生。再生的肝细胞体积较大，核大深染，可有双核。如坏死严重，肝索的纤维支架塌陷，再生的肝细胞则不能恢复原有的结构，而是呈团块状排列，称为结节状再生。

肝小叶内 Kupffer 细胞增生、肥大。同时，大量间叶细胞及成纤维细胞增生，成纤维细胞增生并产生大量胶原纤维，穿插于肝小叶内，可导致肝硬化。

📖 知识链接

Kupffer 细胞

Kupffer 细胞，呈菱形或多角形，胞浆丰富，从窦壁脱落于肝窦内，变为游走的吞噬细胞，可吞噬坏死组织碎片和含铁血黄素颗粒等。Kupffer 细胞是全身单核吞噬细胞系统的重要组成部分，也是肝脏防御系统的主要成员，在全身和肝脏疾病的发生发展中起到重要作用。

三、临床病理类型

病毒性肝炎除根据病原学进行分类外，还可依据病程、病变程度和临床表现的不同进行临床病理分类。

（一）急性（普通型）肝炎

急性（普通型）肝炎是最常见的类型，临床上可分为黄疸型和无黄疸型。黄疸型肝炎病变略重，病程较短，多见于甲型、丁型和戊型肝炎。无黄疸型在我国多见，多为乙型肝炎，部分为丙型肝炎，两型肝炎病变基本相同。

1. 病理变化

肉眼观，肝脏肿大，包膜紧张，表面光滑，质较软。镜下观，肝细胞广泛变性，主要表现为胞质疏松化和气球样变。肝细胞坏死轻微，主要表现为点状坏死和嗜酸性小体形成。在汇管区及肝小叶坏死区内有炎细胞浸润。黄疸型肝炎往往坏死稍重，毛细胆管内常有淤胆和胆栓形成。

2. 结局

多数急性肝炎患者在半年内可恢复,特别是甲型肝炎预后最好。乙型肝炎有 5%～10% 转为慢性,丙型肝炎有 50%～60% 可转变为慢性。

(二)慢性(普通型)肝炎

病毒性肝炎病程持续半年以上者即为慢性肝炎。根据肝细胞坏死、炎症、纤维组织增生的程度,将慢性肝炎分为轻度、中度、重度三型。

1. 病理变化

(1)轻度慢性肝炎

轻度慢性肝炎患者肝细胞变性,有轻微坏死,表现为点状坏死,偶可见轻度碎片状坏死。汇管区有慢性炎细胞浸润,周围有轻度的纤维组织增生,肝小叶的结构完整。

(2)中度慢性肝炎

中度慢性肝炎患者肝细胞变性、坏死较明显,表现为中度的碎片状坏死及桥接坏死。汇管区及小叶内有明显的炎细胞浸润,小叶内有纤维间隔形成,但肝小叶结构大部分完整。

(3)重度慢性肝炎

重度慢性肝炎患者肝细胞坏死严重、广泛,表现为重度的碎片状坏死及明显的桥接坏死。坏死区肝细胞呈结节状再生,小叶内及周边纤维组织明显增生,纤维条索相互连接,并分割肝小叶的正常结构(图 8-5)。

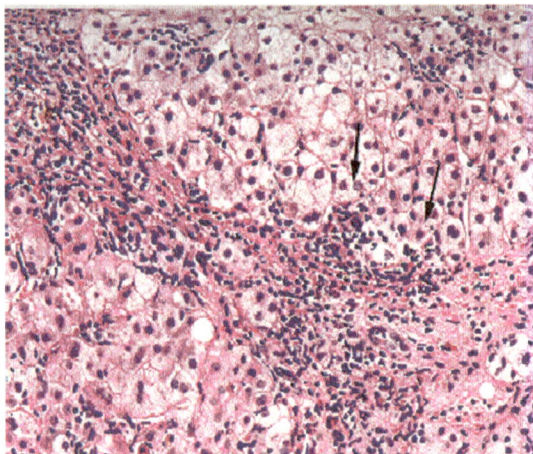

图 8-5　重度慢性肝炎(镜下观)
肝细胞坏死严重,肝小叶周边纤维组织增生明显

2. 结局

大多数轻度慢性肝炎患者可以恢复或病变相对静止。重度慢性肝炎晚期,纤维组织明显增生,并分割肝小叶的正常结构,逐渐发展为肝硬化。

(三)重型肝炎

此型少见,病情严重,根据起病急缓及病变程度的不同,可分为急性重型和亚急性重型肝炎两种。

1.急性重型肝炎

本型肝炎起病急剧,发展迅速,病程短,病情危重,死亡率高,故又有暴发性肝炎之称。

(1)病理变化

肉眼观,肝脏体积明显缩小,尤以左叶为甚,重量减轻,仅600~800 g(正常成人1300~1500 g),包膜皱缩,质地柔软,切面呈黄色或红褐色,又称为急性黄色肝萎缩或急性红色肝萎缩。镜下观,肝细胞广泛坏死,坏死面积超过肝实质的2/3,仅小叶周边部残留少数变性的肝细胞,残留的肝细胞再生不明显。肝窦明显扩张、充血、出血,Kupffer细胞增生、肥大,吞噬活跃。肝小叶及汇管区内可见大量的淋巴细胞和巨噬细胞浸润。

(2)结局

本型肝炎预后差,死亡率高,患者常死于肝功能衰竭、肾衰竭、DIC、消化道大出血等。少数可转变为亚急性重型肝炎。

2.亚急性重型肝炎

亚急性重型肝炎多由急性重型肝炎转变而来,少数由急性普通型肝炎恶化进展而来。起病缓慢,病程较长,病程可达数周至数月。

(1)病理变化

肉眼观,肝脏体积缩小,重量减轻,包膜皱缩,病程较长者可形成大小不一的结节,质地变硬,切面呈黄绿色,其中可见交错存在的土黄色或红褐色坏死区。镜下观,肝细胞呈大片状坏死,又有肝细胞结节状再生,坏死区网状纤维支架塌陷并胶原化,纤维组织明显增生,再生的肝细胞失去网状支架的依托呈不规则的结节状,肝小叶结构紊乱。坏死区可见大量炎细胞浸润。小叶周边部小胆管增生,常有淤胆形成。

(2)结局

本型肝炎若积极治疗,病变可停止发展并有治愈的可能。若病程较长,病变反复,则会发展为坏死后性肝硬化。病情严重者可因肝功能衰竭而死亡。

四、病理临床联系

(一)肝大、肝区疼痛

肝大、肝区疼痛见于急、慢性肝炎,是由于肝细胞广泛变性、肝细胞再生及炎细胞浸润,使肝脏体积增大、包膜紧张,刺激神经末梢所造成的。

(二)血清转氨酶水平升高

血清转氨酶水平升高是由于肝细胞坏死,胞质内的谷丙转氨酶等大量入血所造成的。

(三)黄疸

黄疸是由于肝细胞变性、坏死,胆红素的摄取、结合和分泌发生障碍所造成的。

(四)出血

出血见于重型肝炎,是由于凝血因子合成障碍及发生弥漫性血管内凝血所造成的,表现为牙龈出血、皮肤或黏膜瘀点、瘀斑、呕血和便血等。

(五)肝性脑病

肝性脑病是由于肝脏对各种代谢产物的解毒功能出现障碍所造成的,是重型肝炎患者主要的死亡原因。

第四节　肝硬化

肝硬化(liver cirrhosis)是指在多种原因作用下,肝细胞广泛变性、坏死,纤维组织弥漫性增生和肝细胞结节状再生,这三种病变反复交错进行,导致肝脏正常的小叶结构和血液循环途径逐渐被破坏和改建,从而使肝脏变形、变硬,形成肝硬化。

肝硬化的种类繁多。按形态可分为小结节型、大结节型、大小结节混合型和不完全分割型;按病因可分为病毒性肝炎性、酒精性、胆汁性、隐源性肝硬化等。我国采用的是病因、病理变化和临床表现相结合的分类法,将肝硬化分为门脉性、坏死后性、胆汁性、淤血性肝硬化等,其中最为常见的是门脉性肝硬化,其次是坏死后性和胆汁性肝硬化。

一、病因及发病机制

肝硬化常由多种病因反复相继作用而引起,主要有以下几个方面。

(一)病毒性肝炎

在我国,慢性病毒性肝炎是肝硬化最常见的病因,尤其是乙型和丙型病毒性肝炎与肝硬化关系密切,因此又被称为肝炎后肝硬化。

(二)慢性酒精中毒

在欧美发达国家,长期酗酒而引起的慢性酒精中毒是肝硬化的主要原因,但近年来,我国由于饮酒者增多,肝硬化发病率也呈上升趋势。酒精进入肝内代谢,转化成乙醛可直接损伤肝细胞,使肝细胞变性、坏死,从而发展为肝硬化。

(三)营养缺乏

研究发现,食物中若长期缺乏胆碱和蛋氨酸类等物质,可引起肝脂肪变性并发展为肝硬化。

(四)毒性物质中毒

许多毒性物质,如砷、四氯化碳、磷、二乙基亚硝胺等,以及一些药物均可以损伤肝脏,长期作用可导致肝硬化。

上述各种病因引起肝细胞变性、坏死,坏死区网状纤维支架塌陷并胶原化,再生的肝细胞因失去网状支架的依托而呈不规则的结节状。另外,贮脂细胞和汇管区成纤维细胞增生,最后也转化为胶原纤维。增生的胶原纤维形成纤维间隔,不断穿插分割肝小叶,并可包绕结节状再生的肝细胞,使肝小叶结构和血液循环途径被改建,肝脏变形、变硬,导致肝硬化。

二、常见类型及病理变化

(一)门脉性肝硬化

门脉性肝硬化(portal cirrhosis)是临床上最为多见的一种类型,相当于小结节型肝硬化。

肉眼观,在肝硬化早期,肝脏体积正常或稍增大。晚期肝脏体积缩小,重量减轻,质地变硬,表面呈细颗粒状或结节状,结节直径多为 0.1~0.5 cm,大小较一致。肝切面可见结节呈黄褐色(脂肪变性)或黄绿色(淤胆),弥漫分布,结节间为灰白色的纤维组织(图 8 - 6)。

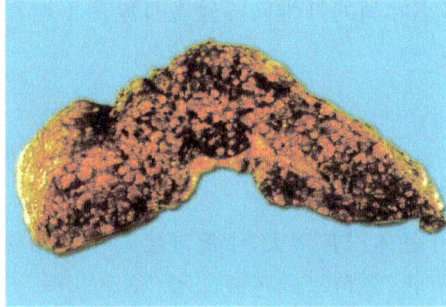

图 8 - 6 门脉性肝硬化(肉眼观)
肝脏体积缩小,表面可见弥漫全肝的小结节

镜下观,正常的肝小叶结构被假小叶取代,这是肝硬化最重要的形态学特点。假小叶是由增生的纤维组织将肝小叶和再生的肝细胞结节分割包绕成大小不等、圆形或卵圆形的肝细胞团。假小叶内肝细胞排列紊乱,可有不同程度的变性、坏死及再生,再生的肝细胞体积较大,核大深染,常可见双核细胞。假小叶内中央静脉偏位、缺如或有两个以上,有时可见汇管区也被包绕在假小叶内。假小叶间的纤维间隔较薄且均匀,内有增生的小胆管和淋巴细胞、浆细胞浸润(图 8 - 7)。

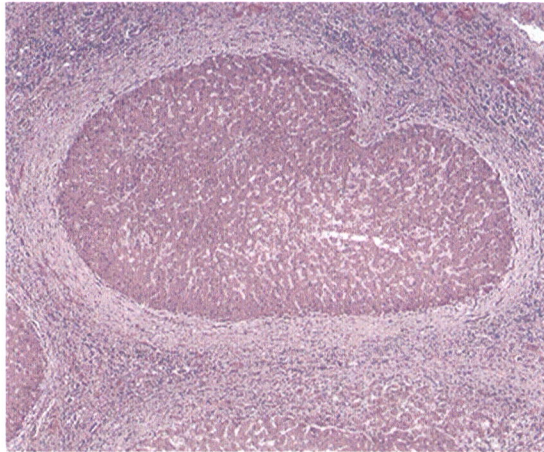

图 8 - 7 门脉性肝硬化(镜下观)
肝小叶结构被破坏,假小叶及纤维间隔形成

(二)坏死后性肝硬化

坏死后性肝硬化(postnecrotic cirrhosis)是在肝细胞大片坏死的基础上形成的,相当于大结节型和大小结节混合型肝硬化。

肉眼观,肝脏体积缩小,重量减轻,质地变硬,表面呈结节状,结节直径多超过 1 cm,且大小不等,最大结节的直径可达 6 cm,呈黄褐色或黄绿色,切面可见结节被较宽大的纤维组织包绕。

镜下观,正常肝小叶结构被大小不等的假小叶所取代。假小叶内的肝细胞有不同程度的变性、坏死和胆色素沉着。假小叶间的纤维间隔较宽且厚薄不均,内有显著增生的小胆管和大量炎细胞浸润。

(三)胆汁性肝硬化

胆汁性肝硬化(biliary cirrhosis)是由于胆道阻塞,胆汁长期淤积而引起的肝硬化,较少见,可分为原发性和继发性两类。

肉眼观,在肝硬化早期,肝脏体积常增大,中等硬度,表面光滑或呈细颗粒状。晚期肝脏体积缩小,硬度增加,表面呈结节状,颜色呈绿色或绿褐色。

镜下观,原发性胆汁性肝硬化,小叶间胆管上皮细胞变性、坏死,并伴有淋巴细胞浸润,其后小胆管被破坏,纤维组织增生并伸入肝小叶内,分割肝小叶。继发性胆汁性肝硬化,肝细胞因明显淤胆而发生变性、坏死,表现为肝细胞体积增大,胞质疏松呈网状,核消失,称为网状或羽毛状坏死。毛细胆管淤胆、胆栓形成。坏死区胆管破裂,胆汁溢出形成"胆汁湖",纤维组织增生伸入肝小叶内,形成纤维间隔。

三、病理临床联系

肝硬化的形成是一个连续的过程。早期,肝功能处于代偿期,患者可无或仅有较轻的临床表现。随着病变的进展,肝脏正常的小叶结构和血液循环途径被改建,肝功能代偿逐渐丧失,患者出现门脉高压症和肝功能不全的表现。

(一)门脉高压症

正常门静脉压为 0.78~1.18 kPa,发生肝硬化时,门静脉压可升高到 2.5 kPa 以上,其发生机制为:①窦性阻塞,肝内广泛的纤维组织增生,肝血窦闭塞,致门静脉血回流受阻;②窦后性阻塞,假小叶形成及大量增生的纤维组织,压迫小叶下静脉,使肝窦血液回流受阻,从而进一步阻碍门静脉血流入肝血窦;③窦前性阻塞,门静脉与肝动脉的小分支在汇入肝窦前形成异常吻合,压力高的肝动脉血流入门静脉内,门静脉压力升高。

门静脉压力升高后,门静脉所属器官的静脉血回流受阻,主要有以下临床表现。

1. 脾大

脾静脉血液回流受阻,脾因慢性淤血及结缔组织增生而肿大,重量增加,可达 400~500 g(正常 140~180 g),甚至可达到 1000 g。临床上常有贫血、出血、白细胞和血小板减少等脾功能亢进的表现。

2. 胃肠道淤血、水肿

胃肠静脉回流受阻,可造成胃肠壁淤血、水肿,继而消化功能出现障碍,临床上可出现消化不良、腹胀、食欲减退等症状。

3. 腹水

腹水多在肝硬化晚期出现,为淡黄色透明的漏出液。腹水形成的机制主要有:①门静脉高压可造成门静脉系统淤血,毛细血管流体静压升高,血管壁通透性增加,液体漏入腹腔;②肝细胞受损,肝脏合成的白蛋白减少,造成低蛋白血症,导致血浆胶体渗透压降低;③假小叶压迫小叶下静脉,肝窦血液回流受阻,使肝窦内压增高,淋巴液生成增多且有回流障碍,自肝包膜及肝门淋巴管漏出到腹腔;④肝脏灭活激素的能力减弱,致使血中醛固酮、抗利尿激素的水平升高,引起钠水潴留,促进腹水的形成。

4. 侧支循环形成

发生门脉高压时,门静脉血回流受阻,可通过门静脉和腔静脉之间吻合支的开放,建立侧支循环,使门静脉血绕过肝脏经侧支循环进入腔静脉回流至右心(图8-8)。形成的主要侧支循环及影响如下。

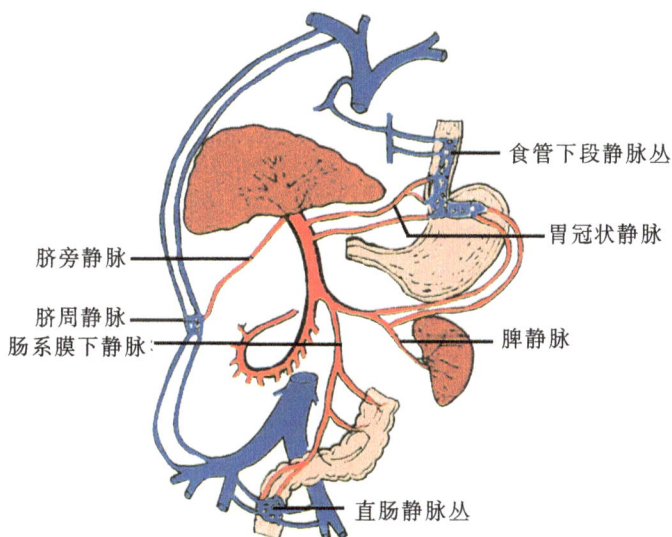

图8-8　肝硬化时侧支循环模式图

(1)食管下段静脉丛曲张

门静脉血经胃冠状静脉、食管静脉丛、奇静脉回流入上腔静脉至右心,常造成食管下段静脉丛曲张,可因化学性刺激和粗糙食物磨损等因素而破裂引起致命性大出血,是肝硬化患者常见的死亡原因之一。

(2)直肠静脉(痔静脉)丛曲张

门静脉血经肠系膜下静脉、直肠静脉丛、髂内静脉回流入下腔静脉至右心,常引起直肠静脉丛曲张,形成痔核,若破裂可发生便血。

(3)脐周及腹壁静脉丛曲张

门静脉血经脐静脉、脐周静脉,向上经腹壁上静脉回流入上腔静脉,向下经腹壁下静脉回流入下腔静脉至右心,常引起脐周静脉丛曲张,出现"海蛇头"现象。

(二)肝功能不全

1. 出血倾向

肝脏合成凝血因子的数量减少,以及脾肿大伴脾功能亢进使血小板破坏过多,患者常出现皮肤及黏膜出血。

2. 蛋白质合成障碍

肝细胞受损,蛋白质合成障碍,使血浆白蛋白减少,骨髓免疫球蛋白生成增多,白蛋白和球蛋白比值(A/G)降低或倒置。

3. 黄疸

肝细胞受损及胆汁淤积,致胆红素代谢障碍,患者可出现黄疸,表现为皮肤或巩膜黄染。

4. 激素灭活功能减弱

激素灭活功能减弱主要是肝对雌激素的灭活功能降低,致使雌激素水平增高,可造成小动脉末梢扩张,患者常在面、颈、上胸、前臂等处出现"蜘蛛痣",手掌大、小鱼际处呈潮红色,即"肝掌"。此外,男性患者可出现乳房发育、睾丸萎缩,女性患者可出现月经紊乱、不孕等。

5. 肝性脑病

肝性脑病是肝硬化最严重的并发症,因肠道吸收来的毒性物质经侧支循环绕过肝脏未经解毒直接进入体循环,导致中枢神经系统功能障碍,是肝硬化患者死亡的主要原因之一。

📖 本章小结

一、本章提要

通过对本章的学习,使同学们了解消化系统常见疾病的相关知识,重点掌握消化性溃疡的病理变化,病毒性肝炎的基本病理变化,肝硬化的特征性病变。具体包括以下内容。

- 掌握消化系统常见疾病的基本概念,如消化性溃疡、病毒性肝炎、肝硬化等。
- 具有能分析消化系统常见疾病基本病变及病理临床联系的能力,如消化性溃疡、病毒性肝炎、肝硬化基本病变及病理临床联系。
- 了解胃炎、消化性溃疡、病毒性肝炎、肝硬化的病因和发病机制等。

二、本章重难点

- 消化性溃疡的病理变化与并发症。
- 病毒性肝炎的基本病变与各型肝炎的病变特点。
- 肝硬化的病变特点与病理临床联系。

📝 课后习题

一、名词解释

消化性溃疡　桥接坏死　肝硬化　假小叶

二、填空题

1. 胃溃疡的好发部位是 _____,十二指肠溃疡的好发部位是 _____。

2. 胃溃疡的合并症有 _____、_____、_____ 和 _____。

3. 病毒性肝炎是由肝炎病毒引起的以 _____ 为主要病变的 _____。

4. 肝硬化的特征性诊断结构是 _____。

三、选择题

1. 有关胃溃疡病的描述,哪项是正确的（　　）

A. 好发于胃小弯近幽门处,直径在 2 cm 以内

B. 好发于胃小弯近幽门处,直径在 1 cm 以内

C. 好发于胃小弯近贲门处,直径在 1 cm 以内

D. 好发于胃小弯近贲门处,直径在 2 cm 以内

E. 好发于胃小弯近幽门处,溃疡周边不规则

2. 溃疡病最好发于（　　）

A. 十二指肠下段

B. 十二指肠球部

C. 胃小弯近幽门处

D. 胃体部

E. 胃及十二指肠球部

3. 十二指肠溃疡主要表现为（　　）

A. 溃疡多在十二指肠降部

B. 溃疡大小多在 1 cm 以上

C. 前壁之溃疡易穿孔

D. 后壁之溃疡不易出血

E. 以上都不是

4. 胃炎中属癌前病变的是（　　）

A. 慢性浅表性胃炎

B. 慢性萎缩性胃炎

C. 肥厚性胃炎

D. 疣状胃炎

E. 腐蚀性胃炎

5. 不是假小叶特征性病变的是（　　）

A. 肝内广泛纤维组织增生,分割包绕原有肝小叶

B. 小叶内缺少中央静脉,小叶内中央静脉偏位或有二个以上

C. 小叶内肝细胞排列紊乱,有不同程度的脂肪变性或坏死

D. 小叶内出现汇管区

E. 以上都是

6. 胃黏膜活体组织检查有肠上皮化生,很可能是(　　)

A. 胃溃疡

B. 慢性萎缩性胃炎

C. 先天性肠黏膜异位

D. 慢性轻度浅表性胃炎

E. 肠型胃癌边缘胃组织

7. 急性与亚急性重症肝炎最主要的区别是(　　)

A. 病程长短

B. 坏死范围

C. 有无再生的肝细胞

D. 炎细胞的种类与数量

E. 病变程度

8. 胃溃疡的合并症最常见的是(　　)

A. 梗阻

B. 穿孔

C. 出血

D. 癌变

E. 粘连

四、问答题

1. 简述消化性溃疡病的病变特点及临床表现。

2. 简述病毒性肝炎的基本病理变化。

3. 简述门脉性肝硬化时主要的侧支循环。

（孙静静）

第九章　泌尿系统疾病

学习目标

1. 掌握急性弥漫性增生性肾小球肾炎、肾盂肾炎的病理变化及病理临床联系。
2. 熟悉快速进行性肾小球肾炎的病理变化及病理临床联系;肾盂肾炎的病因及发病机制。
3. 了解肾小球肾炎的病因及发病机制;膜性肾小球肾炎和慢性肾小球肾炎的病理变化及病理临床联系。

泌尿系统由肾脏、输尿管、膀胱和尿道组成。肾脏是泌尿系统最重要的脏器,其主要功能有泌尿功能,以清除体内的代谢废物、多余的水分和无机盐等,维持机体内水、电解质和酸碱平衡,保持机体内环境的稳定。肾脏还具有内分泌功能,生成肾素、促红细胞生成素、活性维生素 D_3、前列腺素等。

肾脏的基本结构和功能单位是肾单位,由肾小体和与之相连的肾小管构成。其中肾小体的结构和功能最复杂,通过毛细血管襻的过滤形成原尿,原尿流经肾小管时,通过吸收和浓缩,形成终尿。肾小体由位于中央的血管球和位于周围的肾小囊构成。血管球是一团蟠曲成球状的毛细血管。肾小囊是肾小管盲端凹陷而成的双层囊,两层间的狭腔是肾小囊腔。毛细血管的内皮细胞及其基底膜、肾小囊脏层上皮细胞共同构成滤过屏障,毛细血管之间有系膜细胞和系膜基质(图9-1、图9-2)。

第一节　肾小球肾炎

肾小球肾炎是以肾小球病变为主的变态反应性炎症,可分为原发性肾小球肾炎、继发性肾小球肾炎和遗传性肾炎。原发性肾小球肾炎是原发于肾脏的独立疾病,肾为唯一或主要受累的脏器。继发性肾小球肾炎是由免疫性、血管性或代谢性疾病引起的肾小球病变,肾脏病变是系统性疾病的组成部分。遗传性肾炎是一组以肾小球改变为主的遗传性家族性疾病。肾小球肾炎的主要临床表现为蛋白尿、血尿、水肿、高血压及轻重不等的肾功能障碍。本节主要讨论原发性肾小球肾炎。

一、病因及发病机制

原发性肾小球肾炎的确切病因和发病机制尚未完全阐明,但已确定大部分原发性肾小球肾炎由免疫机制异常引起。

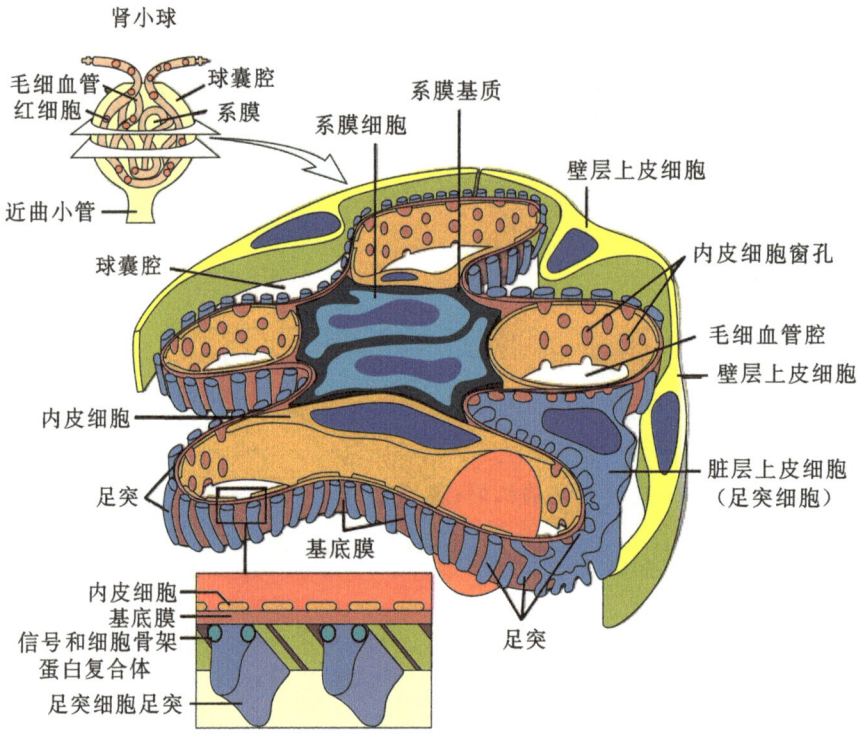

图 9 - 1　肾小体结构示意图

图 9 - 2　肾小体超微结构示意图

　　与肾小球肾炎有关的抗原分为内源性和外源性两大类。内源性抗原包括肾小球性抗原（肾小球基底膜抗原，足细胞、内皮细胞和系膜细胞的细胞膜抗原等）和非肾小球性抗原（DNA、核抗原、免疫球蛋白、肿瘤抗原和甲状腺球蛋白等）；外源性抗原包括细菌、病毒、真菌和螺旋体等生物性病原体的成分，以及药物、外源性凝集素和异种血清等。抗体主要有 IgG、

IgA、IgM 等。

抗原-抗体反应是肾小球损伤的主要原因。与抗体有关的损伤主要通过两种机制,即原位免疫复合物形成和循环免疫复合物沉积。

(一)原位免疫复合物形成

抗体直接与肾小球本身的抗原成分或经血液循环植入肾小球的抗原反应,在肾小球内形成原位免疫复合物,引起肾小球病变(图 9-3)。近年的研究证明,肾小球原位免疫复合物形成在肾小球肾炎发病中起主要作用。

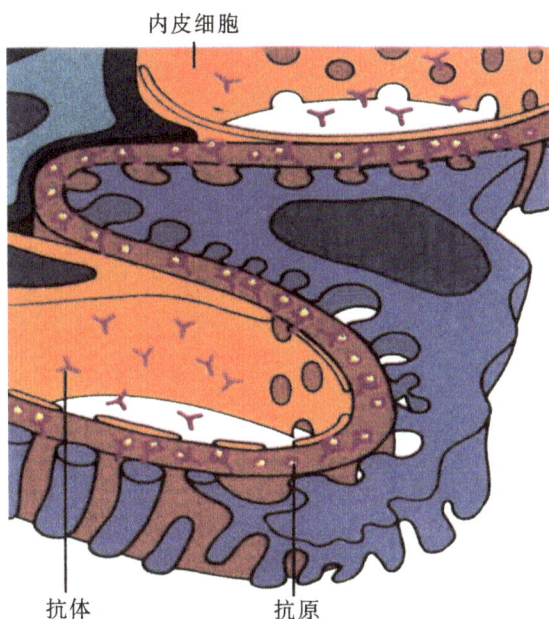

图 9-3 肾小球肾炎原位免疫复合物形成示意图

(二)循环免疫复合物沉积

抗体与非肾小球性可溶性抗原结合,形成免疫复合物,随血液流经肾脏,沉积于肾小球,引起肾小球损伤(图 9-4)。沉积的部位主要有毛细血管基底膜内、系膜区、内皮细胞与基底膜之间和基底膜与足细胞之间。电子显微镜见肾小球内有电子致密物质沉积。采用免疫荧光法检查可见免疫复合物在肾小球内呈颗粒状荧光。

原位免疫复合物形成或循环免疫复合物沉积后,均可激活补体系统,产生多种生物活性物质引起肾小球肾炎。补体 C3a 或 C5a 可使肥大细胞释放组胺,使血管壁通透性增高,C3a、C5a 等具有趋化作用,可吸引中性粒细胞和单核细胞渗出。中性粒细胞聚集于肾小球内,崩解释放溶酶体酶,引起肾小球毛细血管内皮细胞和基底膜损伤,胶原纤维暴露,进而使血小板聚集,激活凝血系统和激肽系统,引起微血栓形成和毛细血管壁通透性增高,导致渗出性病变和内皮细胞、系膜细胞、上皮细胞增生等一系列炎症改变。

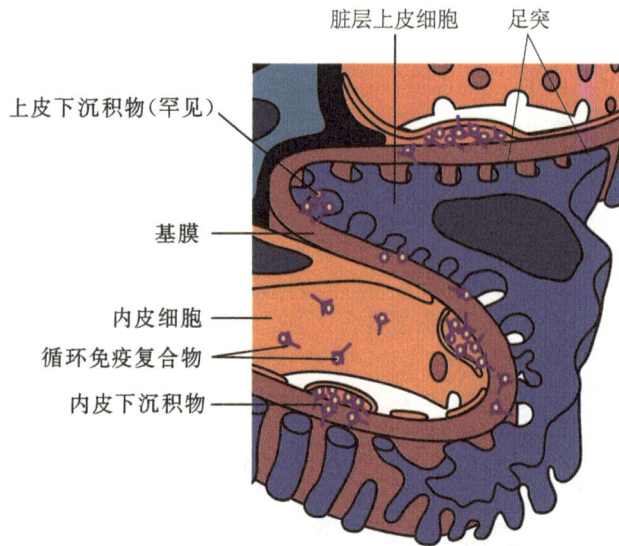

图 9-4　循环免疫复合物沉积示意图

二、常见类型及病理变化

肾小球肾炎的类型较多,病理学变化较为复杂,本节主要介绍常见的原发性肾小球肾炎的病理类型。

(一)急性弥漫性增生性肾小球肾炎

急性弥漫性增生性肾小球肾炎的病变特点是弥漫性毛细血管内皮细胞和系膜细胞增生,伴中性粒细胞和巨噬细胞浸润。病变主要由循环免疫复合物沉积引起,临床简称急性肾炎,主要表现为急性肾炎综合征。多与 A 族乙型溶血性链球菌感染有关,又称感染后肾炎。多见于5～14 岁的儿童,成人少见。

1. 病理变化

肉眼观,双侧肾脏轻至中度肿大,被膜紧张,表面光滑,颜色暗红。肾表面与切面可见出血点,故称大红肾或蚤咬肾(图 9-5A)。切面见皮髓质分界清晰,皮质略增厚。

镜下观,病变累及双肾的绝大多数肾小球。肾小球体积增大,内皮细胞和系膜细胞增生,内皮细胞肿胀,可见中性粒细胞和巨噬细胞浸润。毛细血管管腔狭窄或闭塞,肾小球血量减少(图 9-5B)。病变严重处血管壁发生纤维素样坏死,局部出血,可伴血栓形成。部分病例伴有壁层上皮细胞增生。肾小球的病变可引起相应的肾小管缺血,近曲小管上皮细胞变性,管腔内出现蛋白管型、红细胞或白细胞管型及颗粒管型。肾间质充血、水肿并有炎细胞浸润。

免疫荧光检查显示肾小球内有颗粒状 IgG、IgM 和 C3 沉积。

电镜检查显示电子密度较高的沉积物,通常呈驼峰状,多位于脏层上皮细胞和肾小球基底膜之间,也可位于内皮细胞下、基底膜内或系膜区。

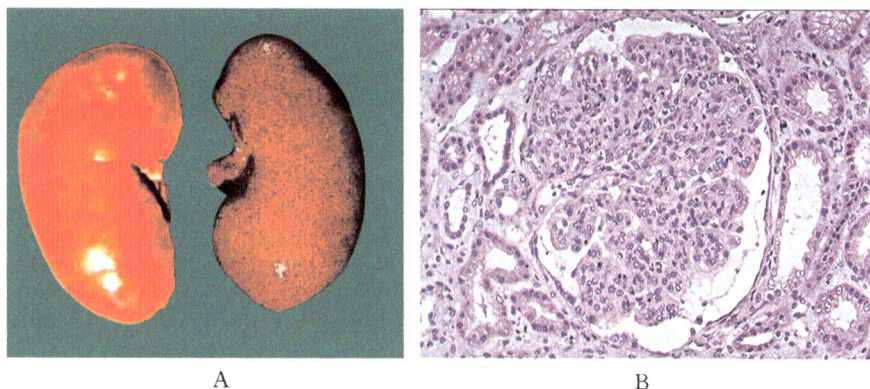

图 9-5 急性弥漫性增生性肾小球肾炎
A. 肉眼观,大红肾、蚤咬肾;B. 镜下观,肾小球体积增大,内皮细胞和系膜细胞增生

2. 病理临床联系

本病发病急,主要表现为急性肾炎综合征。通常于咽部等处感染后 10 天左右出现发热、少尿和血尿等症状。

(1)尿的变化

①血尿为常见症状,约有 30% 的患者出现肉眼血尿,多数患者出现镜下血尿。这是由肾小球毛细血管壁损伤和通透性增加,红细胞漏出所致,伴有蛋白尿、管型尿。②少尿,肾小球内皮细胞和系膜细胞增生、肿胀、阻塞和压迫毛细血管,使其管腔狭窄或闭塞,血流量减少,肾小球滤过率降低,而肾小管重吸收无明显障碍。患者可出现少尿或无尿,一般 2 周后逐渐恢复正常,少数可发展为肾功能衰竭。

(2)水肿

水肿出现较早,轻者为晨起眼睑水肿,重者发生全身性水肿。主要原因是肾小球滤过率降低,钠、水潴留。超敏反应引起的毛细血管通透性增高可使水肿加重。

(3)高血压

患者常出现轻到中度高血压,可能是由钠、水潴留,血容量增加导致。

成人患者的症状不典型,可表现为高血压和水肿,常伴有血尿素氮水平增高。

3. 转归

儿童患者预后好,多数患儿肾脏病变逐渐消退,症状缓解和消失。但也有不到 1% 的患儿转变为急进性肾小球肾炎。少数患儿病变缓慢进展,转变为慢性肾小球肾炎。成人患者预后较差,部分患者病变消退较慢,蛋白尿、血尿和高血压持续存在,有的可转变为慢性肾小球肾炎,也可转变为急进性肾小球肾炎。

(二)快速进行性肾小球肾炎

快速进行性肾小球肾炎的病变特点是肾小囊壁层上皮细胞增生形成新月体,又称新月体性肾小球肾炎。病变主要由免疫机制异常引起,临床上表现为急进性肾炎综合征,由蛋白尿、血尿等症状迅速发展为少尿或无尿。如不及时治疗,患者常在数周至数月内死于急性肾功能衰竭。

1. 病理变化

肉眼观,双肾体积增大,颜色苍白,皮质表面可见点状出血,切面见肾皮质增厚。

镜下观,多数肾小球球囊内有新月体形成(图9-6)。新月体主要由增生的壁层上皮细胞、渗出的单核细胞、中性粒细胞和纤维素成分构成,在毛细血管球外侧形成新月形或环状结构。新月体细胞成分间有较多纤维素,纤维素渗出是刺激新月体形成的重要原因。早期新月体以细胞成分为主,称为细胞性新月体。之后胶原纤维增多,转变为纤维-细胞性新月体,最终成为纤维性新月体。新月体形成可使肾小囊壁增厚,管腔狭窄或闭塞,同时压迫毛细血管丛,使毛细血管丛萎缩、纤维化、玻璃样变性。肾小管上皮细胞变性,因蛋白吸收导致细胞内发生玻璃样变。部分肾小管上皮细胞萎缩,甚至消失。肾间质水肿,炎细胞浸润,后期发生纤维化。

电镜检查除见新月体外,可见肾小球基底膜的缺损和断裂。部分病例可见电子致密沉积物。

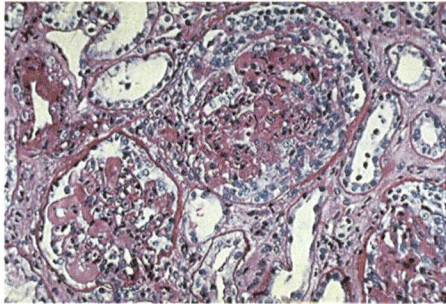

图9-6 快速进行性肾小球肾炎(镜下观)
肾小囊内有新月体形成

2. 病理临床联系

本病起病急,进展快,病情重,故临床表现为急进性肾炎综合征。

(1)血尿

由于肾小球毛细血管坏死,基底膜缺损引起出血,患者出现明显血尿,蛋白尿相对较轻。

(2)少尿、无尿、氮质血症

由于大量新月体形成,使肾小囊腔狭窄甚至阻塞,严重影响肾小球滤过功能,患者迅速出现少尿、无尿,体内代谢产物不能排出,引起氮质血症。

(3)高血压

发生高血压主要是由于新月体压迫肾小球毛细血管丛导致肾缺血,通过肾素-血管紧张素的作用,全身小动脉收缩使外周阻力增大。此外,钠、水潴留也可使血压增高。

3. 转归

快速进行性肾小球肾炎预后较差。患者的预后与出现新月体的肾小球的比例相关。具有新月体的肾小球比例低于80%的患者预后略好于比例更高者。随病变进展,肾功能进行性损害,最终导致肾功能衰竭。

（三）膜性肾小球肾炎

膜性肾小球肾炎的病变特点是弥漫性毛细血管基底膜增厚，故又称膜性肾病，是引起成人肾病综合征最常见的原因。多见于青年和中年人，儿童患者较少，临床起病缓慢，病程较长。

1. 病理变化

肉眼观，双侧肾脏肿大，颜色苍白，称"大白肾"。

镜下观，早期肾小球基本正常，随着疾病的进展，肾小球毛细血管基底膜弥漫性增厚，使毛细血管腔狭窄，甚至闭塞，而肾小球内无明显渗出、增生等改变（图9-7）。肾近曲小管上皮可出现细胞水肿和脂肪变性。

电镜下基底膜外侧有许多钉状突起插入小丘状沉积物之间，钉状突起与基底膜垂直相连形如梳齿，晚期基底膜呈虫蚀状。增厚的基底膜使毛细血管管腔狭窄，引起肾小球缺血、纤维化和玻璃样变。

免疫荧光检查见IgG和补体C3沿肾小球基底膜外侧沉积，呈不连续的颗粒状荧光。

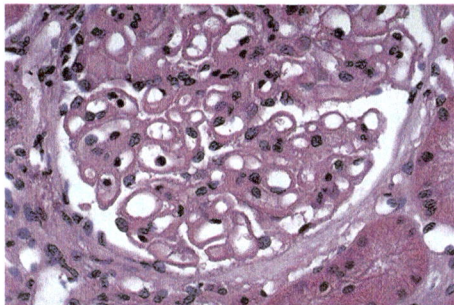

图9-7　膜性肾小球肾炎（镜下观）
基底膜弥漫性增厚，毛细血管腔狭窄

2. 病理临床联系

膜性肾小球肾炎临床起病缓慢，主要表现为肾病综合征。

（1）大量蛋白尿

膜性肾小球肾炎时，由于肾小球基底膜严重损伤，通透性显著增加，大量蛋白质由肾小球滤过，引起严重蛋白尿。除小分子蛋白外，大分子蛋白（如球蛋白）也可由肾小球滤过，因而出现大量非选择性蛋白尿。

（2）低蛋白血症

由于血浆中大量蛋白质经尿中排出，血中总蛋白减少，引起低蛋白血症。

（3）高度水肿

由于血浆蛋白明显减少，使血浆胶体渗透压降低，有效滤过压增大，大量血浆渗入组织间隙，引起水肿。同时，血浆外渗导致血容量减少，使醛固酮和抗利尿激素分泌量增多，引起钠水潴留，水肿进一步加重。故患者的水肿很严重，常为全身性的，以眼睑和身体低垂部位最明显，严重者也可出现胸水和腹水。

（4）高脂血症

发生高脂血症的机制尚不完全清楚，可能与低蛋白血症刺激肝脏合成脂蛋白增多有关。

3. 转归

膜性肾小球肾炎常为慢性进行性，应用肾上腺皮质激素治疗疗效不明显。本病病程较长，部分患者病情可缓解或得到控制，多数患者蛋白尿等症状持续存在。不到 10% 的患者于 10 年内发生肾衰竭或死亡，约有 40% 的患者最终发展为肾功能不全。肾活检时见有肾小球硬化提示预后不佳。

（四）慢性肾小球肾炎

慢性肾小球肾炎病变特点为大量肾小球发生纤维化、玻璃样变，又称慢性硬化性肾小球肾炎。慢性肾小球肾炎不是一种独立疾病，而是各种肾小球肾炎发展的终末阶段，部分病例发现时已进入慢性阶段。

1. 病理变化

肉眼观，双肾体积对称性缩小，表面呈弥漫性细颗粒状，质地变硬，称为继发性颗粒性固缩肾（图 9-8A）。切面皮质变薄，皮髓质界限不清，肾盂周围脂肪增多。

镜下观，早期肾小球分别具有相应类型肾炎的改变（图 9-8B）。随病变进展，大量肾小球纤维化及玻璃样变，所属肾小管萎缩或纤维化，间质纤维化，伴有淋巴细胞及浆细胞浸润。间质纤维化使肾小球相互靠拢。细小动脉管壁玻璃样变。病变轻的肾单位常发生代偿性肥大，肾小球体积增大，肾小管代偿性扩张，扩张的肾小管腔中可见各种管型。

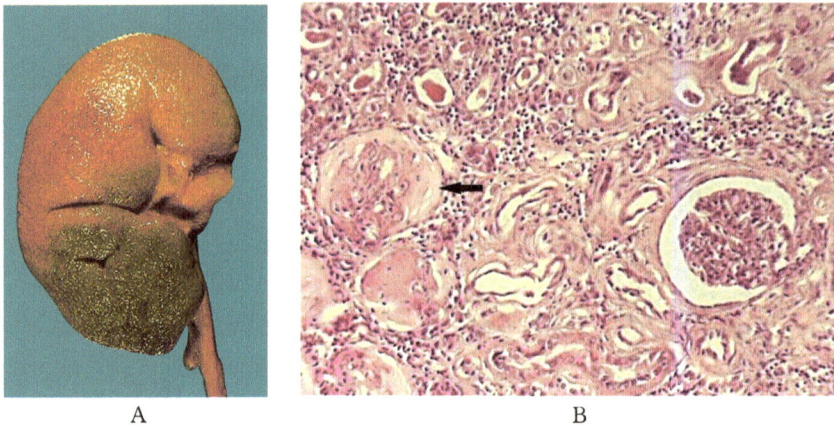

图 9-8　慢性肾小球肾炎

A. 肉眼观，肾体积缩小，表面呈细颗粒状；B. 镜下观，箭头示玻璃样变的肾小球

2. 病理临床联系

部分患者有其他类型肾炎的病史，部分患者起病隐匿。患者早期可有食欲差、贫血、呕吐、乏力和疲倦等症状。有的患者则表现为蛋白尿、高血压或氮质血症，亦有表现为水肿者。晚期患者的主要症状为慢性肾炎综合征，表现为多尿、夜尿、低比重尿、高血压、贫血、氮质血症和尿毒症等。

（1）多尿、夜尿、低比重尿

多尿、夜尿、低比重尿主要由于大量肾单位结构破坏，功能丧失所致。血液流经残留肾单位时速度加快，肾小球滤过率增加，但肾小管重吸收功能有限，尿浓缩功能降低。

（2）高血压

高血压主要由于肾小球硬化和严重缺血，肾素分泌量增多导致。高血压导致细、小动脉硬化，肾缺血加重，使血压持续增高。长期高血压可导致左心室壁增厚。

（3）贫血

贫血主要由于肾组织破坏，促红细胞生成素分泌量减少引起。此外，体内代谢产物堆积对骨髓造血功能具有抑制作用。

（4）氮质血症和尿毒症

大量肾单位受损使代谢产物不能及时排出，水、电解质和酸碱平衡失调，导致氮质血症和尿毒症。

3. 转归

慢性肾小球肾炎病程进展的速度差异很大，但预后均很差。如不能及时进行血液透析或肾移植，患者最终多因尿毒症或由高血压引起的心力衰竭或脑出血而死亡。

知识链接

肾功能检查

肾功能检查包括尿液检查和血液检查。常用的测定项目有尿样、尿比重、尿沉渣镜检、血尿素氮（BUN）、血肌酐（Scr）、血尿素、尿肌酐（Cr）、尿蛋白、选择性蛋白尿指数（SPI）、β_2-微球蛋白清除试验、尿素清除率、血内生肌酐清除率、尿素氮/肌酐比值（BUN）、酚红排泄试验（PSP）等。

第二节　肾盂肾炎

肾盂肾炎是由细菌引起的主要累及肾盂、肾间质和肾小管的炎症性疾病，根据病程分急性和慢性两类。任何年龄均可发生，男女比约为 1 ∶ 10。临床主要表现为发热、白细胞增多、血尿或脓尿及轻重不等的尿路刺激征。

一、病因及发病机制

引起肾盂肾炎的致病菌主要是寄生在肠道的革兰阴性菌，以大肠杆菌最常见，其他细菌和真菌也可致病。感染途径有血源性感染和上行性感染两种。

1. 血源性感染

血源性感染也称下行性感染，病原菌从感染病灶侵入血流，到达肾脏引起急性肾盂肾炎，细菌以葡萄球菌多见，双侧肾脏常同时受累。

2.上行性感染

上行性感染也称逆行性感染,致病菌以大肠杆菌为主,是最常见的感染途径。发生尿道炎和膀胱炎等下尿路感染时,细菌可沿输尿管或输尿管周围淋巴管上行至肾盂,引起肾盂、肾间质和肾小管炎症,病变可累及一侧或双侧肾脏。多见于女性,因女性尿道短、宽、直,而且女性激素水平的变化也有利于细菌对尿道黏膜的黏附。

肾盂肾炎发生常有一定诱因,如泌尿系结石引起的尿路阻塞,医源性尿路手术损伤,膀胱输尿管反流和肾内反流等。慢性消耗性疾病、长期使用激素和免疫抑制剂等因素使机体抵抗力下降,有利于肾盂肾炎的发生。

二、类型及病理变化

(一)急性肾盂肾炎

急性肾盂肾炎是肾盂、肾间质和肾小管的化脓性炎症,主要由细菌感染引起,偶可由多瘤病毒等病毒引起。

1.病理变化

肉眼观,肾脏体积增大,表面充血,有散在、稍隆起的黄白色脓肿,周围见紫红色充血带。病灶可弥漫分布,也可局限于某一区域。多个病灶可相互融合,形成大脓肿(图9-9A)。切面肾髓质内可见黄色条纹,并向皮质延伸。肾盂黏膜充血水肿,表面有脓性渗出物,严重时,肾盂内有脓汁蓄积。

镜下观,灶状间质性化脓性炎或脓肿形成(图9-9B),肾小管内中性粒细胞聚集和肾小管坏死。上行性感染引起的病变首先累及肾盂,局部黏膜充血水肿,并有大量中性粒细胞浸润。早期中性粒细胞局限于肾间质,随后累及肾小管,导致肾小管结构破坏,脓肿形成。肾小管为炎症扩散的通道,管腔内可出现中性粒细胞管型。血源性感染引起的肾盂肾炎常先累及肾皮质,病变发生于肾小球及其周围的间质,逐渐扩展,破坏邻近组织,并向肾盂蔓延。

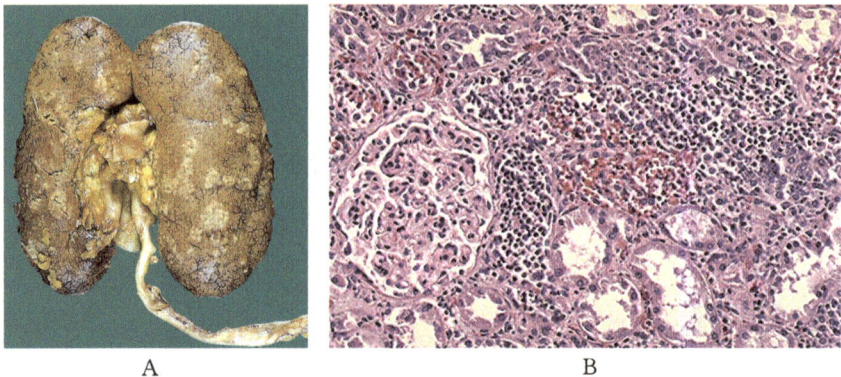

图9-9 急性肾盂肾炎

A.肉眼观,肾脏体积增大,表面有黄白色脓肿;B.镜下观,肾间质内有大量中性粒细胞浸润

2. 病理临床联系

本病起病急,可出现发热、寒颤、白细胞增多等全身反应。尿道和膀胱的炎症刺激可引起尿频、尿急、尿痛等症状,称为膀胱刺激征。因炎症反应使肾体积增大,被膜紧张,患者表现出腰部酸痛和肾区叩击痛。尿检查显示脓尿、蛋白尿、管型尿和菌尿,也可出现血尿。急性肾盂肾炎病变呈灶状分布,肾小球通常较少受累,一般不出现高血压、氮质血症和肾功能障碍。

3. 转归

大多数患者经及时正确治疗可治愈,若治疗不及时或诱因持续存在,可转变为慢性肾盂肾炎,也可并发肾乳头坏死、肾盂积脓、肾周围脓肿等。

(二)慢性肾盂肾炎

慢性肾盂肾炎为肾小管-间质的慢性炎症。病变特点是慢性间质性炎症、纤维化和瘢痕形成,常伴有肾盂和肾盏的纤维化和变形。大多数慢性肾盂肾炎是由急性肾盂肾炎反复发作转变而来,也有少部分患者急性肾盂肾炎的表现不明显,隐匿发展至慢性肾盂肾炎。慢性肾盂肾炎是慢性功能肾衰竭的常见原因之一。

1. 病理变化

肉眼观,肾脏体积缩小,形状不规则,表面出现不规则凹陷性瘢痕(图9-10A),切面肾皮、髓质界限不清,肾乳头萎缩,肾盂黏膜粗糙,肾盂和肾盏因瘢痕收缩而变形。

镜下观,表现为肾小管和间质的慢性非特异性炎症(图9-10B)。病变处肾小管萎缩,间质纤维化和慢性炎细胞浸润,部分肾小管代偿性扩张,腔内充满均质红染的胶样管型,形似甲状腺滤泡。肾盂和肾盏黏膜出现慢性炎细胞浸润及纤维化。肾内细小动脉发生玻璃样变和硬化。早期肾小球很少受累,肾球囊周围可发生纤维化;后期部分肾小球发生玻璃样变和纤维化。

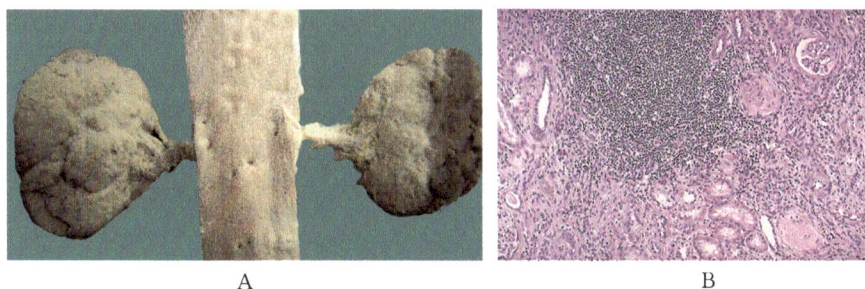

图9-10　慢性肾盂肾炎

A. 肉眼观,肾脏体积缩小,表面呈瘢痕状;B. 镜下观,肾小管萎缩,间质纤维化和慢性炎细胞浸润

2. 病理临床联系

本病常缓慢起病,也可表现为急性肾盂肾炎的反复发作,伴有腰背部疼痛、发热,频发的脓尿和菌尿。肾小管浓缩功能降低可导致多尿和夜尿。钠、钾和碳酸氢盐丧失可引起低钠、低钾及代谢性酸中毒。肾组织纤维化和小血管硬化导致局部缺血,肾素分泌量增加,引起高血压。

晚期肾组织破坏严重,出现氮质血症和尿毒症。

3.转归

慢性肾盂肾炎病程长,早期若积极治疗,消除诱因,可控制病情的发展,肾功能得以代偿。若病变累及双肾,肾组织大量被破坏,最终可导致高血压和慢性肾功能衰竭等严重后果。

知识链接

血液透析

血液透析(hemodialysis,HD)是急、慢性肾功能衰竭患者肾脏替代治疗方式之一,简称血透,是血液净化技术的一种。其利用半透膜原理,通过扩散,将机体内各种有害以及多余的代谢废物和过多的电解质移出体外,达到净化血液的目的,并达到纠正水电解质及酸碱平衡紊乱的目的。

本章小结

一、本章提要

通过对本章的学习,使同学们了解肾小球肾炎和肾盂肾炎的病因及发病机制,掌握肾小球肾炎和肾盂肾炎的病理分型,掌握各型的病理变化和病理临床联系。具体包括以下内容。

• 掌握肾小球肾炎和肾盂肾炎的病理分型;急性弥漫性增生性肾小球肾炎、肾盂肾炎的病理变化及病理临床联系。

• 熟悉快速进行性肾小球肾炎的病理变化及病理临床联系;肾盂肾炎的病因及发病机制。

• 了解肾小球肾炎的病因及发病机制;膜性肾小球肾炎和慢性肾小球肾炎的病理变化及病理临床联系。

二、本章重难点

• 急性弥漫性增生性肾小球肾炎的病理变化及病理临床联系。
• 肾盂肾炎的病理变化及病理临床联系。

课后习题

一、名词解释

肾小球肾炎 大红肾 大白肾

二、填空题

1. 免疫复合物引起肾炎的基本机制包括 _____ 和 _____两种。

2. 急性弥漫性增生性肾小球肾炎的临床表现有 _____、_____ 和 _____。

3. 快速进行性肾小球肾炎又称为 _____,特征性病变是形成 _____。

4. 膜性肾小球肾炎的临床表现有 _____、_____、_____ 和 _____。

5. 肾盂肾炎的感染途径主要有 _____ 和 _____。

三、选择题

1. 关于急性肾小球肾炎的叙述,正确的是(　　)

A. 女性多见

B. 蛋白尿多见

C. 镜下血尿少见

D. 血压明显升高

E. 常发生于感染后 1 周

2. 急性弥漫性增生性肾小球肾炎的镜下主要变化是(　　)

A. 肾小球间质中结缔组织增生

B. 肾小球壁层上皮细胞增生

C. 肾小球毛细血管壁增生

D. 肾小球毛细血管内皮细胞及系膜细胞增生

E. 弥漫性肾小球纤维化、玻璃样变

3. 急性肾小球肾炎的病变是(　　)

A. 纤维素性炎

B. 变态反应性炎

C. 变质性炎

D. 化脓性炎

E. 增生性炎

4. 急性肾小球肾炎肉眼变化主要呈现(　　)

A. 大白肾

B. 蚤咬肾和大红肾

C. 多发性小脓肿

D. 多囊肾

E. 固缩肾

5. 新月体主要由哪些细胞增生形成(　　)

A. 系膜细胞

B. 脏层上皮细胞

C. 毛细血管内皮细胞

D. 壁层上皮细胞

E. 以上均有

6. 膜性肾小球肾炎的肉眼变化是(　　)

A. 大红肾

B. 大白肾

C. 蚤咬肾

D. 疤痕肾

E. 固缩肾

7. 膜性肾小球肾炎的特点是肾小球的（　　　）

A. 肾球囊壁层上皮增生，形成大量新月体

B. 毛细血管丛内皮细胞显著增生肥大

C. 系膜细胞增生并产生大量基质

D. 肾球囊壁增厚，肾小球周围纤维化

E. 毛细血管基底膜弥漫性增厚

8. 引起肾脏体积明显缩小的常见病变是（　　　）

A. 肾结石

B. 肾脓肿

C. 新月体性肾小球肾炎

D. 慢性肾小球肾炎

E. 急性肾盂肾炎

9. 急性肾盂肾炎是（　　　）

A. 纤维素性炎

B. 变态反应性炎

C. 变质性炎

D. 化脓性炎

E. 增生性炎

10. 引起急性肾盂肾炎最常见的病原体是（　　　）

A. 葡萄球菌

B. 链球菌

C. 淋球菌

D. 分枝杆菌

E. 大肠杆菌

四、问答题

1. 急性弥漫性增生性肾小球肾炎、快速进行性肾小球肾炎的病理学变化和临床特征是什么？

2. 慢性肾盂肾炎和慢性肾小球肾炎的病理变化有什么不同点和相同点？

（陈晓庆）

第十章　乳腺与女性生殖系统疾病

学习目标

1. 掌握慢性子宫颈炎的类型和病理变化;子宫颈癌的类型和病理变化。

2. 熟悉慢性子宫颈炎、子宫颈癌的病因及发病机制;子宫内膜增生症、子宫腺肌病、葡萄胎、绒毛膜上皮癌的病理变化及病理临床联系;子宫颈癌的扩散、转移及病理临床联系。

3. 了解子宫内膜增生症的病因及发病机制;乳腺疾病、子宫外子宫内膜异位症、恶性葡萄胎的基本病理知识。

第一节　乳腺疾病

一、乳腺增生症

乳腺增生症是由于卵巢内分泌功能紊乱,导致体内雌激素水平升高、孕激素水平降低,刺激乳腺末梢导管上皮和间质纤维组织发生的增生性病变。该病变既非炎症也非肿瘤,主要表现为单侧或双侧乳腺肿块,青春期以后均可发病,尤以 30～40 岁为高峰期。

(一)乳腺纤维囊性变

乳腺纤维囊性变(fibrocystic changes of breast)又称纤维囊性乳腺病、乳腺囊性增生病或乳腺囊肿病,是以末梢导管和腺泡扩张、间质纤维组织和上皮不同程度的增生为特点,是最常见的乳腺增生性疾病。该病多发生于 25～45 岁女性,青春期极少发病,绝经前达发病高峰,绝经期后一般不会进展。

病理类型分为非增生型和增生型两种。肉眼观,常为双侧,多灶性小结节分布,分布不清,囊肿大小不一,多少不等。小囊肿相互聚集,与增生的间质纤维组织相间交错而出现斑驳不一的外观。大囊肿内含浑浊的半透明液体,有特征的蓝色顶端,膨入到皮下脂肪组织,称为蓝顶囊肿。镜下观,非增生型纤维囊性变的囊肿被覆上皮多为扁平上皮,也可完全缺如,仅为纤维性囊壁。囊腔内偶见钙化,如囊肿破裂,周围间质可发生玻璃样变。增生型纤维囊性变的囊肿伴有末梢导管和腺泡上皮的增生,出现异型上皮的增生时,具有演变为乳腺癌的可能,故将乳腺纤维囊性变归为癌前病变。

(二)硬化性腺病

硬化性腺病(sclerosing adenosis)是以乳腺纤维间质和腺体成分明显增生为特点,且纤维组织超过腺体增生,是一种少见类型。肉眼观,病灶灰白、质硬,与周围乳腺组织界限不清,无包膜。镜下观,乳腺小叶末梢导管上皮、肌上皮和间质纤维组织增生。腺泡受增生及纤维组织挤压而扭曲,甚至腺腔消失,呈实性条索状,病灶周围的腺泡扩张。易与乳腺硬癌混淆,通过免疫组织化学证实存在肌上皮细胞,可排除硬癌的诊断。

二、乳腺癌

乳腺癌(carcinoma of breast)是一组主要起源于乳腺终末导管小叶单位的恶性上皮性肿瘤,绝大多数为腺癌,是女性最常见的恶性肿瘤,居女性癌症死亡率的首位。多发生于40~60岁的女性,小于35岁的女性发病较少。男性患者罕见,约占1%左右。

(一)病因及发病机制

乳腺癌发病机制尚未明了,但有几种因素已被确定是其发生的危险因素。地域差异、家族遗传、月经和生育史(如与初潮早、未产、初产年龄偏大、绝经晚有关)、激素替代治疗、离子辐射等,这些因素的共同特征是在通常易感的情况下,加强和(或)延长了雌激素的刺激作用。

(二)类型及病理变化

本病的好发部位为乳腺的外上象限(50%),其次为中央区和内上象限,单侧多见,也可累及双侧。乳腺癌有复杂的组织形态学表型,大致分为非浸润性乳腺癌和浸润性乳腺癌两种。

1. 非浸润性癌(原位癌)

(1)导管原位癌

导管原位癌(ductal carcinoma in situ,DCIS)又称导管内癌。肉眼观,切面可有不太明显的实性、小结节状或颗粒状区域,粉刺型可见管腔内淡黄色膏状坏死,挤压有溢出,似皮肤粉刺。镜下观,导管明显扩张,癌细胞局限于扩张的导管内,导管基底膜完整。癌细胞团中央可有凝固性坏死,称为粉刺型导管原位癌。除此之外,还有筛状型、实体型、微乳头型和混合型导管原位癌。

(2)小叶原位癌

小叶原位癌(lobular carcinoma in situ,LCIS)最常发生于绝经前的妇女,约占所有乳腺癌的1%~6%。一般不形成明显肿块,常在无意中发现。镜下观,病变位于终末导管小叶单位,癌组织局限于小叶末梢导管和腺泡内,未突破基底膜,小叶结构尚存(图10-1)。癌细胞较导管内癌的癌细胞小而圆,大小形态较为一致,一般无癌细胞坏死,无间质炎症反应和纤维组织增生。如能及时治疗,预后良好。

2. 浸润性癌

(1)浸润性导管癌

浸润性导管癌(invasive ductal carcinoma)由导管原位癌发展而来,为最常见的浸润性乳腺癌的类型(占40%~70%)。肉眼观,肿瘤不规则或结节状,直径多为2~3 cm,呈蟹足状侵入邻近组织,色灰白、质硬,切面常有凹陷,可见黄白色条纹,有砂砾感(图10-2A)。镜下观,组织形态多样,高分化癌细胞形态较一致,排列成明显的腺样结构,病理性核分裂象少见;低分化癌细胞形态多样,排列为巢状、团索状,病理性核分裂象多见,局部可见细胞坏死。肿瘤间质

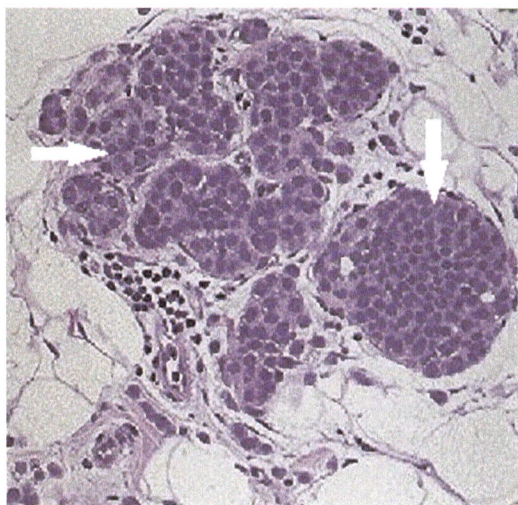

图 10 - 1 乳腺小叶原位癌(镜下观)
箭头示癌细胞,形状小而圆

有致密的纤维组织增生,癌细胞在间质内浸润生长(图 10 - 2B)。

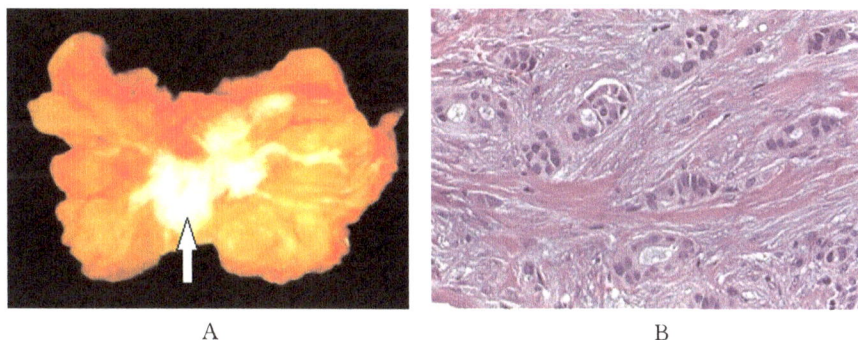

A   B

图 10 - 2 浸润性导管癌
A. 肉眼观,肿瘤呈不规则形(蟹足状)白色纤维状;B. 镜下观,乳腺浸润性导管癌分化
较差,癌细胞异型性大

(2)浸润性小叶癌

浸润性小叶癌(invasive lobular carcinoma)约占浸润性乳腺癌的 5%~15%,多见于老年女性,双侧乳腺受累的约占 20%。肉眼观,肿物常不规则,没有明显的界限,切面多呈灰色或白色,部分病例无明显肉眼改变。镜下观,肿瘤细胞较小,呈圆形或卵圆形,大小、形态较一致,病理性核分裂象少见。常呈单层条索状浸润于周围的纤维间质中,也可环绕导管呈同心圆状排列。该型患者预后较差。

3. 特殊类型的癌

特殊类型的癌种类较多,但临床较少见,主要有髓样癌、小管癌、黏液癌、浸润性乳头癌、化生性癌等。

(三)扩散

1. 直接蔓延

直接蔓延可见于乳腺实质本身,也可侵犯乳头、皮肤、筋膜、胸肌或胸壁的其他结构。

2. 淋巴道转移

淋巴道转移是乳腺癌最常见的转移途径,最常累及的两组淋巴结是腋窝下淋巴结和乳内动脉旁淋巴结。最早转移至同侧腋窝下淋巴结,晚期可相继转移至锁骨下淋巴结,逆行至锁骨上淋巴结。肿瘤位于内侧乳房且腋窝下淋巴结阳性者,乳内动脉旁淋巴结转移率可达50%以上。

3. 血道转移

晚期乳腺癌经血道常转移到骨骼系统、肺、胸膜、肝、肾上腺和脑等。

(四)病理临床联系

乳腺癌多发生于乳腺的外上象限。早期为无痛性肿块,不易发现。乳腺癌皮下淋巴管受侵犯,淋巴回流受阻可致皮肤水肿,但毛囊处不会随之水肿,造成乳房表面凹陷,出现橘皮样外观。乳头下方的肿瘤,可牵拉乳头引起乳头偏斜、凹陷;侵犯乳头可致乳头溃疡、糜烂等。

(五)预后

乳腺癌的预后与多种临床病理因素相关。新近认为雌激素受体(ER)和孕激素受体(PR)阳性,Her-2/neu阴性的乳腺癌,对激素治疗敏感,而多数对化疗不敏感,预后较好;ER和PR阴性,Her-2/neu阳性的乳腺癌,对激素治疗不敏感,而多数对化疗敏感,预后相对较差。

📖 **知识链接**

男性乳腺发育

男性乳腺发育是指由于乳腺腺体和间质两者共同肥大与增生引起的男性乳腺增大。它由多种原因引起,25岁前男性乳腺发育通常与青春期激素改变有关,而年龄较大的患者,可由功能性肿瘤、肝硬化或药物(如雌激素、洋地黄、海洛因、某些抗结核药、抗真菌及化疗药物等)所致。临床上,男性乳腺发育经常以乳头下部为中心分布,这是其与癌进行鉴别诊断的要点,后者倾向于乳腺非中心分布。男性乳腺发育发生率高的国家,其男性乳腺癌发生率亦高,研究表明这两种疾病之间存在病因学联系。

第二节 慢性子宫颈炎

慢性子宫颈炎(chronic cervicitis)是由病原体感染引起的子宫颈慢性非特异性炎症,是已婚妇女最常见的妇科疾病。多数由急性子宫颈炎未治疗或治疗不彻底发展而来,也可无急性子宫颈炎病史,直接表现为慢性子宫颈炎。主要临床表现为白带增多、下腹坠胀、腰骶部疼痛等。

一、病因及发病机制

本病的病原体主要为葡萄球菌、链球菌、大肠埃希杆菌及厌氧菌,其次也可由单纯疱疹病毒和人类乳头状瘤病毒(HPV)等病毒感染引起。病原体感染与性生活不洁、分娩、流产以及长期慢性刺激有关。

二、类型及病理变化

子宫颈黏膜常见充血水肿,间质内有淋巴细胞、浆细胞和巨噬细胞等慢性炎细胞浸润,伴有鳞状上皮的化生和子宫颈腺上皮的增生。依其病理变化分为以下四种病理类型。

1. 子宫颈糜烂(cervical erosion)

子宫颈糜烂是慢性子宫颈炎最常见的一种病理类型。子宫颈糜烂实际上是子宫颈损伤的鳞状上皮被子宫颈黏膜柱状上皮增生下移取代而成。由于柱状上皮较薄,上皮下血管较薄,血管显露而呈现边界清晰的红色糜烂区,称为假性糜烂。而真正的糜烂是指子宫颈阴道部鳞状上皮坏死脱落,形成浅表的缺损。糜烂修复过程中,病变处的单层柱状上皮又可通过鳞状上皮化生或鳞状上皮增生恢复,称为糜烂愈合。化生的鳞状上皮若呈非典型性增生时,有恶变的可能,应引起高度重视。

2. 子宫颈腺体囊肿(Nabothian cyst)

子宫颈表面突出多个含有无色黏液的青白色小囊泡,直径多在 1 cm 以内,合并感染时呈白色或淡黄色。多为子宫颈糜烂愈合过程中,增生的鳞状上皮覆盖或伸入腺管导致腺管口阻塞,或腺管周围结缔组织增生、瘢痕化压迫腺管,使黏液潴留,形成子宫颈囊肿,又称纳博特囊肿。

3. 子宫颈息肉(cervical polyp)

子宫颈息肉是由于长期慢性刺激,使子宫颈黏膜、腺体和间质结缔组织局限性增生形成的息肉状物。肉眼观,淡红色,质软,常为单发,也可多发,直径多在 1 cm 左右。镜下观,可见扩张的宫颈黏膜腺体,间质水肿、炎症和纤维化;表面上皮常有鳞状上皮化生。如病变表面糜烂或有溃疡形成,临床上可表现为阴道出血。子宫颈息肉为良性病变,摘除后易复发,但很少恶变。

4. 子宫颈肥大(cervical hypertrophy)

慢性炎症长期刺激使宫颈组织增生,宫颈表面光滑,呈不同程度增大。

第三节　子宫内膜增生症

子宫内膜增生症(endometrial hyperplasia)是子宫内膜腺体和间质的增生性病变,从青春期到更年期女性均可发病。

一、病因及发病机制

子宫内膜增生症与内源性(多囊卵巢综合征、肥胖等)或外源性的雌激素水平升高有关,但其发生机制尚不十分清楚。

二、病理变化

根据 WHO 标准,将子宫内膜增生症分为以下几型。

1. 单纯性增生(simple hyperplasia)

肉眼观,病变的子宫体积稍大、内膜弥漫性增厚,可以混有红色光滑息肉样物,质地柔软。镜下观,内膜中的腺体数量增多,有些腺体扩张呈小囊状。腺体内衬单层或假复层上皮,细胞呈柱状,无异型性,类似于增殖期子宫内膜的细胞形态和排列。间质细胞成分也增多,常见螺旋动脉样小血管。

伴有非典型增生的单纯性增生少见,腺体类似于单纯性增生,但是腺体的上皮细胞呈非典型性,细胞极性消失,胞核空泡状,核仁明显。

2. 复杂性增生(complex hyperplasia)

肉眼观,内膜可增厚也可很薄,可呈斑块或息肉样。镜下观,病变为腺体的局灶性增生而不累及间质。病变区腺体成分增多,出现"背靠背"现象,间质明显减少但依然存在(图 10 - 3)。腺体不规则,或呈锯齿状,或形成腺腔内的小乳头结构,腺上皮细胞形态和排列类似于单纯性增生。

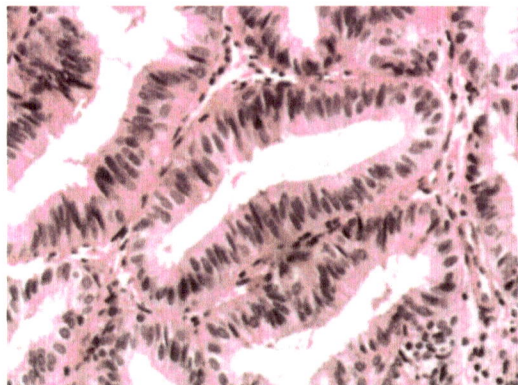

图 10 - 3　子宫内膜复杂性增生(镜下观)
增生腺体呈"背靠背"现象

3. 不典型增生(atypical hyperplasia)

不典型增生又称子宫内膜上皮内瘤变。肉眼观,子宫内膜增厚,呈息肉或斑块状。镜下观,在复杂性增生的基础上,出现上皮细胞的异型性,细胞核大深染,大小不一,形状不规则。有时重度不典型增生难与子宫内膜癌鉴别,出现间质浸润归属为癌,往往需要切除子宫后进行病理学诊断才能确诊。

三、病理临床联系

临床表现主要为功能性子宫出血及绝经后出血等。从子宫内膜增生到子宫内膜癌是一个连续的演变过程。1%的单纯性增生、8%的伴有非典型增生的单纯性增生可进展为子宫内膜癌;约 3%的复杂性增生可进展为子宫内膜癌;约 1/3 的非典型增生患者五年内可进展为子宫内膜癌。

第四节　子宫内膜异位症

子宫内膜异位症(endometriosis)是指具有生长功能的子宫内膜腺体和间质出现在子宫腔被覆内膜以外的部位。可分为子宫腺肌病和子宫外内膜异位症,一般见于育龄期妇女。认为与月经期子宫内膜经输卵管反流至腹腔脏器、手术切口内膜种植或经血流播散、异位子宫内膜由体腔上皮化生所致等有关。可以侵及全身任何器官,绝大多数位于盆腔内。主要表现为进行性痛经,少数患者出现月经紊乱、不孕、盆腔炎等。

一、子宫腺肌病

子宫腺肌病是指在子宫肌壁深层出现岛屿状子宫内膜腺体和间质。本病分弥漫型和局灶型两类,局灶型腺肌病又称为子宫腺肌瘤。在多数病例中,腺肌病是由子宫内膜的非功能(基底)层组成。肉眼观,子宫均匀或不规则增大,切面可见明显的、境界不清的肌层肥厚隆起部位,并伴有不同形态的腔隙,其内充满淡黄色或咖啡色液体。镜下观,子宫肌壁深层出现岛屿状子宫内膜腺体和间质,通常呈增生期改变。

二、子宫外子宫内膜异位症

80%的子宫外子宫内膜异位症发生于卵巢,亦可发生于子宫阔韧带、子宫直肠窝、盆腔腹膜等。肉眼观,病变部位表现为蓝色囊性小结节,质软似桑葚,可与周围脏器粘连,也可表现为多发性息肉样肿物。镜下观,可见子宫内膜腺体和间质,可有新鲜或陈旧性的出血。如发生于卵巢,因反复出血可导致卵巢内出现咖啡样黏稠液体,称巧克力囊肿。

子宫内膜异位症组织学上虽为良性,但却有增生、浸润、转移及复发等恶性行为,常因部位不同而表现出不同的临床特征。

第五节　滋养层上皮细胞疾病

滋养层上皮细胞疾病(gestational trophoblastic diseases,GTD)是一组与妊娠有关、存在滋养层细胞增生的共同特征的疾病。好发于生育期妇女。患者血液及尿液中的人绒毛膜促性腺激素(human chorionic gonadotropin,HCG)水平比正常妊娠时要高,可作为临床诊断、观察和判断疗效的辅助指标。

一、葡萄胎

葡萄胎(hydatidiform mole)指滋养层细胞增生伴有绒毛肿胀,形成许多成串的囊性水泡,状如葡萄,又称水泡状胎块,是一种胎盘绒毛的良性病变。发生于育龄期女性,20～30 岁和 40 岁以上至绝经两个年龄段多见。葡萄胎可分为完全性葡萄胎和部分性葡萄胎两类。

(一)发病因素

本病病因尚未完全明了。一般认为,完全性葡萄胎是由配子形成和受精过程异常引起的,多数染色体数目正常;85%为 46XX,15%为 46XY。推测在 46XX 病例中,受精过程为一个"空"卵子与单倍体精子结合,不经胞质分裂而复制;而在 46XY 的病例中,受精是由"空"卵子与两个单倍体精子结合,融合和复制而成。大多数部分性葡萄胎为三倍体 69XXX 或 69XXY,可由一个正常卵子(23X)和一个没有减数分裂的双倍体精子(46XY)或两个单倍体精子(23X 或 23Y)结合而成。少数表现为 16 号染色体三体。

(二)病理变化

肉眼观,完全性葡萄胎呈典型的"葡萄串"状,几乎所有的绒毛均发生水肿变性,无胎儿或附属器官组织,囊泡内含清亮、透明或半透明液体(图 10-4A)。单个囊泡直径为 1~30 mm,肿胀的绒毛充满宫腔,可使子宫增大。部分性葡萄胎病灶通常较小,部分绒毛为葡萄状,但仍保留正常绒毛,可有或无胎儿及附属器官。

镜下观,葡萄胎的特点有:①绒毛因间质高度水肿并黏液变性而胀大;②绒毛间质血管消失,或见无功能的毛细血管;③滋养层细胞(合体滋养层和细胞滋养层细胞以不同比例混合存在)不同程度的增生,可有轻度异型性(图 10-4B)。滋养层细胞增生为葡萄胎最为重要的特征。

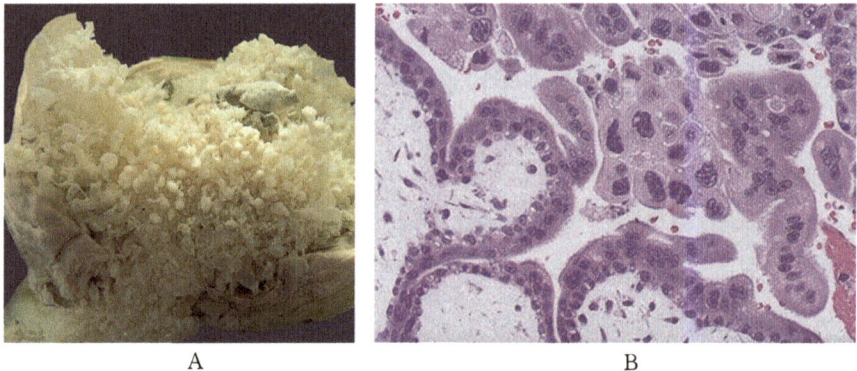

图 10-4 葡萄胎

A. 肉眼观,绒毛高度水肿,呈葡萄状;B. 镜下观,绒毛间质血管消失,绒毛肿大

(三)病理临床联系

患者多在妊娠 12~14 周出现反复阴道流血并混有水泡样物排出,早期超声检查可在出现症状前发现。由于绒毛高度水肿可导致子宫增大,往往大于相应孕周的正常妊娠体积。此时检测不到胎心及胎动,触及不到胎体。患者血和尿中的 HCG 水平明显高于正常妊娠者。大多数患者可经 B 超确诊。

葡萄胎患者经彻底清宫后,绝大多数可痊愈,术后要定期检测血液或尿液中的 HCG 水平,排除恶变或持续性滋养层细胞疾病的情况。患者如无生育要求,可考虑切除子宫。

二、恶性葡萄胎

恶性葡萄胎(invasive mole)是介于葡萄胎和绒毛膜上皮癌之间的交界性肿瘤,又称侵袭性葡萄胎,是指水泡状胎块的绒毛侵入子宫肌层和(或)血管中,引起出血、坏死,侵犯范围可以很广泛,形成子宫外滋养层细胞结节,如阴道、肺、脑和脊髓等。约10%的葡萄胎可转变为恶性葡萄胎,但也可一开始即为恶性葡萄胎。

肉眼观,可见有水泡状绒毛浸润的子宫肌层,形成紫蓝色出血结节。镜下观,子宫肌层内可见水泡状绒毛或坏死的绒毛。滋养层细胞增生、浸润,细胞异型性显著,绒毛间质水肿。滋养层细胞增生程度和异型性比良性葡萄胎显著,常见出血、坏死。

临床可见子宫体积不同程度增大,血和尿中的HCG持续阳性,阴道持续或不规则流血。临床症状和侵犯的部位有关:肺内的结节可自发消退而无任何症状,如有栓塞,可出现咯血;脑内的小病灶可导致致命性出血。大多数恶性葡萄胎对化疗敏感,预后较好。

三、绒毛膜上皮癌

绒毛膜上皮癌(choriocarcinoma)简称绒癌,是发生在妊娠绒毛滋养层上皮的高度侵袭性恶性肿瘤,易早期发生血道转移。多见于育龄期妇女,大多数发生于完全性葡萄胎之后(约占50%),也可发生于部分性葡萄胎、异位妊娠、流产或足月妊娠之后,但非常少见。

(一)病理变化

肉眼观,癌结节可以单个或多个,大的结节可突入宫腔,常侵入深肌层,甚至穿透宫壁达浆膜层外。和葡萄胎一样,绒癌也可发生在异位妊娠的部位。病变组织质软,呈暗红或紫蓝色(图10-5A)。镜下观,癌组织由合体滋养层细胞及细胞滋养层细胞组成,细胞异型性明显,核分裂象多见(图10-5B),呈不规则条索状或片块状排列。肿瘤自身无间质血管,依靠侵袭宿主血管获取营养,故出血和坏死较常见。癌细胞不形成绒毛和水泡状结构,与恶性葡萄胎有明显不同。

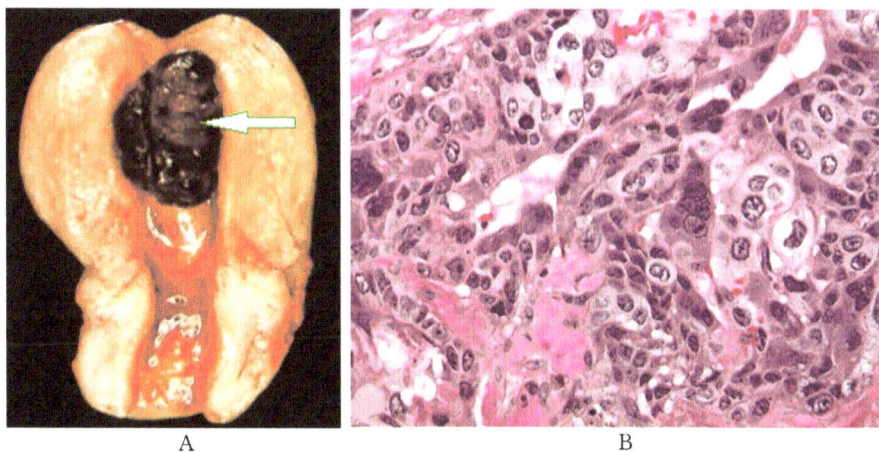

图10-5　绒毛膜上皮癌
. 肉眼观,箭头示暗红色肿瘤;B. 镜下观,绒毛不存在,滋养层细胞增殖显著,异型性明显

（二）扩散

绒癌侵袭性破坏血管的能力很强，除了局部蔓延外，极易经血道转移，以肺和阴道壁最常见。少数病例在原发灶被切除后，转移灶可自行消退。

（三）病理临床联系

临床主要表现为葡萄胎流产和妊娠数月甚至数年后，阴道持续不规则出血，子宫体积增大，血或尿中 HCG 水平显著增高。如发生肺转移时，可出现咯血；发生脑转移时可出现头痛、昏迷、瘫痪等。绒毛膜上皮癌治疗的进展是医学肿瘤学中最为成功的篇章之一。随着化疗药的应用，肿瘤局限于子宫内的患者其生存率接近 100％。

第六节　子宫颈癌

子宫颈癌（cervical carcinoma）是女性生殖道最常见的恶性肿瘤，发病年龄以 40～60 岁最多。近年来，由于广泛子宫颈脱落细胞学筛查工作的开展，提高了宫颈上皮内瘤变（CIN）的早期诊断率，且已成为宫颈癌防治的有效方法。

一、病因及发病机制

子宫颈癌的高发病率与早婚、多产和经济水平低等有关。单一的最重要的因素可能为初次性交的年龄过小。人类乳头状瘤病毒（HPV）在宫颈癌发生中的重要作用已经明确，然而，感染高危型 HPV 的妇女中只有少数发展成为子宫颈癌，故必然有其他因素的协同作用。目前，EB 病毒尽管在统计学上与宫颈癌的发生有关，但并不认为两者具有因果关系。口服避孕药和其他激素与子宫颈癌之间的关系仍有争议。

二、类型及病理变化

子宫颈癌大多发生于子宫颈鳞状上皮与柱状上皮的交界处。组织学类型主要以子宫颈鳞癌最多见（图 10-6），占 80％；子宫颈腺癌少见，仅占 15％；其余为少数其他恶性肿瘤，如黏液表皮样癌、小细胞未分化癌、类癌等。

（一）大体分型

1. 糜烂型

病变处呈颗粒状、潮红，质脆，触之易出血。常见于原位癌和早期浸润癌，临床上易漏诊。

2. 外生菜花型

癌组织向宫颈表面生长，呈菜花状，灰白色，质脆，触之易出血，病灶表面常继发坏死或溃疡形成。

3. 内生浸润型

癌组织向宫颈深部浸润性生长，宫颈前后唇变硬。子宫颈表面光滑，临床易误诊。

4. 溃疡型

癌组织向宫颈深部浸润性生长的同时，表面继发大块坏死、脱落，形成火山口状溃疡。

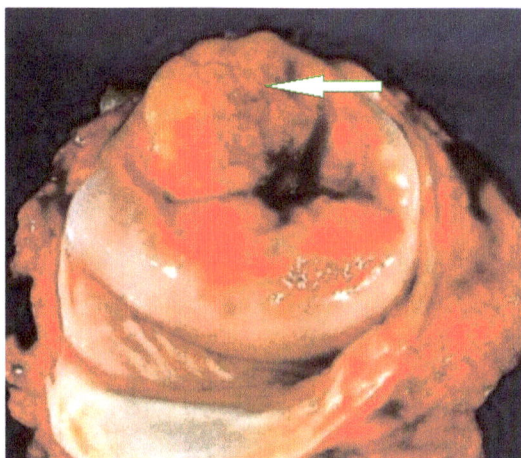

图 10 - 6　子宫颈鳞状细胞癌(肉眼观)

(二)组织学分型

1. 子宫颈鳞状细胞癌(squamous cell carcinoma of the cervix)

几乎所有的浸润性鳞癌都是由 CIN 发展而来的。早期浸润癌或微小浸润性鳞癌指癌细胞突破基底膜,但浸润深度不超过基底膜下 5 mm,向固有膜间质内浸润,形成一些不规则的癌细胞巢或条索。早期浸润癌一般肉眼不能判断,只有在显微镜下才能确诊。

浸润癌是指癌组织向间质内浸润性生长(图 10 - 7),浸润深度超过基底膜下 5 mm 者。根据癌细胞的分化程度,将浸润癌分为高分化(约占 20%)、中分化(约占 60%)和低分化(约占 20%)鳞癌三种。

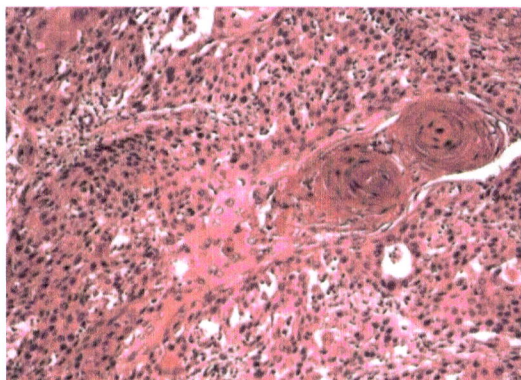

图 10 - 7　子宫颈鳞状细胞癌(高分化)

2. 子宫颈腺癌

子宫颈腺癌(cervical adenocarinoma)组织学上大多为高分化及中分化的腺癌,特别是高分化的黏液腺癌很易漏诊(图 10 - 8),尤其炎症较明显时易误诊为炎症性增生。

高分化腺癌的组织结构类似于正常子宫颈管腺体,细胞多呈高柱状,胞核位于基底部,胞质富于黏液。中分化腺癌在子宫颈癌中最常见,癌组织呈明显的腺管样结构,在间质中散在分

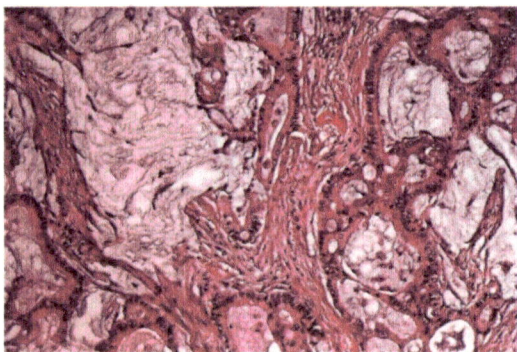

图 10 - 8　子宫颈腺癌(黏液型)

布,管腔大小不一,形状不规则,细胞层次不等,胞质内含有多少不等的黏液。低分化腺癌常无
或仅有少量腺样结构,癌细胞常排列为实体巢状,细胞异型性明显,可有黏液湖形成。

三、扩散和转移

子宫颈癌扩散的特点是直接蔓延至阴道、子宫体、子宫旁组织、下尿道和骶子宫韧带等处。
晚期可向前累及膀胱,向后累及直肠。最终因广泛扩散导致整个盆腔粘连,盆腔内组织固定,
称为"冰冻骨盆"。

淋巴道转移为最常见和最重要的转移途径。受累方式按顺序发生,首先为宫颈旁淋巴结、
髂外淋巴结;然后转移至髂总、深腹股沟或骶前淋巴结。

过去报道的血道转移比较罕见,但目前血道转移的发生率也有增加,肺和骨是最常见的转
移部位。

四、病理临床联系

患者早期通常无明显症状。随着病情发展,患者可出现接触性出血及不规则阴道出血。
如癌组织坏死并发感染,可出现白带增多,伴特殊腥臭味。晚期可引起持续性腰骶部或下腹部
疼痛,甚至癌组织可侵及膀胱和直肠,引起子宫膀胱瘘或子宫直肠瘘。

📖 本章小结

一、本章提要

通过对本章的学习,使同学们了解乳腺疾病,熟悉女性生殖系统疾病的基本知识,为今后
的临床护理工作打下良好基础。具体包括以下内容。

• 熟悉疾病涉及到的病因、病理变化及病理临床联系,如慢性子宫颈炎、子宫内膜增生
症、子宫颈癌等。

• 具有能区别相近疾病的能力,如区别葡萄胎、恶性葡萄胎及绒毛膜上皮癌的病理变
化等。

• 了解乳腺疾病、子宫外子宫内膜异位症、恶性葡萄胎等其他女性生殖系统疾病的基本病理知识。

二、本章重难点

• 慢性子宫颈炎、子宫颈癌的类型和病理变化。
• 子宫内膜增生症、子宫腺肌病、葡萄胎、绒毛膜上皮癌的病理变化及病理临床联系。
• 子宫颈癌的扩散、转移及病理临床联系。

课后习题

一、名词解释

慢性子宫颈炎　子宫腺肌病　巧克力囊肿　葡萄胎

二、填空题

1. 子宫颈癌的肉眼类型包括 _____ 、_____ 、_____ 和 _____ 四种。
2. 葡萄胎分为 _____ 和 _____ 两类。
3. 乳腺癌的好发部位是 _____ 。

三、选择题

1. 乳腺癌最常见的类型为（　　　）
A. 导管内原位癌
B. 浸润性导管癌
C. 小叶原位癌
D. 浸润性小叶癌
E. 硬癌

2. 慢性子宫颈炎的病变不包括（　　　）
A. 巧克力囊肿
B. 纳博特囊肿
C. 子宫颈肥大
D. 子宫颈息肉
E. 子宫颈糜烂

3. 以下对子宫内膜异位症的叙述,错误的是（　　　）
A. 子宫局部增厚或均匀增大
B. 子宫的一种良性肿瘤
C. 子宫肌层内有子宫内膜腺体和间质
D. 异位的腺体及间质周围有增生肥大的平滑肌纤维

E. 增厚的子宫壁中散在大小不等含血性浆液的囊腔

4. 形成巧克力囊肿的疾病是（　　　）

A. 子宫内膜增生症

B. 卵巢子宫内膜异位

C. 子宫腺肌病

D. 卵巢浆液性囊腺瘤

E. 卵巢黏液性囊腺瘤

5. 子宫颈癌来源于（　　　）

A. 子宫颈阴道部鳞状上皮

B. 子宫颈移行带鳞状上皮

C. 子宫颈的储备细胞

D. 子宫颈管的黏膜柱状上皮

E. 以上都可

6. 与子宫颈癌发病有关的病毒是（　　　）

A. HIV

B. HPV

C. EBV

D. HAV

E. HBV

7. 恶性葡萄胎与绒毛膜上皮癌的主要不同点在于（　　　）

A. 有绒毛结构

B. 浸润肌层

C. 转移性阴道结节

D. 细胞明显增生并具有异型性

E. 出血坏死

四、问答题

1. 简述慢性子宫颈炎的类型及病变特点。

2. 试比较葡萄胎、恶性葡萄胎和绒毛膜上皮癌的病理变化特点。

第十一章　内分泌系统疾病

学习目标

1. 掌握常见甲状腺疾病的基本病理变化;糖尿病的基本病理变化。
2. 熟悉慢性甲状腺炎、甲状腺肿、甲状腺癌的病因及发病机制。
3. 了解糖尿病的分类、病因及发病机制。

第一节　甲状腺疾病

一、慢性甲状腺炎

(一)慢性淋巴细胞性甲状腺炎

慢性淋巴细胞性甲状腺炎(chronic lymphocytic thyroidditis)又称为桥本甲状腺炎(Hashimoto thyroiditis),多发于40岁以上的妇女,与自身免疫性有关,表现为甲状腺弥漫性增大,质硬。发病初期会伴有轻度甲亢,晚期一般会有甲状腺功能低下的表现,患者血中出现多种自身抗体。肉眼观,甲状腺弥漫性对称性增大,但病变不向甲状腺外延伸,被膜增厚,但与周围组织无粘连,甲状腺质地硬韧,切面质脆,呈结节状改变,灰黄色。镜下观,实质细胞被广泛破坏萎缩,间质细胞、多量淋巴细胞及不等量的嗜酸性粒细胞浸润及淋巴滤泡形成、纤维组织增生,偶见多核巨细胞。

(二)慢性纤维性甲状腺炎

慢性纤维性甲状腺炎(chronic fibrous thyroiditis)又称Riedel甲状腺肿或侵袭性甲状腺炎,是一种非常罕见的病变,原因不明。累及成年人及老年患者,略多见于女性。临床早期症状不明显,仅表现为甲状腺肿大,境界不清,但功能正常,晚期可出现甲状腺功能低下,常伴有呼吸困难等。肉眼观,甲状腺肿大,病变呈结节状,质地硬似木质,与周围粘连明显,切面呈灰白色。镜下观,甲状腺滤泡萎缩,部分滤泡结构被破坏,间质大量纤维组织增生,伴玻璃样变性,可见淋巴细胞浸润。

(三)慢性淋巴细胞性甲状腺炎与慢性纤维性甲状腺炎的对比

慢性淋巴细胞性甲状腺炎与慢性纤维性甲状腺炎对比:①前者病变仅局限于甲状腺内;后者向周围组织蔓延、侵犯并且有粘连;②前者形成淋巴滤泡,后者虽有淋巴细胞浸润,但是一般不形成淋巴滤泡;③前者存在纤维组织增生,但并不显著,后者有显著的纤维化及玻璃样变,质地较硬。

二、甲状腺肿

(一)弥漫性非毒性甲状腺肿

弥漫性非毒性甲状腺肿(diffuse nontoxic goiter)又称为单纯性甲状腺肿(simple goiter),是由于激素合成缺陷造成的甲状腺素分泌不足,促甲状腺素分泌增多,从而使甲状腺滤泡上皮增生,滤泡内胶质蓄积而使甲状腺肿大。一般不伴有甲状腺功能亢进。由于病变常呈区域性分布,所以又称地方性甲状腺肿(endemic gotier)。

1. 病因及发病机制

(1)缺碘

地方性水、土、食物中缺碘及青春期、妊娠和哺乳期对碘需求量增加而相对缺碘,如果长期持续缺碘会造成滤泡上皮增生和所合成的甲状腺球蛋白没有碘化而不能被上皮细胞吸收利用,滤泡腔内充满胶质,导致甲状腺肿大。

(2)高碘

常年饮用含高碘的水,因碘摄入量过大,过氧化物酶的功能基团被过多占用,影响络氨酸氧化,因而碘的有机化过程受阻,甲状腺呈代偿性肿大。

(3)致甲状腺肿因子作用

①水中大量钙和氟可引起甲状腺肿,因其影响肠道碘的吸收,从而抑制甲状腺素分泌;②有些食物中含有一些化学物质,可阻止碘向甲状腺聚集。

(4)遗传与免疫

导致家族性甲状腺肿的原因是激素合成中有关酶的遗传性缺乏,如过氧化物酶等的缺乏。

2. 病理变化

可将非毒性甲状腺肿的发生、发展过程及病变特点分为三个时期。

(1)增生期

增生期又称弥漫性增生性甲状腺肿,多为甲状腺肿的早期阶段。肉眼观,甲状腺弥漫性对称性中度肿大,包膜光滑(图 11-1)。镜下观,滤泡上皮增生呈立柱或低柱状,伴小滤泡和假乳头形成,胶质较少。甲状腺功能尚正常。

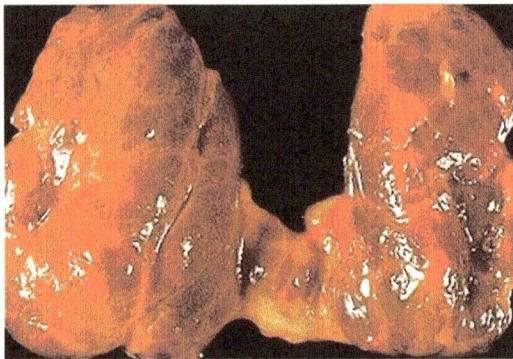

图 11-1　结节性甲状腺肿增生期(肉眼观)
甲状腺弥漫性对称性肿大,包膜光滑

（2）胶质贮积期

胶质贮积期又称弥漫性胶样甲状腺肿，此期胶质大量贮积。肉眼观，甲状腺弥漫性对称性显著肿大，包膜光滑，切面呈褐色，半透明胶冻样。镜下观，部分上皮增生，可见小滤泡或假乳头形成，滤泡腔高度扩张，腔内大量胶质贮积（图 11-2）。

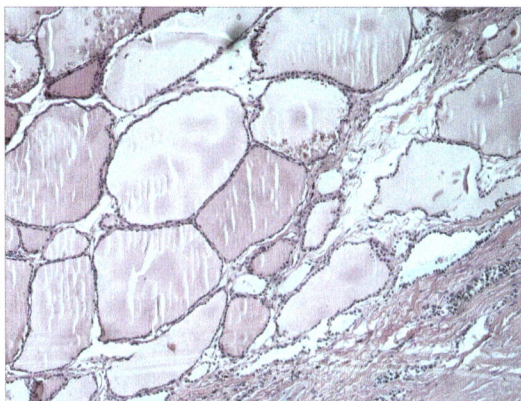

图 11-2　结节性甲状腺肿胶质储积期（镜下观）
滤泡腔高度扩张，腔内有大量胶质贮积

（3）结节期

结节期又称结节性甲状腺肿，较常见。处于病变后期，滤泡上皮增生、复旧或萎缩不一致，部分不均，形成大小不一的结节。肉眼观，甲状腺呈结节状不对称性肿大，病变多无完整包膜，切面可见出血、坏死、钙化及囊性变。镜下观，部分滤泡上皮呈柱状或乳头样增生，小滤泡形成；部分上皮复旧或萎缩，胶质贮积；间质纤维组织增生，间隔包绕形成大小不一的结节状病灶。

（二）弥漫性毒性甲状腺肿

弥漫性毒性甲状腺肿又称为 Graves 病或 Bsaedow 病，是指血中甲状腺素过多，作用于全身引起的一系列临床综合征。典型者发生在年轻的成年女性，表现为食欲明显增加、肌肉无力、体重减轻、兴奋、心动过速和甲状腺肿，临床上统称为甲状腺功能亢进症（hyperthyroidism），简称"甲亢"，由于患者常常伴有突眼症状，故又称为突眼性甲状腺肿（exophthalmic goiter）。

1. 病因及发病机制

Graves 病可能与下列因素有关：①自身免疫性疾病，依据有两点，一是患者血中球蛋白水平增高，并有多种抗甲状腺的自身抗体，且常与一些自身免疫性疾病同时存在，二是血中存在与 TSH 受体结合的抗体，具有类似 TSH 的作用；②遗传因素，发现某些患者的亲属也患有此病或其他自身免疫性疾病；③精神创伤，可能干扰了免疫系统而促进自身免疫性疾病的发生。

2. 病理变化

肉眼观，甲状腺呈轻度至中度的对称性弥漫性肿大，质软灰红，质地与胰腺组织相近。切面灰红质匀，胶质较少。镜下观，滤泡上皮显著增生，部分增生呈高柱状，部分增生呈乳头状，并有小滤泡形成;滤泡腔内胶质稀薄,周边出现大小不一的上皮细胞吸收空泡;间质血管丰富,淋巴组织增生。

Graves病为一种全身性疾病,除甲状腺疾病外,全身可有淋巴组织增生,胸腺和脾脏增大,心脏肥大扩张,眼球外凸,其原因是眼外肌水肿、球后纤维脂肪组织增生、淋巴细胞浸润和黏液水肿。

📖 知识链接

高碘性甲状腺肿

高碘摄入引起结节性甲状腺肿。由缺碘而引起的地方性甲状腺肿是一种很古老的疾病,俗称"大脖子病",人们已相当熟悉。但大多数人并不了解,饮食中的高碘也会引起甲状腺肿,这就是高碘性甲状腺肿。高碘性甲状腺肿,尤其是地方性高碘甲状腺肿,是近十多年来新发现的一个病种。此病最早发现在日本北海道沿海地区居民中流行。近年来,我国沿海和内陆低洼盐碱地带也不断有类似报道,有些病区(如河北、山东)则位于油田地带。调查表明,过量的碘是造成这种甲状腺肿流行的主要原因。关于发病机制,目前认为:在高碘环境下,机体为尽可能多的贮蓄碘,便把碘合成胶体(无机碘在体内不能贮存)贮蓄在甲状腺滤泡腔内。当这种胶质堆积时就会引起甲状腺显著增大,即高碘性甲状腺肿。高碘性甲状腺肿和地方性甲状腺肿,二者甲状腺均为双侧弥漫性肿大,患者本人多无自觉症状,突出的特点仅是"脖子粗",凭外观很难区分。除此之外,甲亢等其他甲状腺疾病也有甲状腺肿大。因此,患有甲状腺肿大的患者,不能盲目加碘,而应尽早就医,对症治疗;否则,就有可能造成相反的结果。

三、甲状腺肿瘤

(一)甲状腺腺瘤

甲状腺腺瘤是甲状腺滤泡上皮发生的一种常见的良性肿瘤,以中青年女性多见。肿瘤生长缓慢,随吞咽活动而上下移动。肉眼观,多发或单发,呈圆或类圆形,有完整的包膜,常压迫周围组织,切面多为实性,呈暗红或棕黄色,可出现一些继发性改变,如出血、囊性变、纤维化及钙化。根据肿瘤组织的形态学特点分类介绍如下。

1. 单纯型腺瘤

单纯型腺瘤又称正常大小滤泡型腺瘤,肿瘤包膜完整,肿瘤组织由大小较一致、排列拥挤、内含胶质、与成人正常甲状腺相似的滤泡构成。

2. 胶样型腺瘤

胶样型腺瘤又称巨滤泡型腺瘤,肿瘤组织由小滤泡或大小不一的滤泡构成,滤泡内充满胶质,并可相互融合成囊,肿瘤间质较少。

3. 胎儿型腺瘤

胎儿型腺瘤又称小滤泡型腺瘤,主要由小而一致、仅含少量胶质或没有胶质的小滤泡构成,上皮细胞为立方形,似胎儿甲状腺组织,间质水肿,黏液样。此型易发生出血及囊性变。

4. 胚胎型腺瘤

胚胎型腺瘤又称梁状和实性腺瘤,瘤细胞小,大小较一致,分化好,呈片状或条索状排列,偶见不完整的小滤泡,无胶质,间质疏松呈水肿状。

5. 嗜酸细胞型腺瘤

嗜酸细胞型腺瘤又称 Hurthle 细胞腺瘤,较少见,瘤细胞呈大多角形,核小,胞质嗜酸性。瘤细胞排列成索网状或巢状,很少形成滤泡。

6. 非典型腺瘤

非典型腺瘤瘤细胞丰富,生长活跃,细胞形态有轻度非典型性,可见核分裂象。肿瘤细胞排列成索或巢片状,很少形成完整滤泡,间质少,但无包膜和血管侵犯。

结节性甲状腺肿和甲状腺腺瘤的区分要点:①前者常为多发结节,无完整包膜,后者一般单发,有完整包膜;②前者滤泡大小不等,后者则大小较为均匀;③前者对周围甲状腺组织无压迫现象,与之相邻的甲状腺组织内与结节内有相似病变,后者对周围组织有压迫现象,周边甲状腺组织结构正常。

(二)甲状腺癌

甲状腺癌(thyroid carcinoma)是一种较为常见的恶性肿瘤,男女发病率之比约为 2 ∶ 3,任何年龄均可发生,但以 40~50 岁多见。多数甲状腺癌患者甲状腺功能正常,仅少数患者出现甲状腺功能亢进或低下。甲状腺癌的主要组织学类型有以下几种。

1. 甲状腺乳头状腺癌

甲状腺乳头状腺癌为最常见的类型,约占甲状腺恶性肿瘤的 40%~60%,以中青年女性为主,肿瘤生长缓慢,恶性程度较低,预后较好。肉眼观,肿瘤类圆形,多单发,一般无完整包膜,与周围组织界限不清楚,切面呈灰白色,质硬。镜下观,肿瘤细胞排列成乳头状结构,乳头中心为纤维血管间质。间质中常见有呈同心层状结构的钙化小体,称为沙粒体(psammoma body),此结构有助于该病的诊断。肿瘤细胞呈立方状,核呈透明或毛玻璃样,无核仁,可见核沟及包涵体(图 11-3)。

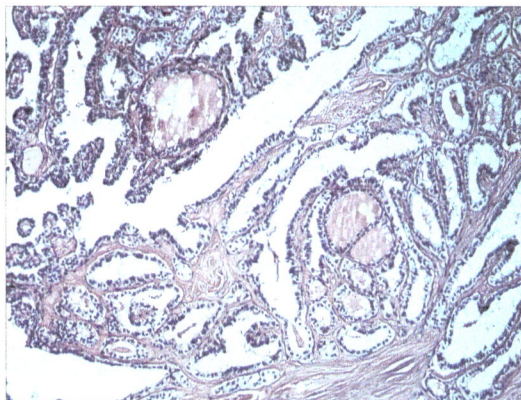

图 11-3　甲状腺乳头状癌(镜下观)
肿瘤细胞排列成乳头状结构

2. 滤泡性腺癌

滤泡性腺癌约占甲状腺癌的 15％～20％,多见于 40 岁以上的女性。恶性程度较甲状腺乳头状腺癌高,预后较差。肉眼观,肿瘤多单发,一般无包膜,或有不完整包膜,切面灰白色。镜下观,肿瘤组织由不同分化程度的滤泡构成,高分化者,肿瘤细胞异型性较小,滤泡内可见胶质,与腺瘤不易鉴别,需要根据包膜、血管和神经是否浸润来鉴别;低分化者,滤泡结构几乎消失,细胞异型性明显,核分裂象多见。

3. 髓样癌

髓样癌较少见,约占甲状腺癌的 5％～10％,多发生于 50 岁以上的人群,女性略多于男性。该肿瘤来源于滤泡旁细胞,故又称滤泡旁细胞瘤,属于神经内分泌肿瘤的一种。肉眼观,切面质地较实,质硬,灰白色,界清。镜下观,肿瘤细胞呈小圆形或梭形,排列成簇状、条索状或巢状。间质内有大量淀粉样物质沉积,有助于诊断。

4. 未分化癌

未分化癌较少见,约占甲状腺癌的 5％,多发生于 50 岁以上人群,女性多见。生长快,早期就可发生浸润和转移,恶性程度较高,预后差。肉眼观,肿块较大,不规则,无包膜,切面灰白,质地硬,常伴出血及坏死。镜下观,肿瘤细胞形态多样化,核分裂象多见。组织学上可分为小细胞型、梭形细胞型、巨细胞型及混合细胞型。

第二节　糖尿病

糖尿病(diabetes mellitus)是一组以高血糖为特征的代谢性疾病。高血糖则是由于胰岛素分泌缺陷或其生物作用受阻引起。糖尿病时长期存在的高血糖,导致各种组织,特别是眼、肾、心脏、血管、神经的慢性损害及功能障碍。临床上主要表现为多饮、多食、多尿和消瘦。

一、分类、病因及发病机制

糖尿病分为原发性糖尿病(primary diabetes mellitus)和继发性糖尿病(secondary diabetes mellitus)两大类。原发性糖尿病又称为特发性糖尿病,根据其遗传特征及对胰岛素的反应不同又分为胰岛素依赖型糖尿病(insulin-dependent diabetes mellitus,IDDM)和非胰岛素依赖型糖尿病(non-insulin-dependent diabetes mellitus,NIDDM)。继发性糖尿病是因胰腺病变累及胰岛或其他内分泌病变引起。

(一)原发性糖尿病

1. 胰岛素依赖型糖尿病

胰岛素依赖型糖尿病又称Ⅰ型糖尿病或幼年型糖尿病,多见于青少年。主要特点是起病急,病情重,发展快,胰岛 B 细胞受损严重,血中胰岛素水平降低,引起糖尿病,治疗依赖胰岛素。目前认为此型是在遗传易感性的基础上,胰岛感染了病毒或是受某些化学毒物的影响,使 B 细胞损伤,释放出致敏蛋白,引起自身免疫反应,导致胰岛的自身免疫性炎,进一步引起胰岛 B 细胞的严重破坏而发病。

2. 非胰岛素依赖型糖尿病

非胰岛素依赖型糖尿病又称Ⅱ型糖尿病,多于成年发病,占糖尿病发病的绝大多数。主要特点是起病缓慢,病情轻,病程长。胰岛细胞数目常正常或轻度减少,血中胰岛素水平正常、增多或降低,肥胖者多见,可不依赖胰岛素治疗。本型病因、发病机制不清楚,一般认为与肥胖有关的胰岛素相对不足及组织对胰岛素不敏感所致。另外,缺乏运动、营养过剩、手术、感染及精神刺激等因素都可成为本病的诱因。

(二)继发性糖尿病

继发性糖尿病是由已知原因造成胰岛功能损害导致了胰岛内分泌功能不足所致的糖尿病,例如手术、炎症、肿瘤及其他损伤或某些内分泌疾病。

二、病理变化

(一)胰岛病变

不同类型、不同时期病变不同。Ⅰ型糖尿病早期为非特异性胰岛炎,大量淋巴细胞浸润,继而胰岛 B 细胞颗粒脱失,空泡变性、坏死、消失,胰岛变小,胰岛细胞数目减少,纤维组织增生、玻璃样变性;Ⅱ型糖尿病早期病变不明显,后期 B 细胞数量减少,常见胰岛淀粉样变性。

(二)血管病变

血管的病变最具有特征性。病变累及所有血管,从主动脉至最小动脉乃至毛细血管,基本病变为动脉硬化及毛细血管基底膜增厚。大血管呈动脉粥样硬化,细、小动脉呈玻璃样变性,内皮细胞增生和基底膜增厚,以视网膜、肾小球、皮肤、骨骼肌等处毛细血管基底膜增厚最明显。

(三)肾病变

肾病变表现为肾小球硬化,肾动脉及细动脉硬化,肾小管上皮细胞内糖原沉积及急、慢性肾盂肾炎四种病变。

(四)视网膜病变

视网膜毛细血管基底膜增厚、玻璃样变,腔内可有血栓形成,常伴有微小动脉瘤,可致渗出、出血及纤维化,甚至视网膜脱离导致失明。

(五)神经系统病变

神经系统病变以外周神经病变为主,因血管病变而引起缺血性损伤,引起感觉或运动功能障碍,如肢体疼痛、麻木、感觉丧失、肌肉麻痹等。

三、病理临床联系

糖尿病患者的典型症状为多饮、多食、多尿和消瘦。多尿是因为血糖过高引起渗透性利尿;多饮是因多尿造成的水分丧失,血液渗透压增高,刺激下丘脑口渴中枢引起;多食是因为机体不能充分利用糖,加之血糖过高刺激胰岛素分泌,使患者产生饥饿感和食欲亢进;由于糖代谢障碍使 ATP 合成减少及蛋白质分解亢进,从而导致消瘦。此外,因抗体生成量减少,抵抗力降低,易发生感染性疾病。

📖 本章小结

一、本章提要

通过对本章的学习,使同学们了解内分泌系统疾病的相关知识,重点掌握常见疾病的概念、分类、基本病理变化及病理临床联系。具体包括以下内容。

- 掌握内分泌疾病相关的一些基本概念,如单纯性甲状腺肿、Graves 病及糖尿病等。
- 具有能区分相近病变的能力,如区别慢性淋巴细胞性甲状腺炎与慢性纤维性甲状腺炎、结节性甲状腺肿与甲状腺腺瘤等。
- 熟悉糖尿病的类型及不同类型的发病机制。

二、本章重难点

- 慢性淋巴细胞性甲状腺炎与慢性纤维性甲状腺炎之间的联系。
- 结节性甲状腺肿与甲状腺腺瘤之间的区别。
- 糖尿病的分类、病因、发病机制及病理临床联系。

📑 课后习题

一、名词解释

Graves 病　沙粒体

二、填空题

1. 弥漫性非毒性甲状腺肿根据其发生发展过程和病变特点,一般可分为 _____、_____ 和 _____ 三个时期。

2. 甲状腺腺瘤的类型包括 _____、_____、_____、_____、_____ 和 _____。

3. 糖尿病分为 _____ 和 _____ 两种类型。

三、选择题

1. 关于慢性淋巴细胞性甲状腺炎,下列哪项是错误的(　　　)

A. 多见中年女性

B. 甲状腺局限性增大

C. 晚期发生甲低

D. 为自身免疫性疾病

E. 以上都对

2. 关于结节性甲状腺肿,下列哪项是错误的( )

A. 结节具有完整包膜

B. 结节对周围组织无明显压迫作用

C. 可见纤维组织增生

D. 结节内常有出血

E. 结节内可见钙化灶

3. 甲状腺恶性肿瘤中,哪一种恶性度低,预后最好( )

A. 滤泡癌

B. 乳头状腺癌

C. 髓样癌

D. 小细胞癌

E. 巨细胞癌

四、问答题

1. 简述结节性甲状腺肿与甲状腺腺瘤之间的区别。

2. 简答糖尿病的病理临床联系。

（王娜娜）

第十二章　传染病与寄生虫病

学习目标

1. 掌握结核病的基本病理变化及肺结核病的分类。
2. 熟悉结核病的病因、发病机制和转归；伤寒、细菌性痢疾、阿米巴病、血吸虫病、流行性脑脊髓膜炎、流行性乙型脑炎的基本病理变化；伤寒、细菌性痢疾、流行性脑脊髓膜炎的病理临床联系；流行性乙型脑炎的结局及并发症。
3. 了解肺外器官结核病；伤寒、细菌性痢疾、阿米巴病、血吸虫病、流行性脑脊髓膜炎、流行性乙型脑炎的病因及发病机制；常见性病的基本病理变化和病理临床联系。

传染病是由病原微生物通过一定的传播途径侵入人体并能在人群间传播的一组疾病。传染病的发生或流行必须同时具备传染源、传播途径和易感人群三个基本环节。病原微生物通过一定的传播途径和方式入侵人体，并常定位于一定的组织或器官，其是否发病取决于病原体的数量、毒力以及机体的免疫功能状态。

第一节　结核病

结核病(tuberculosis)是由结核杆菌引起的一种慢性肉芽肿性炎，可发生于全身各器官，尤以肺结核病最常见。结核病的典型病变为结核结节形成并伴有不同程度的干酪样坏死。新中国成立以来结核病的发病率曾明显下降，但近年来又呈上升趋势，世界卫生组织将结核病作为重点控制的传染病之一。中国结核病人数居世界第二位，仅次于印度。

一、病因及发病机制

结核病的病原菌是结核分枝杆菌，主要为人型，牛型少见。肺结核患者尤其是空洞型肺结核患者为主要传染源。呼吸道传播是结核病最常见和最重要的传播途径。当患者在说话、咳嗽、喷嚏或者随地吐痰等过程中，从呼吸道排出大量带菌飞沫，人们吸入这些带菌飞沫即可引起感染。除此之外也可经消化道(食入带菌的食物，包括含菌牛奶)及皮肤伤口感染。

结核病的发生发展除取决于感染细菌的数量和毒力外，更重要的是机体的反应性(免疫反应或变态反应)。结核病的免疫反应和变态反应常同时发生和相伴出现，免疫反应以细胞免疫为主，在感染局部由巨噬细胞聚集杀灭结核杆菌，形成的肉芽肿称结核结节，变态反应主要为迟发性变态反应(图 12 - 1)。

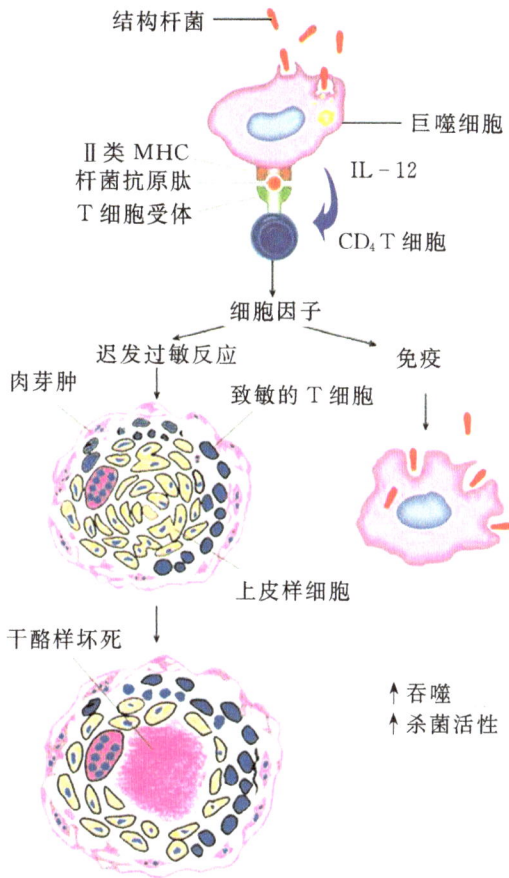

图 12 - 1 结核杆菌引起的免疫反应和变态反应模式图

二、基本病理变化

结核病是炎症性疾病,具有变质、渗出和增生三种基本病理变化。

(一)以渗出为主的病变

当菌量较多,毒力较强,变态反应强烈或机体抵抗力低下时,出现以渗出为主的病变,常见于疾病的早期。好发于肺、浆膜、滑膜和脑膜等处,主要表现为浆液性或浆液纤维素性炎。局部有中性粒细胞浸润,但很快被巨噬细胞所取代。在渗出液和巨噬细胞中可查见结核杆菌。渗出性病变可完全吸收、痊愈,或转变为以增生为主的病变,也可恶化为以坏死为主的病变。

(二)以增生为主的病变

当菌量较少,毒力较低或人体免疫反应较强时,则出现以增生为主的病变,形成结核结节(图 12 - 2A)。结核结节由上皮样细胞、朗格汉斯巨细胞以及外周集聚的淋巴细胞和少量纤维母细胞构成,对结核病具有重要的诊断价值。典型的结核结节中央有干酪样坏死。单个结节非常小,直径约 0.1 mm,肉眼不易分辨。多个结节融合后约粟粒大小,呈灰白色半透明状,境界分明,有干酪样坏死时色微黄,微隆起于脏器表面(图12-2B)。

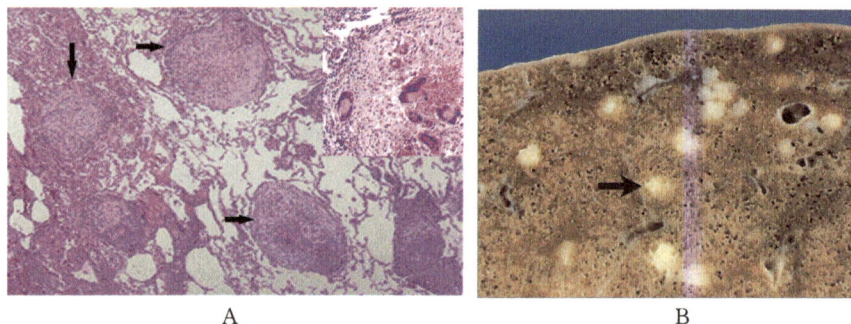

图 12-2　结核结节

A. 镜下观,中央为干酪样坏死,周围有朗格汉斯巨细胞,上皮样细胞及淋巴细胞;B. 肉眼观,肺表面可见散在分布粟粒大小的灰黄色结节状病灶

(三)以坏死为主的病变

当菌量多,毒力较强,变态反应强烈或机体抵抗力低时,上述渗出或增生性病变均可转化成以坏死为主的病变。肉眼观,呈淡黄色,均匀细腻,质地较实,状似奶酪,故称干酪样坏死(caseous necrosis)。干酪样坏死物中大都含有一定量的病菌。镜下观,坏死区组织结构轮廓消失,呈红染无结构的颗粒状物。干酪样坏死对结核病具有一定的诊断意义。

渗出、增生和坏死三种变化往往同时存在而以某一种改变为主,并且可以互相转化。如渗出性病变可因治疗或机体抵抗力增强而转化为增生性病变;反之,机体抵抗力下降或变态反应增强时,渗出性病变可转化为变质性病变,增生性病变转化为渗出性病变或变质性病变(图12-3)。

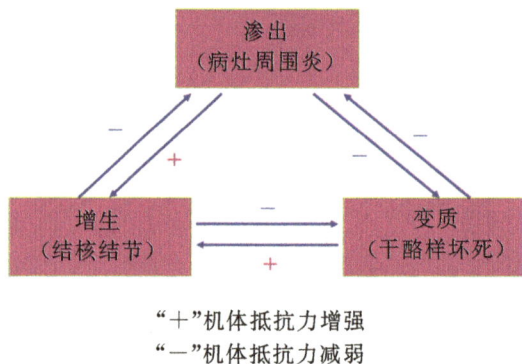

"+"机体抵抗力增强
"-"机体抵抗力减弱

图 12-3　结核病基本病变之间的转化

三、结核病的转归

结核病的转归取决于机体抵抗力和结核杆菌致病力之间的关系。在机体抵抗力增强时,结核杆菌被抑制、杀灭,病变转向愈合;反之,病变则转向恶化。

(一)转向愈合

1. 吸收、消散

渗出物可经淋巴管吸收而使病灶缩小或消散,为渗出性病变的主要愈合方式。X线检查,可见边缘模糊的云絮状阴影,密度不匀,随着渗出物的吸收,阴影逐渐缩小以至完全消失,临床上称为吸收好转期。经积极治疗,较小的结核结节及干酪样坏死灶也可被吸收、消散。

2. 纤维化、钙化

较大的结核结节、未完全吸收的渗出性病变及较小的干酪样坏死灶,可逐渐被纤维化,最后形成瘢痕而愈合。较大的干酪样坏死灶难以被全部纤维化,则由其周边纤维组织增生将其包裹,继而中央的坏死物逐渐干燥浓缩,并有钙盐沉着,称为钙化。钙化灶内常残留有少量的结核杆菌,此时临床虽属痊愈,但当机体抵抗力降低时仍可复发进展。X线检查,可见纤维化病灶呈边缘清楚、密度增高的条索状阴影;钙化灶为边缘清晰、密度较高的阴影。临床上称为硬结钙化期。

(二)转向恶化

1. 浸润进展

病情恶化时,病灶周围出现范围不断扩大的渗出性病变,并继发干酪样坏死。X线检查,可见病灶周围出现边缘模糊的云絮状阴影。临床上称为浸润进展期,此期为活动期。

2. 溶解播散

干酪样坏死物可发生液化,液化坏死物中含有大量结核杆菌,可经体内的自然管道(如支气管、输尿管等)排出,在局部形成空洞。结核杆菌可播散到身体的其他部位,形成新的结核病灶。X线检查,可见病灶阴影密度深浅不一,出现透亮区及大小不等的新播散病灶阴影。此外,液化灶内的结核杆菌还可经血道或淋巴道播散至全身各处,引起多处结核病灶,临床上称为溶解播散期。

四、肺结核病

结核杆菌主要通过呼吸道引起感染,所以肺结核病最常见。由于机体对初次感染和再次感染结核杆菌时的反应性不同,从而可分为原发性和继发性肺结核病两大类。

(一)原发性肺结核病

原发性肺结核病是指机体第一次感染结核杆菌所引起的肺结核病。多发生于儿童,故又称为儿童型肺结核病,也偶见于未感染过结核杆菌的青少年或成人。

结核杆菌经呼吸道侵入肺内,最先到达通气较好的肺上叶下部或下叶上部,靠近胸膜处,形成原发病灶,通常只有一个,右肺多见。病灶常呈圆形,直径约1cm,色灰黄。病灶起初为渗出性病变,继而中央发生干酪样坏死。由于初次感染结核杆菌,机体缺乏对结核杆菌的免疫力,结核杆菌游离或被巨噬细胞吞噬,并侵入淋巴管,循淋巴液引流到局部肺门淋巴结,引起结核性淋巴管炎和肺门淋巴结结核,表现为淋巴结肿大和干酪样坏死。肺的原发病灶、结核性淋巴管炎和肺门淋巴结结核称为原发综合征,是原发性肺结核的特征性病变(图12-4)。X线检查可见哑铃状阴影。

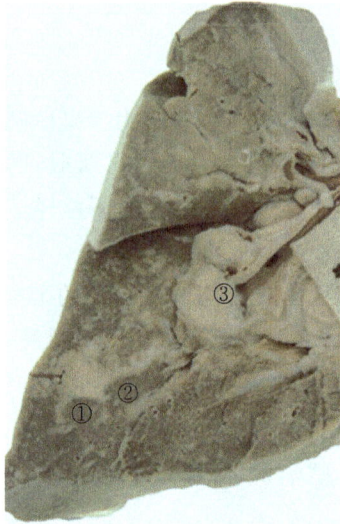

图 12-4　原发性肺结核（肉眼观）
①原发灶；②结核性淋巴管炎；③肺门淋巴结结核

原发性肺结核病常无明显的症状和体征，仅结核菌素试验为阳性。绝大多数原发性肺结核，随着患者机体免疫力的增强，较小的病灶可完全被吸收和钙化，较大的病灶可发生纤维包裹或钙化。少数患儿在机体抵抗力下降时，病变出现恶化，除肺门及肺内淋巴结病灶继续扩大外，结核杆菌还可通过淋巴道和血道等途径扩散，引起肺粟粒性结核病、全身粟粒性结核病及肺外器官结核病等。

（二）继发性肺结核病

继发性肺结核病是指机体再次感染结核杆菌所引起的肺结核病，多见于成人，故又称成人型肺结核病。其感染来源有两个：一是内源性感染，多为此来源，即结核杆菌来自体内原有潜伏病灶，当机体抵抗力下降时，病灶重新发展为继发性肺结核病；二是外源性感染，即细菌由外界再次侵入肺内而发病，此来源少见。

患继发性肺结核病时，机体对结核杆菌已产生了一定的免疫力，因而其病变特点、临床表现、播散途径等与原发性肺结核有所不同（表 12-1）。

表 12-1　原发性肺结核和继发性肺结核的比较

项目	原发性肺结核	继发性肺结核
结核杆菌感染	初次（外源性）	再次（主要为内源性）
好发人群	儿童	成人
特异性免疫	起初无，后产生	有
病变特点	肺原发综合征	病变复杂，常新旧并存，较局限
起始病灶	上叶下部或下叶上部靠近胸膜处	肺尖部
播散途径	淋巴道、血道为主	支气管为主
临床特点	症状常不明显，病程短，多可自愈	症状明显，病程长，常需治疗

继发性肺结核病根据其病变特点和临床经过可分以下几种类型。

1. **局灶型肺结核**

局灶型肺结核是继发性肺结核病的早期病变。病灶常位于右肺尖部，一个或数个，直径一般为 0.5~1 cm，界限清楚。病变以增生为主，中央为干酪样坏死（图 12-5）。多数患者免疫力较强，病灶常发生纤维化、钙化而愈合。患者常无自觉症状，多在体检时发现，属非活动性结核病。X 线示肺尖部有单个或多个结节状病灶。当机体抵抗力降低时，也可发展为浸润性肺结核。

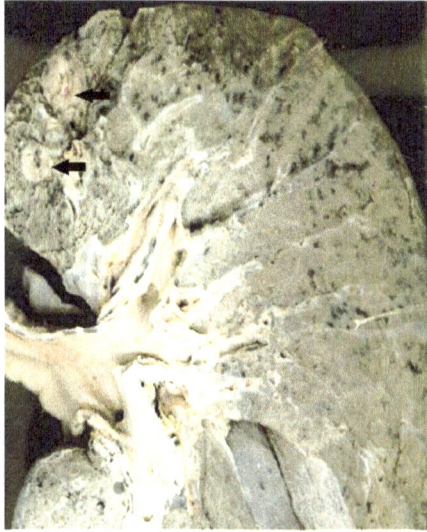

图 12-5　局灶型肺结核（肉眼观）
箭头示肺尖部，结节状病灶

2. **浸润型肺结核**

浸润型肺结核是临床上最常见的活动性、继发性肺结核，多见于青年。病灶常位于肺尖或锁骨下区域，右肺多见，病变以渗出为主，中央有干酪样坏死。X 线示锁骨下边缘模糊的云絮状阴影，故又称锁骨下浸润。患者常有低热、乏力、盗汗、咳嗽等症状，痰中可查出结核杆菌。若及早发现，合理治疗，渗出性病变可吸收（吸收好转期）；增生、坏死性病变可通过纤维化、钙化而愈合（硬结钙化期）；若患者抵抗力降低或未经及时治疗，病变继续发展，干酪样坏死扩大（浸润进展期），坏死物液化后经支气管排出，局部形成急性薄壁空洞，洞壁坏死层内含大量结核杆菌，经支气管播散，可引起干酪性肺炎（溶解播散期）。急性空洞经适当治疗后，洞壁肉芽组织增生，洞腔逐渐缩小、闭合，最后形成瘢痕组织而愈合；也可通过空洞塌陷，形成条索状瘢痕而愈合。如果急性空洞经久不愈，则可发展为慢性纤维空洞型肺结核。

3. **慢性纤维空洞型肺结核**

慢性纤维空洞型肺结核是成人慢性肺结核的常见类型，多由浸润型肺结核形成空洞发展而来。其病变特点有：①肺内有一个或多个形状不规则的厚壁空洞，壁厚可达 1 cm 以上，大小不一，多位于肺上叶（图 12-6）。镜下洞壁分三层，由内向外依次为干酪样坏死物（内含大量结核杆菌）、结核性肉芽组织和纤维结缔组织；②同侧或对侧肺组织可见很多新旧不一、大小不等、病变类型不同的病灶,越往下越新鲜,是由于含菌的干酪样坏死物液化并经支气管播散而引起;③空洞附近肺组织常有明显纤维组织增生和肺膜增厚。病变空洞与支气管相通,经常排出含菌痰液,故此型又称开放性肺结核。如空洞壁的干酪样坏死侵蚀较大血管,可引起大咯血。空洞突破胸膜可引起气胸或脓气胸;④疾病后期,肺组织严重破坏,广泛纤维化,胸膜增厚并与胸壁粘连,肺体积缩小、变形、发生功能障碍,以及由于肺动脉高压而导致肺源性心脏病。

较小的空洞一般可机化、收缩而闭塞;较大的空洞坏死组织脱落,肉芽组织增生并逐渐变成纤维瘢痕组织,被支气管上皮覆盖。此时空洞虽仍然存在,但已无菌,实际上已愈合,故又称开放性愈合。

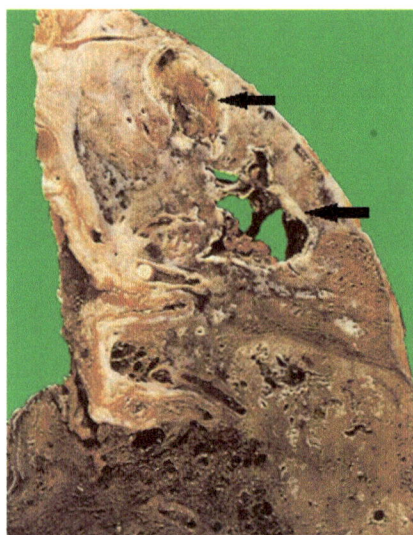

图 12 - 6 慢性纤维空洞型肺结核
左肺上叶可见形状不规则的厚壁空洞

4. 干酪性肺炎

干酪性肺炎是一种病情危重的结核病,可由浸润型肺结核恶化进展而来,也可由急、慢性空洞内的细菌经支气管播散所致。病变呈小叶或融合呈大叶分布,为渗出性病变,很快发生干酪样坏死,肺泡腔内有大量浆液纤维素性渗出物,内含以巨噬细胞为主的炎性细胞。根据病灶范围可分为小叶性干酪性肺炎和大叶性干酪性肺炎(图 12 - 7)。此型结核病病情发展迅猛,病死率高,故称"奔马痨"。

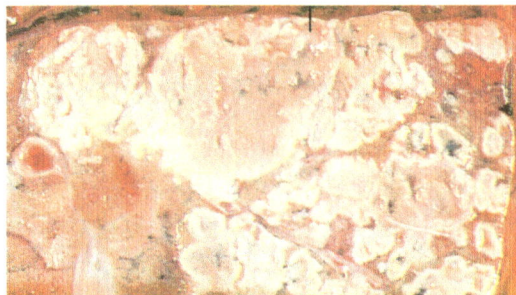

图 12 - 7 干酪样肺炎(肉眼观)

5．结核球

结核球是指肺内孤立的、界限清楚的、有纤维包裹的球形干酪样坏死灶(图 12 - 8)，又称结核瘤(tuberculoma)。病灶多为单个，也可为多个，直径 2～5 cm，常位于肺上叶。切面灰白色，质松软，常呈同心圆状结构，并可见点状钙化。结核球可由浸润型肺结核的干酪样坏死灶发生纤维包裹而来，也可由结核空洞引流支气管阻塞，空洞由干酪样坏死物填充而来，或由多个结核病灶融合而成。结核球是相对静止的病灶，但机体抵抗力下降时也可恶化进展。结核球由于其纤维包膜的存在，抗结核药不易渗入发挥作用，因此临床上多采取手术切除治疗。X片上结核球有时很难与周围型肺癌鉴别。

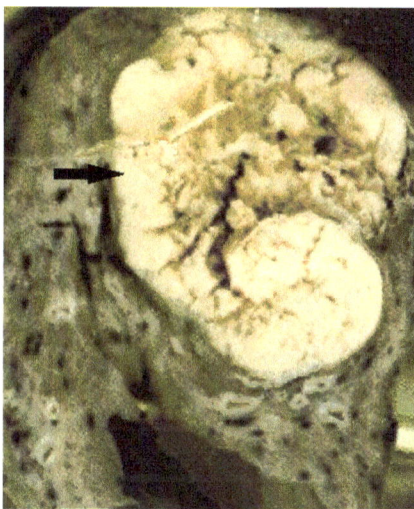

图 12 - 8　结核球(肉眼观)
左肺上叶可见一个干酪样坏死病灶，切面呈灰白色

6．结核性胸膜炎

结核性胸膜炎可发生在原发性和继发性肺结核的各个时期，根据病变性质可分干性和湿性两种。

(1)湿性结核性胸膜炎

湿性结核性胸膜炎较常见，多由结核杆菌播散至胸膜所致，病变主要为浆液纤维素性炎，多见于年轻人。经适当治疗，一般可完全吸收痊愈。如渗出物中纤维素较多不易吸收，则可发生机化，而致胸膜增厚粘连。

(2)干性结核性胸膜炎

干性结核性胸膜炎是由肺膜下结核病灶直接蔓延到胸膜所致。病变多为局限性，以增生性改变为主。一般通过纤维化而愈合。

五、肺外器官结核病

原发性肺结核可经血道和淋巴道播散到肺外器官，引起肺外器官结核病，以肠、肾、骨及关节、淋巴结、脑膜、生殖器官较常见。

（一）肠结核病

肠结核病分原发性和继发性两种。原发性很少见,常发生于儿童,多因饮用被结核杆菌污染的牛奶或乳制品而致病,可形成与原发性肺结核时原发综合征相似的肠原发综合征,即肠的原发性结核性溃疡、结核性淋巴管炎和肠系膜淋巴结结核。继发性多见,常继发于活动性空洞型肺结核病,因反复咽下含结核杆菌的痰液所致。病变好发于回盲部,按病变特点不同分为以下两型。

1. 溃疡型

此型多见。结核杆菌侵入肠壁淋巴组织,形成结核结节,结节逐渐融合并发生干酪样坏死,病变处黏膜层破溃后形成溃疡。因肠壁淋巴管环肠管行走,病变沿淋巴管扩散,故典型的肠结核溃疡多呈环形,其长轴与肠腔长轴垂直。溃疡常有多个,边缘参差不齐,一般较浅,底部有干酪样坏死物和结核性肉芽组织(图 12-9)。溃疡愈合后由于瘢痕形成和纤维收缩而致肠腔狭窄。患者常有腹痛、腹泻、营养障碍及结核中毒症状等表现。

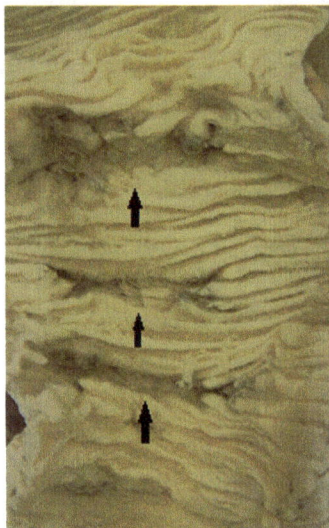

图 12-9　肠结核
黏膜处可见环带状溃疡,累及肠壁全层,其长径与肠的长轴垂直

2. 增生型

此型较少见,以回盲部肠壁内大量结核性肉芽组织形成和纤维组织增生为病变特征。肠壁增厚、变硬、肠腔狭窄。黏膜面可有浅溃疡及息肉形成。临床常有慢性不完全低位肠梗阻的表现。右下腹可触及包块,需与肠道肿瘤鉴别。

（二）肾结核病

肾结核病最常见于男性青壮年,病变多为单侧性。结核杆菌由肺结核病血道播散而来,病变大多起始于肾皮、髓质交界处或肾锥体乳头。最初为局灶性结核病变,继而发生干酪样坏死,然后破坏肾乳头而破入肾盂成为结核性空洞(图 12-10)。带菌的干酪样坏死物随尿下行,导致输尿管和膀胱的感染。临床上常有血尿、脓尿、尿频、尿急、尿痛的表现。

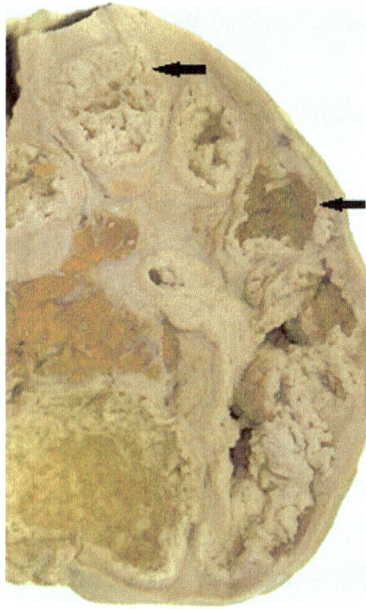

图 12-10　肾结核(肉眼观)
箭头示肾脏切面可见多个结核空洞

(三)骨与关节结核病

骨与关节结核病多见于儿童及青少年,多由血源播散所致。

1. 骨结核

骨结核多见于脊椎骨、指骨及长骨骨骺(股骨下端和胫骨上端)等处,可分为干酪样坏死型和增生型。

(1)干酪样坏死型

干酪样坏死型较多见,以骨质发生干酪样坏死和死骨形成为特征。坏死物液化后在骨旁形成结核性"脓肿",由于局部无红、肿、热、痛的表现,故又有"冷脓肿"之称。病变如穿破皮肤可形成经久不愈的窦道或瘘管。

(2)增生型

增生型较少见,主要病变为形成结核性肉芽组织,病灶内骨小梁渐被侵蚀、吸收和消失,常无明显的干酪样坏死和死骨形成。

脊椎结核是骨结核中最常见的一种,常累及第 10 胸椎至第 2 腰椎。病变椎体发生干酪样坏死,逐步破坏椎间盘和邻近椎体。由于病变椎体不能负重而发生塌陷,引起脊椎后突畸形。脊柱塌陷、弯曲或椎旁结核病变压迫脊髓,可致下肢截瘫。如病变穿破骨皮质,坏死物可在脊柱两侧或沿筋膜间隙下流,在远隔部位形成"冷脓肿"。

2. 关节结核

关节结核多继发于骨结核,以髋、膝、踝、肘等关节多见。病变常开始于骨骺或干骺端,再进一步侵入关节软骨和滑膜,形成关节结核。病变处软骨被破坏,肉芽组织增生,骨膜增厚,结核结节形成。炎症波及周围软组织可使关节明显肿胀。病变穿破软组织和皮肤时形成窦道,经久不愈。病变痊愈时,大量纤维组织充填关节腔,导致关节强直、畸形,失去运动功能。

(四)淋巴结结核病

淋巴结结核病多见于儿童和青年,以颈部淋巴结结核最为常见,其次是支气管和肠系膜淋巴结结核。结核杆菌可来自肺门淋巴结结核的播散,也可来自口腔和咽喉部的结核病灶。淋巴结常成群受累,其内有结核结节形成和干酪样坏死。淋巴结逐渐肿大,最初各淋巴结尚能分离,当炎症累及淋巴结周围组织时,则淋巴结彼此粘连,形成较大的包块。颈部淋巴结结核坏死物液化后可穿破皮肤,形成经久不愈的窦道。

(五)结核性脑膜炎

结核性脑膜炎多见于儿童,主要由于结核杆菌经血道播散所致,常为全身粟粒性结核病的一部分。在成人,可来自肺外结核病的血道播散,也可因脑实质内的结核球液化溃破,大量结核杆菌进入蛛网膜下腔所致。病变主要为渗出性改变,以脑底(脑桥、脚间池、视神经交叉)最明显,在蛛网膜下腔内可见多量灰黄色混浊的胶冻样渗出物积聚。脑室脉络丛及室管膜有时也可有结核结节形成。严重者病变可累及脑皮质而引起脑膜脑炎,病程较长者可发生多发性脑软化。未经适当治疗而致病程迁延者可因脑脊液循环障碍而致脑积水。

第二节 伤寒

伤寒(typhoid fever)是由伤寒杆菌引起的以全身单核巨噬细胞系统的增生为特征的急性传染病,尤以回肠末端淋巴组织的病变最为明显,故又称肠伤寒。临床主要表现为持续高热、相对缓脉、脾大、皮肤玫瑰疹及中性粒细胞减少等。全年均可发病,以夏、秋两季最多,多见于儿童和青少年。

一、病因及发病机制

伤寒杆菌属沙门氏菌属中的 D 族,革兰阴性菌。菌体裂解时所释放的内毒素是主要致病因素。其菌体"O"抗原、鞭毛"H"抗原及表面"Vi"抗原都能使人体产生相应抗体,尤以"O"及"H"抗原性较强,故可用血清凝集试验(肥达反应)来测定血清中的抗体,以辅助临床诊断。

伤寒患者或带菌者是本病的传染源。细菌随粪便排出,污染食品、水源等或以苍蝇为媒介经口入消化道而感染。病后可获得比较稳固的免疫力,很少再感染。

伤寒杆菌在胃内大部分被胃酸杀灭。若细菌侵入量较大时,则得以进入小肠,穿过小肠黏膜上皮细胞而侵入肠壁淋巴组织,尤其是回肠末端的集合淋巴小结或孤立淋巴小结,并沿淋巴管到达肠系膜淋巴结。部分伤寒杆菌可经胸导管入血液,引起菌血症。血液中的细菌很快被全身单核巨噬细胞系统的细胞所吞噬,并在其中大量繁殖,致肝、脾、淋巴结肿大。此时患者多无明显症状,称潜伏期,约 10 天。之后,随着细菌的繁殖及内毒素再次释放入血,引起败血症,出现全身中毒及单核巨噬细胞系统增生的症状。

二、病理变化及病理临床联系

病变主要累及肠道淋巴组织、肝、脾和骨髓等处,以全身单核巨噬细胞系统增生为特征。

增生活跃的巨噬细胞可吞噬伤寒杆菌、红细胞、淋巴细胞及细胞碎片,吞有以上物质的巨噬细胞称为"伤寒细胞"。伤寒细胞常聚集成团,形成小结节,称伤寒肉芽肿或伤寒小结(图12-11),是伤寒的特征性病变,具有重要的病理诊断价值。

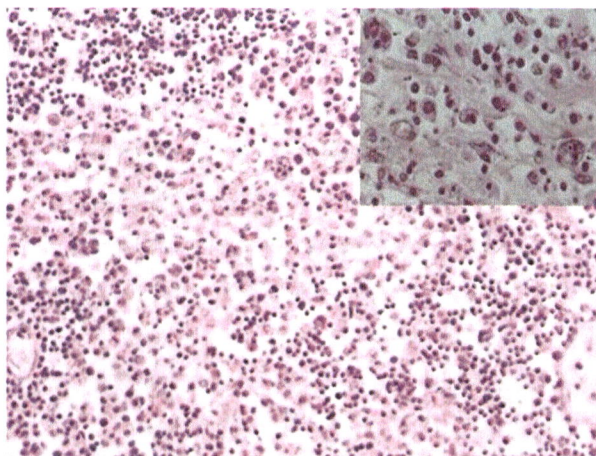

图 12-11　伤寒肉芽肿(镜下观)
淋巴组织内可见大量伤寒细胞

　　肠道病变以回肠下段集合淋巴小结和孤立淋巴小结的病变最为显著。按病变发展过程分四期,每期持续约 1 周。

　　1. 髓样肿胀期

　　髓样肿胀期为起病第 1 周。肉眼观,肠壁充血水肿,回肠下段淋巴组织增生肿胀,隆起于黏膜表面,呈圆形或椭圆形,质软,色灰红,表面凹凸不平,状似脑回,故称髓样肿胀期。镜下观,肠壁淋巴组织中大量巨噬细胞增生及伤寒肉芽肿形成,病变周围肠壁组织充血、水肿,伴淋巴细胞、浆细胞浸润。

　　此期由于菌血症、毒血症逐渐加重,患者体温呈阶梯形上升,伴头痛、乏力及右下腹轻压痛。如进行适当的治疗,细菌可被杀灭,病变逐渐愈合。反之,病变将继续发展进入坏死期。

　　2. 坏死期

　　坏死期为起病第 2 周。由于肠壁淋巴组织明显增生,压迫周围血管导致局部组织缺血,以及细菌内毒素的作用,导致肿胀的淋巴组织中心部位发生多数小灶状坏死,并逐渐扩大融合,累及黏膜表层。肉眼观,坏死区凹陷,表面粗糙,灰白色,无光泽。镜下观,坏死组织呈一片红染无结构的物质,其周边和底部仍可见伤寒肉芽肿。

　　此期细菌被杀灭,释放出大量的内毒素,中毒症状更为明显。患者出现持续高热、神志不清、相对缓脉、肝脾肿大、皮肤玫瑰疹等。玫瑰疹分布于胸、腹壁皮肤,直径 2~4 mm,压之褪色,一般在数日内消退,是由于伤寒杆菌形成的细菌栓子栓塞了皮肤的毛细血管,或伤寒杆菌及其毒素刺激皮肤毛细血管,使之扩张、充血而形成。此期血中抗体滴度升高,肥达反应呈阳性。

3. 溃疡期

溃疡期为起病第 3 周。肠黏膜坏死脱落后形成溃疡,边缘隆起,底部高低不平。孤立淋巴小结处的溃疡小而圆,集合淋巴小结处的溃疡呈椭圆形,其长轴与肠的长轴平行(图 12 - 12)。溃疡一般深达黏膜下层,严重者可达肌层或浆膜层,甚至穿孔,如侵及动脉,可引起严重出血。

此期由于机体的抵抗力开始占优势,特异性抗体不断产生,肥达反应效价显著增高,菌血症消失,全身中毒症状逐步减轻。

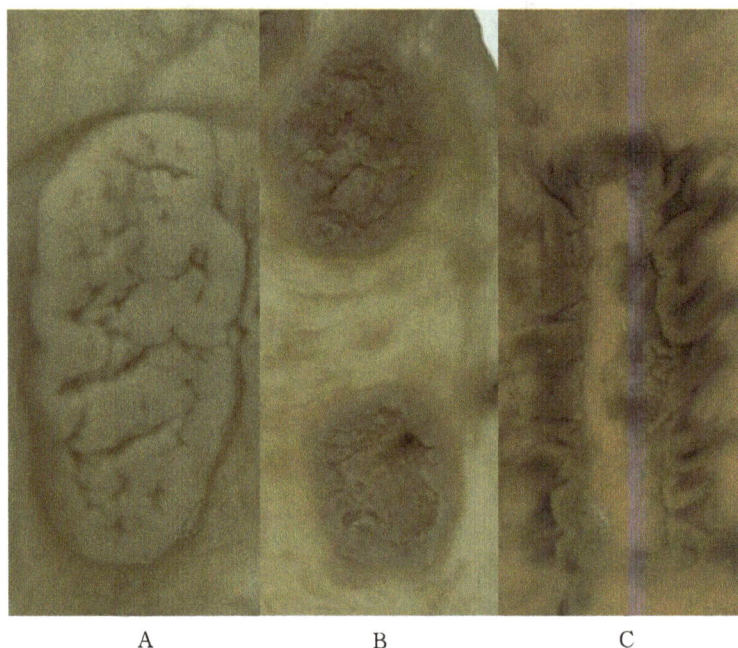

图 12 - 12 伤寒时的肠道病变

A. 髓样肿胀期,圆形或椭圆形肿胀的淋巴组织隆起于黏膜表面;B. 坏死期,坏死区凹陷,表面粗糙;C. 溃疡期,溃疡边缘隆起,底部高低不平,其长轴与肠的长轴平行

4. 愈合期

愈合期为起病第 4 周。溃疡处肉芽组织增生将其填平,溃疡边缘上皮再生覆盖而愈合。因溃疡的长轴与肠管长轴平行,所以不会引起肠腔狭窄。此期患者体温呈阶梯形下降至正常,食欲、体力逐渐得以恢复。

肝、脾、骨髓及肠系膜淋巴结均有巨噬细胞增生、伤寒肉芽肿形成和灶性坏死的改变,导致相应组织器官肿大。由于增生的巨噬细胞的挤压和细菌内毒素的作用,骨髓造血功能下降,血中白细胞数量减少;心肌纤维可出现变性、坏死,严重者可发生中毒性心肌炎,致心肌收缩力减弱,加之迷走神经兴奋性增高,临床上出现相对缓脉;皮肤出现淡红色小丘疹(玫瑰疹);膈肌、腹直肌和股内收肌常发生凝固性坏死(亦称蜡样变性),临床上出现肌痛和皮肤知觉过敏的表现。大多数伤寒患者胆囊病变不明显,但胆汁是伤寒杆菌良好的培养基,即使患者在临床痊愈后,细菌仍可在胆汁中生存并大量繁殖,并随胆汁排入肠道,成为带菌者,是伤寒的主要传染源。

三、结局及并发症

伤寒患者少数可发生肠出血、肠穿孔、支气管肺炎等并发症。如无并发症，一般经 4~5 周痊愈，并获得持久免疫力。

知识链接

伤寒玛丽的故事

"伤寒玛丽"，本名叫玛丽·梅伦(Mary Mallon)，1869 年生于爱尔兰，15 岁时移民美国。起初，她给人当女佣。后来，她发现自己很有烹调才能，于是转行当了厨师，每月能赚到比做女佣高出很多的薪水。玛丽虽然身体一直健康，却携带伤寒杆菌。后来玛丽相继传染多人，最终被隔离在纽约附近一个名为"北兄弟岛"的小岛上的传染病房。医生对隔离中的玛丽使用了可以治疗伤寒病的所有药物，但伤寒病菌却一直顽强地存在于她的体内。最终玛丽于 1938 年 11 月 11 日死于肺炎。后来，玛丽·梅伦便以"伤寒玛丽"的绰号留名于美国医学史。今天，美国人有时还会以开玩笑的口吻称患上传染病的朋友为"伤寒玛丽"。

第三节 细菌性痢疾

细菌性痢疾(bacillary dysentery)是一种由痢疾杆菌引起的以结肠黏膜大量纤维素渗出形成假膜为特征的肠道传染病，简称菌痢。全年均有发病，但以夏秋两季多见，儿童发病率较高，其次是青壮年，老年患者较少。主要临床表现有发热、腹痛、腹泻、里急后重、黏液脓血便等。

一、病因及发病机制

痢疾杆菌是革兰阴性杆菌，依据其抗原结构不同可分福氏、宋内氏、鲍氏和志贺氏菌四群。在我国引起痢疾的主要病原菌为福氏和宋内氏痢疾杆菌。四群均能产生内毒素，志贺氏菌还可产生强烈的外毒素。

带菌者和患者是本病的传染源。痢疾杆菌随粪便排出，直接或间接(苍蝇为媒介)污染饮用水、食物、手或日常生活用品等，再经口传染给健康人群。痢疾杆菌经口入胃后大部分被胃酸杀死，仅少部分进入肠道。是否致病还取决于机体抵抗力的强弱、侵入细菌数量的多少及毒力的大小等多种因素。痢疾杆菌进入肠道，先从上皮细胞直接侵入肠黏膜，并在黏膜固有层内增殖。随之细菌释放内毒素，内毒素吸收入血，引起全身中毒症状和肠黏膜炎症反应及溃疡形成。志贺氏杆菌释放的外毒素，是导致水样腹泻的主要原因。

二、病理变化及病理临床联系

病变主要累及大肠，尤以乙状结肠和直肠最重。根据肠道病变特征、临床经过及表现的不同，可分为以下三种。

（一）急性细菌性痢疾

病变初期为肠黏膜的急性卡他性炎，黏液分泌亢进，黏膜充血、水肿、中性粒细胞和巨噬细胞浸润，可见点状出血。病变进一步发展，黏膜浅表坏死，渗出大量纤维蛋白，与坏死组织、炎症细胞、红细胞及细菌一起形成特征性的假膜（图 12-13A）。假膜首先出现于黏膜皱襞的顶部，呈糠皮状，随着病变的扩大可融合成片，灰白色，如有出血则呈暗红色，如受胆色素浸染则呈灰绿色。发病后一周左右假膜开始脱落，形成大小不等、形状不一、浅表的"地图状"溃疡（图 12-13B），数量较多。炎症消退后，溃疡由周围正常组织再生修复达到愈合。因溃疡一般较浅，故不容易留下明显瘢痕，一般不引起肠腔狭窄。

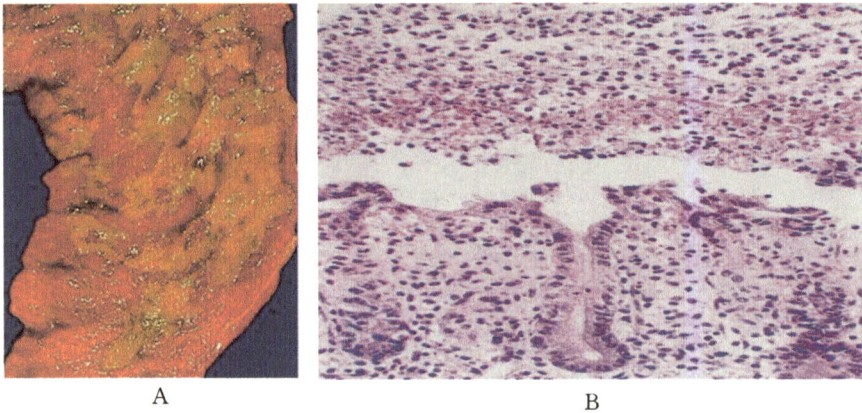

图 12-13　急性细菌性痢疾

A. 肉眼观，结肠黏膜表面形成假膜；B. 镜下观，结肠黏膜表层坏死，有白细胞和纤维素渗出

临床上，患者因毒血症而出现发热、全身不适、白细胞增多等全身中毒症状。早期因肠管蠕动亢进并痉挛，引起阵发性腹痛、腹泻等症状。由于炎症刺激直肠壁内的神经末梢及肛门括约肌，导致排便次数增多和里急后重感。最初因肠黏膜卡他性炎，排便为稀便混有黏液，后因假膜脱落形成溃疡转为黏液脓血便，偶尔排出片状假膜。

急性菌痢的病程一般为 1~2 周，经适当治疗大多可痊愈，很少引起肠出血、肠穿孔等并发症，少数病例也可转为慢性菌痢。

（二）慢性细菌性痢疾

病程超过 2 个月以上者称为慢性菌痢。多由急性菌痢转变而来，以福氏菌感染者居多。肠道病变此起彼伏，原有溃疡尚未愈合，又形成新的溃疡，新旧病灶同时存在。肠壁溃疡可深达肌层，边缘不规则，肠壁纤维组织增生形成瘢痕，黏膜过度增生而形成息肉。由于肠壁组织的损伤、修复反复进行，从而使其不规则增厚、变硬，严重者可致肠腔狭窄。

由于慢性菌痢肠道病变此起彼伏，临床上可出现不同程度的肠道症状，如腹痛、腹泻、腹胀等，有时便秘与腹泻交替出现。慢性菌痢可因炎症的加剧而急性发作，出现急性菌痢的症状。少数慢性菌痢患者可无明显的症状和体征，但大便培养持续阳性，成为慢性带菌者及传染源。

（三）中毒性细菌性痢疾

本型菌痢多见于 2~7 岁的儿童，起病急骤，早期出现严重的全身中毒症状，可因中毒性休克或呼吸衰竭而死亡,但肠道病变和症状不明显。病原菌常为毒力较低的福氏或宋内氏痢疾杆菌,肠道病变一般为轻度的卡他性炎或滤泡性肠炎。

第四节 流行性脑脊髓膜炎

流行性脑脊髓膜炎(epidemic cerebrospinal meningitis)是由脑膜炎双球菌感染引起的脑脊髓膜的急性化脓性炎症,简称流脑。临床上可出现高热、头痛、呕吐、皮肤瘀点(斑)和脑膜刺激征等。本病冬、春季节高发,在儿童和青少年中多见。

一、病因及发病机制

脑膜炎双球菌存在于患者或带菌者的鼻咽部,通过咳嗽、喷嚏等借飞沫传播,经呼吸道侵入人体。但大多数感染者不发病,或仅有局部轻度卡他性炎,成为带菌者。当机体抵抗力低下时,细菌可入血并在局部大量繁殖,产生内毒素,引起菌血症或败血症。少数患者脑膜炎双球菌可突破血脑屏障,进一步引起脑脊髓膜的化脓性炎症。

二、病理变化

病变主要累及软脑膜和蛛网膜,引起急性化脓性炎症。肉眼观,软脑膜血管显著扩张充血,蛛网膜下腔有大量灰白色或灰黄色脓性渗出物(图 12－14A),尤以大脑额叶、顶叶和脑底最明显,脑室也可积脓,致脑积液循环障碍,脑室出现不同程度的扩张。镜下观,软脑膜血管显著扩张充血,蛛网膜下腔增宽,其内浸润着大量的中性粒细胞、少量淋巴细胞和巨噬细胞以及纤维蛋白(图 12－14B)。严重者临近脑膜的脑实质也会出现炎症反应,称为脑膜脑炎。

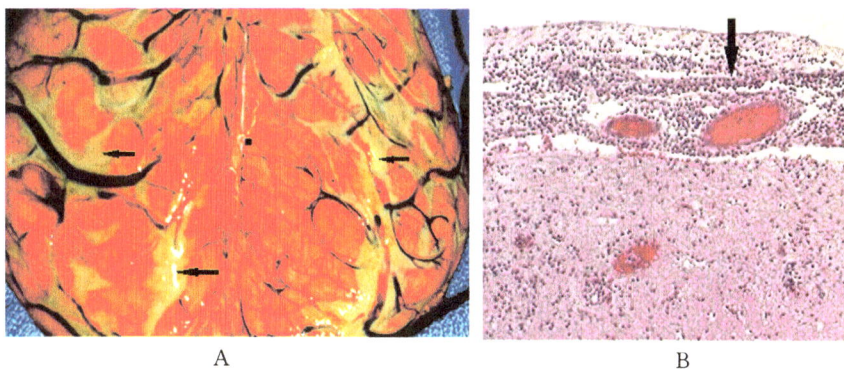

图 12－14 流行性脑脊髓膜炎
A. 肉眼观,脑膜表面有大量灰黄色脓性渗出物;B. 镜下观,蛛网膜下腔渗出大量的中性粒细胞

三、病理临床联系

(一)脑膜刺激症状

当炎症累及脊髓神经根周围的蛛网膜和软脑膜时,使神经根在通过椎间孔处受压,当颈部

或背部肌肉运动时,牵引受压的神经根而产生颈部及腰背部肌肉疼痛和反射性痉挛,即颈项强直。在婴幼儿时期也可因腰背部肌肉发生保护性痉挛,而出现角弓反张。当进行屈髋伸膝试验时,坐骨神经因受到牵引而发生疼痛,称为 Kernig 征阳性。

(二)颅内压升高症状

由于脑膜血管充血,蛛网膜下腔渗出物积聚,脓性渗出物阻塞蛛网膜颗粒而致脑脊液吸收障碍等原因,使颅内压升高。临床上表现为昏迷、抽搐、剧烈的头痛、喷射性呕吐、小儿前囟饱满等颅内高压症状。

(三)脑脊液改变

脑脊液压力增高,混浊脓性,中性粒细胞、脓细胞数及蛋白含量增多,糖和氯化物含量减少。脑脊液涂片及培养均可找到脑膜炎双球菌。

(四)败血症表现

脑膜炎双球菌入血引起败血症。患者表现为寒颤、高热、皮肤黏膜瘀点或瘀斑。皮肤黏膜瘀点是由于细菌栓塞末梢血管及毒素对血管壁的直接损伤所致。用瘀点的血液直接涂片,常可找到脑膜炎双球菌。

四、结局及并发症

由于抗生素及时有效的应用,目前本病的病死率已大大下降,大多数患者可痊愈。只有极少数患者可并发后遗症,如脑积水、耳聋、视力障碍、面神经麻痹以及脑梗死等。

第五节　流行性乙型脑炎

流行性乙型脑炎(epidemic encephalitis B)是由乙型脑炎病毒感染引起的急性传染病,简称乙脑。病变主要累及脑实质,病理特点是以脑神经细胞变性、坏死为主的变质性炎症。本病起病急,病情重,死亡率高。临床表现有高热、头痛、嗜睡、抽搐、昏迷等。本病夏、秋季节多发,儿童发病率高,尤以 10 岁以下儿童多见。

一、病因及发病机制

本病病原体是乙型脑炎病毒,传染源为乙型脑炎患者和中间宿主——家畜、家禽。其传播媒介为库蚊、伊蚊和按蚊,在我国主要为三节吻库蚊,故本病多在 7、8、9 月蚊虫孳生繁殖季节流行。蚊虫叮咬带病毒的患者或家畜、家禽后,再叮咬健康人,健康人即可发生感染。病毒进入人体后,先在局部血管内皮细胞及全身单核巨噬细胞系统中繁殖,然后入血引起短暂性的病毒血症。当机体免疫力强、血-脑屏障功能正常时,病毒不能进入脑组织致病,成为隐性感染。当机体免疫功能低下、血-脑屏障不健全时,病毒可侵入中枢神经系统而致病。

二、病理变化

病变累及脑和脊髓的实质,引起神经细胞变性、坏死。病变范围较广,以大脑皮质、基底核和视丘最为严重;小脑、延髓及脑桥次之;脊髓病变最轻,常仅限于颈段脊髓。

肉眼观,软脑膜充血、水肿,脑回变宽,脑沟变窄。严重者可见粟粒或针尖大小的半透明软化灶,其境界清楚,呈弥散或聚集分布。

镜下观:①神经细胞变性、坏死,病毒在神经细胞内增殖,引起神经细胞肿胀,尼氏小体消失,胞质内出现空泡,核偏位等。严重者神经细胞可发生变性、坏死。在变性、坏死的神经细胞周围常有增生的少突胶质细胞围绕,称为神经细胞卫星现象(图 12 - 15)。有时可见小胶质细胞及中性粒细胞侵入神经细胞内,称为嗜神经细胞现象;②淋巴细胞套,炎症致脑血管高度扩张充血,血管周围间隙增宽。以淋巴细胞、巨噬细胞和浆细胞为主的炎症细胞,围绕在血管周围形成袖套状浸润,称为血管套或淋巴细胞套(图 12 - 16);③软化灶形成,病变严重时,神经组织可发生局灶性液化性坏死,形成质地疏松、染色较淡的筛网状病灶,称为筛状软化灶(图 12 - 17),对本病的诊断具有特征性意义;④胶质细胞增生,小胶质细胞弥漫性或灶性增生,若增生的胶质细胞聚集成群则形成胶质细胞结节(图 12 - 18)。增生的胶质细胞也可取代软化灶而形成胶质瘢痕。

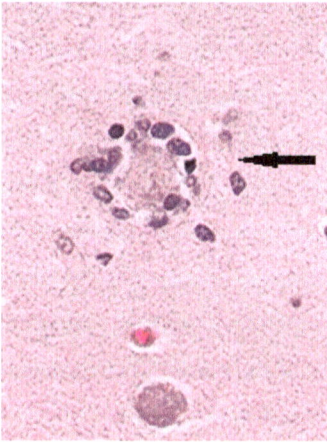

图 12 - 15　流行性乙型脑炎(镜下观)
箭头示神经细胞卫星现象

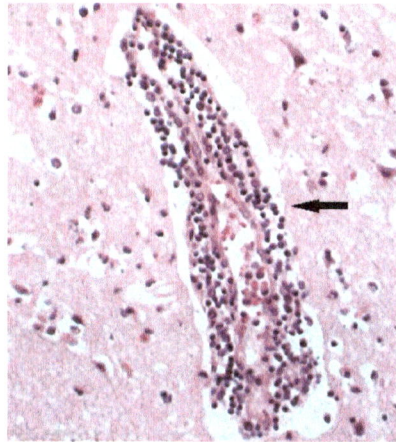

图 12 - 16　流行性乙型脑炎(镜下观)
箭头示淋巴细胞套

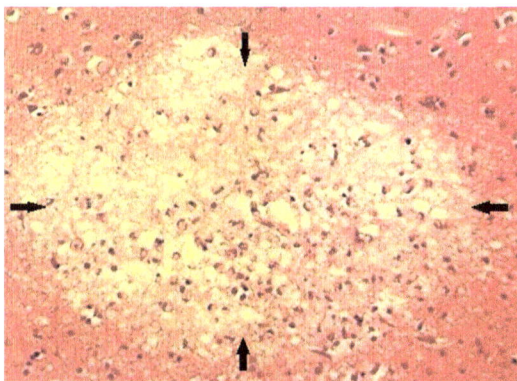

图 12 - 17　流行性乙型脑炎(镜下观)
箭头示筛状软化灶

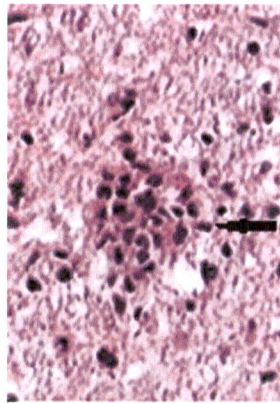

图 12 - 18　流行性乙型脑炎(镜下观)
箭头示胶质细胞结节

三、病理临床联系

因病毒血症,患者早期可出现高热、全身不适等症状,加之神经细胞广泛受损,患者常出现嗜睡、昏迷、抽搐、痉挛等表现。由于脑内血管显著扩张充血,血管壁通透性增高,导致脑水肿及颅内压增高,患者常出现头痛、呕吐,甚或形成脑疝,压迫延髓呼吸中枢,因呼吸衰竭而死亡。当脑膜有炎症时,患者常表现为脑膜刺激征阳性,另外患者脑脊液检查示细胞数增多。

四、结局及并发症

多数患者经恰当的治疗后,脑部病变逐渐消失。重症患者可出现语言障碍、肢体瘫痪、吞咽困难等症状,数月后多可恢复。少数患者则会留下后遗症。

流行性脑脊髓膜炎和流行性乙型脑炎的鉴别见表 12-2。

表 12-2　流行性脑脊髓膜炎和流行性乙型脑炎的鉴别

项目	流行性脑脊髓膜炎	流行性乙型脑炎
病原体	脑膜炎双球菌	乙脑病毒
传播途径	呼吸道飞沫传播	以蚊虫为媒介经血液传播
流行季节	冬、春季	夏、秋季
炎症性质	化脓性炎	变质性炎
病变部位	脑膜、脊髓膜	脑实质神经细胞
临床特点	颅内高压和脑膜刺激征	嗜睡、昏迷、抽搐等脑实质损害症状
脑脊液检查	浑浊,细胞数增多(以中性粒细胞为主),蛋白质含量显著增多,糖、氯化物含量减少,可找到细菌	透明或微浑浊,细胞数轻度增多(以淋巴细胞为主),蛋白质含量轻度增多,糖、氯化物含量正常,无细菌
结局	预后好,死亡率低	较重病例常留下后遗症

第六节　常见性病

性传播性疾病(sexually transmitted diseases,STD)是指通过性接触而传播的一类疾病。近年来 STD 已多达 20 余种。本节仅叙述尖锐湿疣、淋病、梅毒和艾滋病。

一、尖锐湿疣

尖锐湿疣(condyloma acuminatum)是由人类乳头状瘤病毒(HPV)感染引起的以局部组织增生为主要病变的 STD。尖锐湿疣主要通过性接触传播,但也可以通过非性接触的间接感染而致病。最常发生于 20~40 岁的人群。

本病的潜伏期长短不一,通常为 3 个月。好发于潮湿温暖的黏膜和皮肤交界的部位。男性常见于阴茎冠状沟、龟头、系带、尿道口或肛门附近。女性多见于阴蒂、阴唇、会阴部及肛周。亦可发生于身体的其他部位,如口腔、腋窝等处。肉眼观,初起为小而尖的突起,逐渐增大、增多。淡红或暗红,质软,表面凹凸不平,呈疣状颗粒,有时融合呈菜花状。镜下观,上皮增生呈乳头状结构,典型为细长的乳头,表面覆盖鳞状上皮,呈不完全角化,棘细胞明显增生,伴上皮钉突增厚延长。在棘细胞层或上部可见数量不等的挖空细胞。挖空细胞较正常细胞大,胞质空泡状,细胞边缘常残存带状胞质。核增大居中,呈圆形、椭圆形或不规则形,染色深,可见双核或多核。真皮层可见毛细血管及淋巴管扩张,大量慢性炎症细胞浸润(图 12-19)。电镜下,常可见核内病毒颗粒,真皮层可见毛细血管及淋巴管扩张,大量慢性炎细胞浸润。

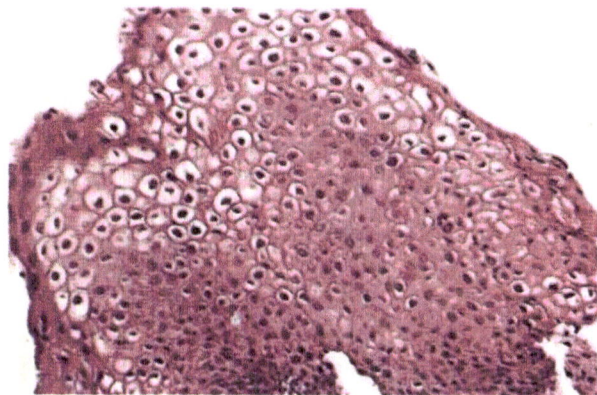

图 12-19　尖锐湿疣(镜下观)
上皮增生呈乳头状结构,表面覆盖鳞状上皮,在棘细胞
层可见数量不等的挖空细胞

本病多持续存在或反复发作,约 1/3 的病例可自行消退,但也有尖锐湿疣癌变的报道。

二、淋病

淋病(gonorrhea)是由淋球菌引起的急性化脓性炎,是最常见的 STD。本病多发生于 15～30 岁的人群,以 20～24 岁最常见。成人泌尿生殖系统淋病几乎全部通过性交而传染,儿童可通过接触患者用过的衣物等被传染。分娩时胎儿受母亲产道分泌物污染,可引起新生儿的淋球菌性眼结膜炎。

淋球菌主要侵犯泌尿生殖系统的柱状上皮和移行上皮。男性淋病病变从前尿道开始,可逆行蔓延到后尿道,并可波及前列腺、精囊和附睾。女性淋病病变可累及尿道、外阴和阴道腺体、子宫颈内膜及输卵管等处。少数病例也可经血行播散至身体其他部位而引起病变。患者有尿频、尿急、尿痛等急性尿道炎的症状,局部有疼痛及烧灼感。若感染后未及时治疗或治疗不彻底,可逐渐转为慢性淋病,表现为慢性尿道炎、前列腺炎、宫颈炎、输卵管炎等。慢性淋病也可反复急性发作。

三、梅毒

梅毒(syphilis)是由梅毒螺旋体引起的慢性传染病。梅毒螺旋体是梅毒的病原体,体外活力低,不易生存,对理化因素的抵抗力极弱,对四环素、青霉素、汞、砷、铋剂敏感。梅毒患者为唯一的传染源。梅毒分先天性和后天性两种。95% 以上通过性交传播,少数可因输血、接吻、医务人员不慎受染等直接接触传播(后天性梅毒)。梅毒螺旋体还可经胎盘感染胎儿(先天性梅毒)。

机体在感染梅毒后第 6 周血清中即可出现梅毒螺旋体特异性抗体,具有诊断意义。抗体产生后,机体对梅毒螺旋体的免疫力增强,病变部位的梅毒螺旋体数量减少,早期梅毒病变可因体液免疫的增强而趋于痊愈。若不能及时、彻底的消除梅毒螺旋体则会导致复发梅毒或晚期梅毒的发生。少数人也可表现为梅毒螺旋体在体内终身隐伏,称为隐性梅毒。

梅毒的基本病变如下。

(1)树胶样肿

树胶样肿又称梅毒瘤。梅毒树胶样肿可发生于任何器官,最常见于皮肤、黏膜、肝、骨和睾丸。肉眼观,呈大小不一的灰白色结节状。镜下观,似结核结节,中央为凝固性坏死,但坏死不如干酪样坏死彻底,弹力纤维尚保存。坏死灶周围肉芽组织中富含淋巴细胞和浆细胞,而上皮样细胞和朗格汉斯巨细胞数量较少,树胶样肿后期可被吸收、纤维化,最后使器官变形。树胶样肿仅见于第三期梅毒。

(2)闭塞性动脉内膜炎和小血管周围炎

前者指小动脉内皮细胞及纤维细胞增生,使管壁增厚、血管腔狭窄闭塞。后者指小动脉周围有大量的巨噬细胞、淋巴细胞和浆细胞浸润。浆细胞出现是本病的特点之一。血管炎病变可见于各期梅毒。

(一)后天性梅毒

后天性梅毒按病程经过分为一、二、三期。一、二期梅毒称早期梅毒,有传染性。三期梅毒称晚期梅毒,无传染性,但因常累及内脏,故又称内脏梅毒。

1. 第一期梅毒

第一期梅毒又称硬性下疳,是梅毒螺旋体侵入人体后 3 周左右在侵入处发生的最初病变。病变多见于阴茎冠状沟、龟头、子宫颈、阴唇、阴道后穹隆等处,亦可发生于口唇、舌、肛周等处。肉眼观,病变初期患处出现充血质硬的丘疹,继而出现水泡,水泡破溃,上皮坏死脱落后形成底部平坦、边缘整齐的圆形溃疡,直径为 1~2 cm,与周围组织分界清楚,质硬,故称硬性下疳(图 12-20)。镜下观,溃疡底部可见闭塞性小动脉内膜炎和动脉周围炎。下疳出现 1~2 周后,局

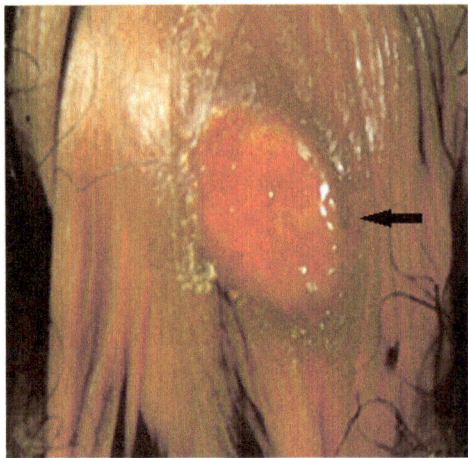

图 12-20 第一期梅毒

箭头示硬性下疳

部淋巴结肿大,硬而无痛感,呈非化脓性增生性反应。下疳经 1 个月左右多自然消退,仅留浅表的瘢痕,局部肿大的淋巴结也消退。但有相当一部分患者可发展为第二期梅毒。

2. 第二期梅毒

第二期梅毒发生于下疳发生的 3~4 周后,以形成梅毒疹为特征(图 12 - 21)。体内梅毒螺旋体又大量繁殖,引起全身皮肤、黏膜广泛的梅毒疹和全身性非特异性淋巴结肿大。梅毒疹为本期的病变特点,常发生于会阴、肛门、腹股沟内侧、躯干和四肢等处。镜下观,呈典型的闭塞性动脉内膜炎和小血管周围炎改变。病灶内可找到梅毒螺旋体。此期梅毒传染性大。梅毒疹可自行消退。

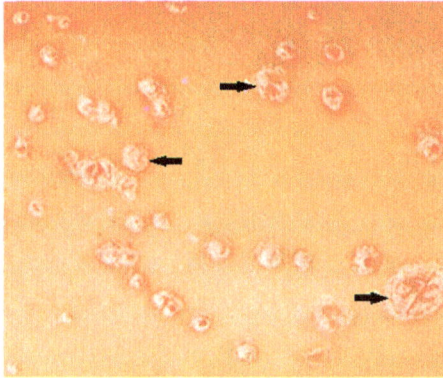

图 12 - 21　第二期梅毒
箭头示梅毒疹

3. 第三期梅毒

第三期梅毒又称晚期梅毒,常发生于感染后的 4~5 年,以形成树胶样肿为特征。病变累及内脏,特别是心血管和中枢神经系统。由于树胶样肿纤维化、瘢痕收缩引起严重的组织破坏、变形和功能障碍。

(1)心血管梅毒

心血管梅毒的患者男性多于女性,病变常侵犯主动脉,可引起梅毒性主动脉炎、主动脉瘤和主动脉瓣关闭不全等。梅毒性主动脉瘤破裂常导致患者猝死,主动脉瓣关闭不全可致左心肥大,患者多死于心衰。

(2)神经系统梅毒

病变主要累及中枢神经和脑脊髓膜,可导致麻痹性痴呆和脊髓痨。

(3)其他器官梅毒

病变常见于肝、骨、睾丸等处,以形成树胶样肿为特征。肝脏树胶样肿形成可使肝呈结节性肿大,继发纤维化或瘢痕收缩而使肝呈分叶状。鼻骨受累时可因骨质破坏形成马鞍鼻。睾丸树胶肿临床上常被误诊,需与睾丸癌鉴别。

(二)先天性梅毒

先天性梅毒是因孕妇患有梅毒,梅毒螺旋体由血液经胎盘传染给胎儿所致,根据被感染胎儿发病的早晚有早发性和晚发性之分。

1. 早发性先天性梅毒

早发性先天性梅毒系指胎儿或婴幼儿期发病的先天性梅毒。突出病变为皮肤、黏膜广泛的梅毒疹、大疱形成和大片的剥脱性皮炎，严重者全身表皮溃烂、脱落。

2. 晚发性先天性梅毒

晚发性先天性梅毒为 2 岁以后发病的梅毒，一般在 5～7 岁至青春期出现损害。患儿发育不良，智力低下。间质性角膜炎、神经性耳聋及楔形门齿为晚发性先天性梅毒的三大特征，具有诊断意义。

四、艾滋病

艾滋病是由人类免疫缺陷病毒（human immunodeficiency virus，HIV）感染引起的获得性免疫缺陷综合征（acquired immunodeficiency syndrome，AIDS）。AIDS 是一种致命性的STD，现已进入流行期，因此应高度重视艾滋病的防治工作。

（一）病因及发病机制

AIDS 由 HIV 感染所致，HIV 属逆转录病毒科，为 RNA 病毒。无症状病毒携带者和患者为本病的传染源。本病潜伏期较长，一般认为经数月至 10 年或更长时间才发展为 AIDS。HIV 主要存在于宿主血液、精液、乳汁、子宫及阴道分泌物中，无症状感染者的存在是难以控制本病流行的重要原因。WHO 公布的 AIDS 的传播途径包括：①性接触传播，是最主要的传播途径，同性恋或双性恋男性是高危人群；②血液传播，通过输血、血制品的应用、用污染的针头做静脉注射以及医用器械等引起传播；③母婴传播，母体病毒经胎盘感染胎儿或通过哺乳、黏膜接触等方式感染婴儿。AIDS 并不通过水、食物、蚊虫叮咬等传播，所以一般生活接触及社会接触不会引起感染。

HIV 是嗜 T 淋巴细胞和神经细胞的病毒，进入人体血液后，主要攻击和破坏辅助性 T 细胞和神经细胞。CD_4 分子是 HIV 的主要受体，故 CD_4^+ T 细胞可被 HIV 感染，引起 CD_4^+ T 细胞破坏、溶解，导致细胞免疫缺陷。故患者易发生机会性感染及恶性肿瘤。此外，HIV 还可以通过感染单核巨噬细胞，入侵脑和脊髓，损害神经系统。

（二）病理变化及病理临床联系

病变包括淋巴组织的变化、机会性感染和恶性肿瘤三个方面。

1. 淋巴组织的变化

淋巴组织变化的早期，淋巴结肿大。镜下观，最初有淋巴滤泡明显增生，生发中心活跃，髓质内出现较多浆细胞浸润。晚期，淋巴结呈现一片荒芜，淋巴细胞几乎消失殆尽，仅有一些巨噬细胞和浆细胞残留。脾、胸腺也表现为淋巴细胞减少。最后，淋巴结结构完全消失。

2. 机会性感染

机会性感染表现为多发机会性感染，是本病的特点之一，感染范围广泛，可累及多个器官，以中枢神经系统、肺、消化道最易受累。常见的病原体有肺孢子虫、弓形虫、白色念珠菌、新型隐球菌等，一般常有两种以上病原体同时感染。由于严重的免疫缺陷，炎症反应往往轻而不典型。如肺结核很少形成典型的结核结节，但病灶中的结核杆菌却很多。

3. 恶性肿瘤

患者常伴发 Kaposi 肉瘤,其他常见的伴发肿瘤为脑原发淋巴瘤和霍奇金病。

知识链接

性病的世界卫生组织(WHO)分级

一级性病:艾滋病。

二级性病:梅毒、淋病、软下疳、性病性淋巴肉芽肿、腹股沟肉芽肿、非淋菌性尿道炎、性病性衣原体病、泌尿生殖道支原体病、细菌性阴道炎、性病性阴道炎、性病性盆腔炎。

三级性病:尖锐湿疣、生殖器疱疹、阴部念珠菌病、传染性软疣、阴部单纯疱疹、加特纳菌阴道炎、性病性肝周炎、瑞特氏综合症、B 群佐球菌病、疥疮、阴虱病、人巨细胞病毒病。

四级性病:梨形鞭毛虫病、弯曲杆菌病、阿米巴病、沙门氏菌病、志贺氏菌病。

第七节　阿米巴病

阿米巴病(amoebiasis)是由溶组织内阿米巴原虫感染引起的一种寄生虫性传染病。病变主要累及结肠,引起肠阿米巴病,临床上常出现腹痛、腹泻和里急后重等痢疾症状,故又称为阿米巴痢疾。阿米巴原虫亦可经血流运行或偶以直接侵袭到达肝、肺、脑、皮肤、泌尿、生殖器官等处,引起相应部位的阿米巴溃疡或阿米巴脓肿,称为肠外阿米巴病。本病多发生在热带及亚热带地区,在我国农村的发病率高于城市,男性多于女性,儿童多于成人。

一、肠阿米巴病

(一)病因及发病机制

溶组织内阿米巴生活史一般分包囊期和滋养体期。慢性阿米巴病患者或包囊携带者是本病的传染源,健康者因食用被成熟包囊污染的食物和水而引起感染。包囊进入消化道后,由于囊壁具有抗胃酸作用,能安全地通过胃而到达回盲部,在碱性肠液的消化作用下脱囊而出,发育成为小滋养体,并以肠黏液和细菌等为营养来源,不断增殖。当机体抵抗力降低时,小滋养体便可侵入肠壁,大量增殖,并吞噬红细胞转变为大滋养体,引起肠黏膜坏死及溃疡形成。但在横结肠以下肠腔环境下,小滋养体不会繁殖,逐渐发育为成熟包囊,随粪便排出可污染环境,传播该病。小滋养体和大滋养体随粪便排出后很快死亡,不会引起疾病传播。

溶组织内阿米巴的致病机制目前尚不完全清楚,其毒力和侵袭力主要表现在对宿主组织的溶解破坏作用,可能与机械性损伤、细胞毒素作用、接触溶解作用等有关。

(二)病理变化及病理临床联系

基本病变为组织溶解液化为主的变质性炎,本病的特征性病变为形成口小底大的烧瓶状溃疡。病变部位主要在盲肠、升结肠,其次为乙状结肠和直肠,严重者整个结肠和小肠下段均可受累。病变可分为急性期和慢性期两类。

1. 急性期病变

肉眼观,病变早期肠黏膜表面可见许多隆起的点状坏死或浅溃疡(图 12 - 22A),灰黄色,针头大小。随着病变进展,坏死灶不断增大为圆形钮扣状。滋养体在肠黏膜层内不断繁殖,溶解组织并突破黏膜肌层进入黏膜下层,在此出现广泛的组织坏死,坏死组织液化脱落后,形成口小底大、边缘呈潜行性的烧瓶状溃疡(图 12 - 22B),具有病理诊断意义。溃疡呈暗红色,坏死组织呈棉絮状、果酱色,溃疡间黏膜正常。如病灶继续扩大,邻近溃疡可在黏膜下层互相沟通形成隧道,表面黏膜大块坏死脱落,形成边缘潜行的巨大溃疡。严重者可深达肠壁肌层、浆膜层,造成肠穿孔,引起腹膜炎。

镜下观,肠壁组织因坏死溶解液化,呈淡红色,无结构,病灶周围炎症反应轻微,仅有少量淋巴细胞、浆细胞和巨噬细胞浸润。在坏死组织与正常组织交界处及肠壁的小静脉腔内可找到阿米巴滋养体。滋养体一般呈圆形,体积较大,核小而圆,胞质内可见被吞噬的红细胞、淋巴细胞和组织碎片等。在滋养体周围常有一个环形空隙,可能由于组织被溶解所致。

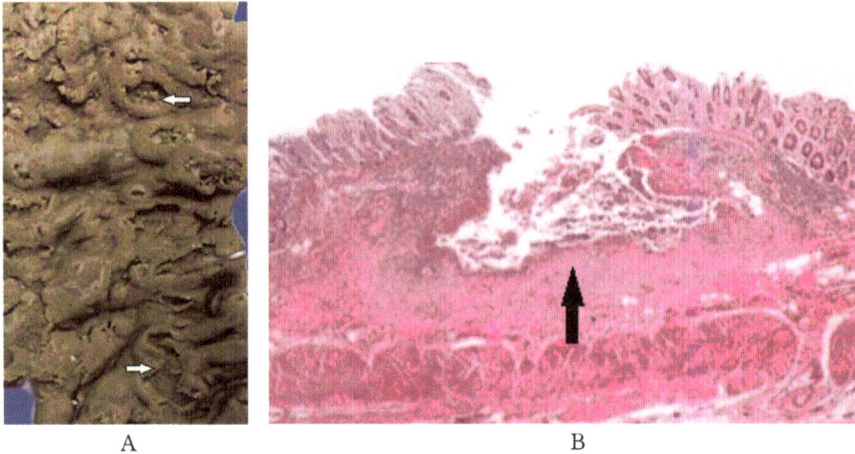

图 12 - 22 肠阿米巴病

A. 肉眼观,肠黏膜表面可见多数隆起的灰黄色针头大小的点状坏死;B. 镜下观,口小底大的烧瓶状溃疡

典型临床表现为腹痛(以右下腹为主)、腹泻、大便量及次数增多。这是由于肠壁病变刺激,肠蠕动增强,黏液分泌量增多所致,大便中因混有坏死溶解的肠壁组织及大量的血液和黏液,故量多,色暗红,像果酱一样,且伴腥臭味。由于本病的直肠及肛门病变较轻,故里急后重症状不明显,全身中毒症状表现也较轻微。粪检时可找到阿米巴滋养体。急性期多数可治愈,少数也可出现肠出血、肠穿孔等并发症,或因治疗不及时、不彻底而转入慢性期。

2. 慢性期病变

本病病变较为复杂,以增生性病变为主。本病以坏死、溃疡形成、肉芽组织增生及瘢痕形成反复发生、新旧病变共存为特点。最终可使肠黏膜完全失去正常形态,肠壁增厚变硬引起肠腔狭窄。有时可因肉芽组织增生过多而形成局限性包块,称为阿米巴肿,多见于盲肠,临床上易误诊为结肠癌。

慢性期患者病情反复发作,可出现轻度腹痛、腹胀、腹泻以及腹泻和便秘交替出现等症状,也可有肠梗阻的表现。久病不愈者则会有贫血、乏力、消瘦等营养不良的表现。

二、肠外阿米巴病

肠外阿米巴病(extraintestinal amoebiasis)可见于多个器官,以肝、肺及脑多见,其中以阿米巴肝脓肿最为常见。

(一)阿米巴肝脓肿

阿米巴肝脓肿多发生于阿米巴痢疾发病后的1~3个月,也可发生于痢疾症状消失数年之后。肠黏膜下或肌层的阿米巴滋养体侵入肠壁小静脉,经门静脉到达肝,在肝内繁殖导致阿米巴肝病,又称阿米巴肝脓肿(图12-23)。脓肿多单发,也可多发,80%位于肝右叶。肉眼观,脓肿大小不等,小者如针头大小,大者可如儿头大小。脓肿内容物呈棕褐色果酱样,由陈旧性血液和液化性坏死物质混合而成。脓肿壁上附有坏死组织,呈破絮状外观。镜下观,脓腔内为液化坏死的淡红色无结构物质,脓肿壁有少量炎细胞浸润,在脓腔边缘可查见阿米巴滋养体。

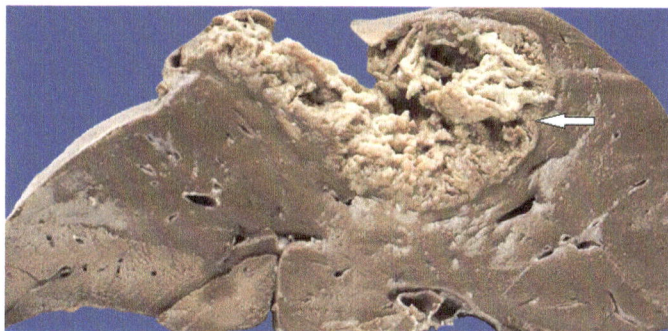

图 12-23 阿米巴肝脓肿(肉眼观)
肝右叶可见一大脓肿,脓肿内容物呈棕褐色果酱样,脓肿壁上附
有呈破絮状外观的坏死组织

阿米巴肝脓肿的临床表现与脓肿的位置、大小以及是否伴有感染有关。患者主要有长期不规则发热,伴右上腹痛、肝大和压痛及全身消耗等症状。阿米巴性肝脓肿在治疗不及时的情况下,也可向周围组织穿破并引起相应部位的病变,如膈下脓肿、肺脓肿、脓胸、胸膜-肺-支气管瘘、腹膜炎和心包炎等。慢性阿米巴性脓肿常继发细菌感染,使病情不断恶化。

(二)阿米巴肺脓肿

阿米巴肺脓肿少见,多由阿米巴肝脓肿穿过横膈直接蔓延而来,少数为阿米巴滋养体经血流到肺。脓肿多位于右肺下叶,常单发,可与肝脓肿互相连通。脓肿腔内含有咖啡色坏死液化物质,如破入支气管,患者可咳出褐色脓样痰,痰液中可检出阿米巴滋养体。

(三)阿米巴脑脓肿

阿米巴脑脓肿极少见,常由肝或肺脓肿内的阿米巴滋养体经血道进入脑所致。

阿米巴痢疾与细菌性痢疾的鉴别见表12-3。

表 12 - 3   阿米巴痢疾与细菌性痢疾的鉴别

项目	阿米巴痢疾	细菌性痢疾
病原体	溶组织内阿米巴	痢疾杆菌
病变性质	变质性炎	假膜性炎
好发部位	盲肠、升结肠	乙状结肠、直肠
溃疡特点	较深,烧瓶状	较浅,"V"形
临床特点	右下腹痛,里急后重不明显	左下腹痛,里急后重明显
粪便检查	量多,果酱状,腥臭,可找到阿米巴滋养体	量少,黏液脓血便,可见巨噬细胞

第八节　血吸虫病

血吸虫病(schistosomiasis)是由血吸虫寄生于人体而引起的一种寄生虫性传染病。主要病变是由虫卵引起肝与肠的肉芽肿形成。本病在我国只有日本血吸虫病流行,主要见于长江流域及其以南的十三个省市的广大地区,人常通过皮肤接触含尾蚴的疫水而感染,夏、秋季高发。

一、病因及感染途径

日本血吸虫的生活史可分为虫卵、毛蚴、尾蚴、童虫及成虫五个阶段。患者和病畜为主要传染源。虫卵随粪便排入水中孵出毛蚴;毛蚴在中间宿主钉螺体内发育成尾蚴;尾蚴离开钉螺再次进入水中(疫水),人、马、羊、猪等终宿主接触疫水时,尾蚴可借其头腺分泌的溶组织酶和机械性运动钻入其皮肤和黏膜,脱去尾部变为童虫;童虫穿入小静脉和淋巴管内到达右心,再经肺循环、体循环到达全身各处。只有到达肠系膜静脉的童虫才能发育为成虫并产卵,虫卵随血流入肝,或逆流到肠壁沉积,引起肝与肠的肉芽肿形成。肠壁内的虫卵成熟后可破坏肠黏膜而进入肠腔,并随粪便排出体外,再重演生活周期。

二、病理变化及发病机制

血吸虫的尾蚴、童虫、成虫及虫卵等均可通过诱发宿主的免疫反应来造成损害,尤以虫卵引起的病变最严重,对机体的危害也最大。

(一)尾蚴引起的损害

尾蚴侵入皮肤后,可引起局部皮肤出现瘙痒的红色小丘疹,数日后可自然消退,称为尾蚴性皮炎。镜下可见真皮毛细血管充血、水肿及出血,并伴中性细胞、嗜酸性粒细胞及巨噬细胞浸润。目前认为主要与Ⅰ及Ⅳ型变态反应有关。

(二)童虫引起的损害

童虫在体内移行可引起轻度的血管炎和血管周围炎,以肺组织病变最为明显。表现为肺组织充血、水肿、点状出血及白细胞浸润,临床上可有轻度咳嗽,偶见痰中带血。童虫所引起的器官病变与童虫的机械性损伤及其代谢产物或虫体死亡后蛋白分解产物所致组织的变态反应有关。

(三)成虫引起的损害

成虫的代谢产物可引起机体贫血、嗜酸性粒细胞数量增多、脾大、静脉内膜炎及静脉周围炎等。肝、脾内的单核巨噬细胞增生,并常吞噬有黑褐色血吸虫色素。死亡虫体周围组织坏死,大量嗜酸性粒细胞浸润,形成嗜酸性脓肿。

(四)虫卵引起的损害

虫卵引起的损害是本病最主要的病变。虫卵主要沉着于乙状结肠壁、直肠壁和肝,也可见于回肠末段和阑尾等处。按其发育过程可将沉着的虫卵分为未成熟卵和成熟卵两种,成熟虫卵含成熟毛蚴,卵内毛蚴分泌可溶性虫卵抗原,从而引起特征性虫卵结节(血吸虫性肉芽肿)形成,未成熟卵因毛蚴不成熟,无毒液分泌,所引起的病变较轻微。

1. 急性虫卵结节

肉眼观,其为颗粒状、灰黄色结节,直径 0.5～4 mm,是虫卵内毛蚴释放的可溶性虫卵抗原刺激 B 细胞系统产生相应的抗体而形成的抗原-抗体复合物。镜下观,结节中央常有多个成熟虫卵,虫卵表面附有放射状嗜酸性小棒,其周围有颗粒状坏死物质并浸润着大量的嗜酸性粒细胞,也称为嗜酸性脓肿(图 12-24A)。其内可见菱形或多面形屈光性蛋白质晶体。随着病程的发展,虫卵周围肉芽组织增生,并伴以嗜酸性粒细胞为主的炎细胞浸润。

2. 慢性虫卵结节

急性虫卵结节晚期,虫卵内毛蚴死亡,病灶内坏死物质逐渐被巨噬细胞清除,虫卵破裂或钙化。之后病灶内巨噬细胞变为上皮样细胞和异物巨细胞,病灶周围有肉芽组织增生和淋巴细胞浸润,状似结核性肉芽肿,故称为假结核结节(pseudotubercle),即慢性虫卵结节(图 12-24B)。最后结节内纤维母细胞增生并纤维化,其内的卵壳碎片及钙化的死卵可长期残存。

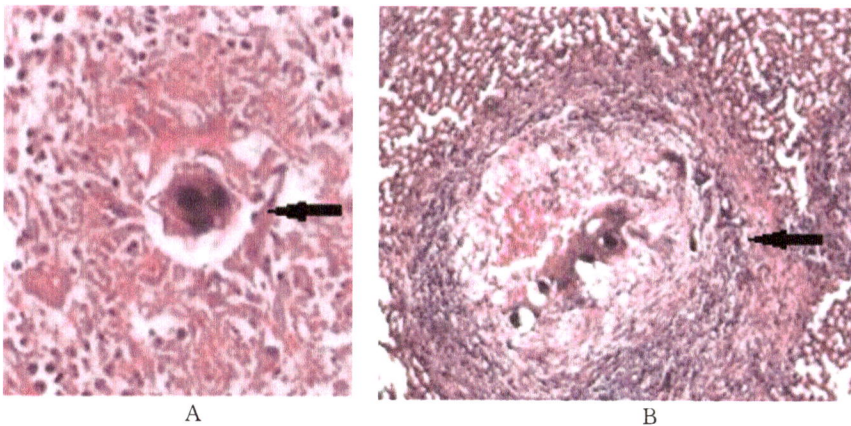

图 12-24 血吸虫病的虫卵结节
A. 急性虫卵结节;B. 慢性虫卵结节

三、主要器官的病变及病理临床联系

(一)结肠

病变主要累及直肠和乙状结肠,这与成虫多寄生于肠系膜下静脉和痔上静脉有关。早期,黏膜及黏膜下层形成急性虫卵结节。肉眼观,肠黏膜充血、水肿,表面出现灰黄色细颗粒状物及边缘不规则的浅表溃疡。虫卵可随坏死组织脱落进入肠腔,在粪便中可查见虫卵。临床上可出现腹痛、腹泻、便血等痢疾样症状。晚期,由于虫卵的反复沉着,肠黏膜反复发生溃疡,形成假结核结节并纤维化,最终导致肠壁增厚变硬,甚至导致肠腔狭窄和肠梗阻。由于肠壁结缔组织增生,虫卵难以排入肠腔,故晚期患者粪便中不易查见虫卵。

(二)肝脏

病变主要在汇管区,以肝左叶最为明显,这是由于虫卵直径大于门静脉末梢分支口径,故不能进入肝窦。早期,肉眼观,肝脏轻度增大,表面及切面可见多个不等的灰白或灰黄色、粟粒或绿豆大小的小结节。镜下观,汇管区附近肝窦扩张充血、Kupffer 细胞增生,并吞噬血吸虫色素,可见较多急性虫卵结节。晚期,汇管区可见慢性虫卵结节和纤维化,长期感染严重者可致血吸虫性肝硬化。肉眼观,肝脏体积缩小,变形、变硬,表面凹凸不平,有散在的浅沟纹分割肝脏,形成若干大小不等稍隆起的区域,严重时形成粗大结节。切面可见增生的结缔组织沿门静脉分支呈树枝状分布,故称为干线型或管道型肝硬化。镜下观,汇管区内有许多慢性虫卵结节,并因大量纤维组织增生而使汇管区增宽,肝小叶结构一般不遭受破坏,故不形成明显假小叶。由于虫卵阻塞、纤维组织增生或门静脉内血栓形成等原因,使肝内门静脉分支被阻塞和受压,引起门静脉高压。临床上常有食管静脉曲张、脾大、腹水等表现。

(三)脾脏

早期,因成虫的代谢产物刺激单核巨噬细胞增生,致脾轻度肿大;晚期,由于门静脉高压引起脾淤血,脾进行性肿大,可形成巨脾,重量可达 4000 g。肉眼观,颜色青紫,包膜增厚,质地坚韧,切面暗红,可见棕黄色的含铁小结及陈旧性梗死灶。镜下观,脾窦高度扩张充血,窦壁纤维组织增生变宽。临床上可出现脾功能亢进的表现。

📖 知识链接

寄生虫病的预防

预防寄生虫病要做到:①注意个人卫生,勤剪指甲,坚持饭前便后洗手;②防止"虫从口入"。不喝生水,不吃生的或未煮熟的鱼、肉、虾、蟹,不吃米猪肉,生吃瓜果、蔬菜要洗净;③避免手、脚等处皮肤与有钩虫丝状蚴潜伏的潮湿土壤、农作物接触;④在血吸虫病疫区避免接触疫水;⑤查治患者和病畜;⑥保护好水源;⑦改善环境,防蚊、灭蚊、杀灭白岭等传播寄生虫病的昆虫。

本章小结

一、本章提要

通过对本章的学习,使同学们了解传染病与寄生虫病的相关知识,重点掌握传染病的概念、三要素及各种常见传染病与寄生虫病的病变特点,具体包括以下内容。

• 掌握结核病的病理变化,如变质、渗出、增生;肺结核的类型,如原发性肺结核、继发性肺结核,并且掌握各种类型的基本特点,如原发性肺结核有原发综合征的表现,继发性肺结核有六种类型及各自的特点。

• 熟悉结核病的发病机制及病理临床联系;流行性脑脊髓膜炎与流行性乙型脑炎的鉴别;肠结核、肠伤寒、细菌性痢疾、肠阿米巴的溃疡病变特点;血吸虫病的基本病理变化。

• 了解常见传染病与寄生虫病的病因及发病机制。

二、本章重难点

• 结核病的类型、基本病理变化和转归。

• 肺结核的类型及各自特点。

• 肠道溃疡病的溃疡特点。

课后习题

一、名词解释

原发综合征　结核瘤　卫星现象　噬神经细胞现象　结核结节　树胶样肿

二、填空题

1. 结核病的基本病理变化有 ＿＿＿＿＿＿、＿＿＿＿＿＿ 和 ＿＿＿＿＿＿。

2. 结核病的转归包括 ＿＿＿＿＿＿、＿＿＿＿＿＿、＿＿＿＿＿＿ 和 ＿＿＿＿＿＿。

3. 继发性肺结核的类型包括 ＿＿＿＿＿、＿＿＿＿＿、＿＿＿＿＿、＿＿＿＿＿、＿＿＿＿＿ 和 ＿＿＿＿＿。

4. 流行性乙型脑炎的病理变化为 ＿＿＿＿＿＿、＿＿＿＿＿＿、＿＿＿＿＿＿ 和 ＿＿＿＿＿＿。

5. 肠伤寒的病理变化分 ＿＿＿＿＿＿、＿＿＿＿＿＿、＿＿＿＿＿＿ 和 ＿＿＿＿＿＿ 四个时期。

6. 梅毒三个分期的典型表现是 ＿＿＿＿＿＿、＿＿＿＿＿＿ 和 ＿＿＿＿＿＿。

三、选择题

1. 引起结核病的病因是(　　)

A. 金黄色葡萄球菌

B. 支原体

C. 结核杆菌

D. 寄生虫

E. 衣原体

2. 结核病的本质是（　　　）

A. 化脓性炎

B. 渗出性炎

C. 良性肿瘤

D. 恶性肿瘤

E. 肉芽肿性炎

3. 处于肺结核主要传染时期的类型是（　　　）

A. 局限型

B. 浸润型

C. 慢性纤维空洞型

D. 干酪性肺炎

E. 结核球

4. 下列哪种类型属于活动期（　　　）

A. 局限型

B. 浸润型

C. 慢性纤维空洞型

D. 干酪性肺炎

E. 结核球

5. 结核病典型的坏死类型是（　　　）

A. 凝固性坏死

B. 液化性坏死

C. 干酪样坏死

D. 纤维素性坏死

E. 坏疽

6. 伤寒的典型组织学结构是（　　　）

A. 凝固性坏死

B. 伤寒小结

C. 伤寒细胞

D. 巨噬细胞

E. 坏疽

7. 细菌性痢疾形成溃疡的形态是（　　　）

A. 地图状溃疡

B. 烧瓶样溃疡

C. 条状溃疡

D. 圆形溃疡

E. 球形溃疡

8. 梅毒的三期病变中以下哪种细胞恒定出现( )

A. 红细胞

B. 淋巴细胞

C. 浆细胞

D. 巨噬细胞

E. 上皮样细胞

9. 血吸虫病中致病能力最强的是( )

A. 虫卵

B. 成虫

C. 童虫

D. 毛蚴

E. 尾蚴

10. 尖锐湿疣的致病原因是( )

A. HBV

B. HPV

C. EBV

D. HIV

E. 细菌

四、问答题

1. 简述原发性肺结核与继发性肺结核的区别。

2. 简答流行性脑脊髓膜炎与流行性乙型脑炎的区别。

3. 列举本章学过的肠道溃疡病并说明其病理变化特点。

（张骞）

下篇　实验指导

实验一　　细胞和组织的适应、损伤与修复

【实验目的】

1. 观察肾脏萎缩及心肌肥大的形态特点,进一步认识萎缩及肥大的类型。

2. 观察水样变性、脂肪变性、玻璃样变性、坏死、坏疽的常见病理大体标本及镜下形态特点,绘制高倍镜下肝脂肪变性结构简图。

3. 观察肉芽组织的形态结构特点,绘制高倍镜下肉芽组织结构简图。

【实验准备】

1. 病理大体标本:肾压迫性萎缩、脾凝固性坏死、肝脂肪变性、肾结核干酪样坏死、脑液化性坏死、肠湿性坏疽、心肌肥大。

2. 病理组织切片:肝脂肪变性、肝细胞水样变性、血管壁玻璃样变性、肉芽组织。

3. 显微镜、双向互动示教系统、多媒体、红蓝铅笔、实验报告、擦镜纸、二甲苯、吸耳球等。

【实验内容】

1. 大体标本观察

肾压迫性萎缩、脾凝固性坏死、肝脂肪变性、肾结核干酪样坏死、脑液化性坏死、肠湿性坏疽、心肌肥大标本的观察,识别病变标本并记录病变形态特点。

2. 病理切片观察

(1)肝脂肪变性

肝细胞体积增大,胞浆内出现大小不等的脂肪空泡,严重者可将细胞核挤向细胞一侧。

(2)肝细胞水样变性

肝细胞体积增大,胞浆透明、淡染,可见气球样变的肝细胞。

(3)血管壁玻璃样变性

血管内膜下呈均匀、红染无结构的物质,细小动脉管壁增厚、管腔狭窄,甚至闭塞。

(4)肉芽组织

大量与创面垂直的新生毛细血管平行排列,并在近表面处互相吻合形成弓状突起,新增生的纤维母细胞散在分布于毛细血管网之间,并伴大量中性粒细胞等炎细胞浸润。

3. 临床病例讨论

死者,女,72 岁,生前患高血压 30 余年,常伴头痛、头晕,血压波动在 170/100～210/120 mmHg。半年前开始双下肢发凉、发麻,走路时常出现阵发性疼痛,休息后缓解。近一个月右足剧痛,感觉渐消失,皮肤发黑,逐渐坏死,左下肢逐渐变细。两天前生气后,突然昏迷、失语,右半身瘫,渐出现抽泣样呼吸。今晨 3 点 45 分呼吸、心跳停止。

尸检所见:老年女尸,心脏明显增大,重 980 g,左心室明显增厚,心腔扩张。主动脉、下肢

动脉及冠状动脉等内膜不光滑,散在大小不等的黄白色斑块。右胫前动脉及足背动脉管壁不规则增厚,有处管腔阻塞。左股动脉及胫前动脉有不规则黄白色斑块。右足趾变黑、坏死。左下肢肌肉萎缩明显变细。左大脑内囊有大片状出血。

讨论:

(1)导致右足发黑坏死的原因是什么?

(2)左下肢萎缩的原因和类型是什么?

【实验评价】

1. 用物齐备,操作方法和步骤正确、熟练,描述及绘图准确。

2. 在操作过程中注意爱护显微镜、大体标本、组织切片。

3. 用所学基本理论知识解释临床现象,进行病例分析。

【实验作业】

1. 病理性萎缩分几种类型? 请举例说明。

2. 细胞与组织的变性和坏死有何异同点? 后果如何?

3. 绘制高倍镜下肝脂肪变性和肉芽组织结构简图。

实验二 局部血液循环障碍

【实验目的】

1. 观察慢性肝淤血、慢性肺淤血的病理大体标本病变特点及组织切片镜下形态特点,进一步理解其病变对机体产生的影响。绘制低倍镜下慢性肝淤血结构简图。

2. 观察脑出血、肠梗死、脾淤血、心肌梗死病理大体标本病变特点,进一步认识梗死的原因、条件及梗死的形态结构特点。

3. 观察静脉混合血栓的病理大体标本病变特点及组织切片镜下形态特点,进一步认识血栓形成的条件,血栓的形态、结局及对机体的影响。

【实验准备】

1. 病理大体标本:慢性肝淤血、慢性肺淤血、脑出血、肠梗死、脾淤血、心肌梗死、静脉混合血栓。

2. 病理组织切片:慢性肝淤血、慢性肺淤血、静脉混合血栓。

3. 显微镜、双向互动示教系统、多媒体、红蓝铅笔、实验报告、擦镜纸、二甲苯、吸耳球等。

【实验内容】

1. 大体标本观察

慢性肝淤血、慢性肺淤血、脑出血、肠梗死、脾淤血、心肌梗死、静脉混合血栓标本的观察,识别病变标本并记录病变形态特点。

2. 病理切片观察

(1)慢性肝淤血

肝小叶中央静脉及其附近肝窦高度扩张淤血,肝细胞萎缩、坏死、消失,小叶周边部肝细胞脂肪变性。

(2)慢性肺淤血

肺泡壁增厚、毛细血管高度扩张充血,部分肺泡腔内可见水肿液及数量不等的红细胞、巨噬细胞,有时可见心力衰竭细胞。

(3)静脉混合血栓

静脉混合血栓由淡红色无结构的不规则珊瑚状的血小板梁和小梁间充满红细胞的纤维素网所构成,并可见血小板梁边缘有较多的中性粒白细胞黏附。

3. 临床病例讨论

患者,男,28岁,工人。3个月前于工地施工中,右脚不慎被钉子刺伤,当时局部伤口出现感染并化脓,下肢红肿,约2周后逐渐恢复。此后右小腿又有数次疼痛及肿胀。1个月前右小腿疼痛肿胀达到膝关节周围,经入院治疗后症状有所缓解。3天前右下肢肿胀、疼痛加重,并有体温升高、寒颤。昨日开始咳嗽、咳痰,今晨咳痰带有少量血液,无胸痛。入院查体:右下肢浮肿,其他未见明显异常。

今晨患者下床上厕所时突然晕倒,医护人员赶到时见患者四肢痉挛、颜面青紫、口吐白沫、瞳孔散大,抢救无效,于 5 点 50 分死亡。

尸检解剖记录摘要如下。

大体检查:右下肢浮肿,以膝关节以下为显著,右脚掌侧有一外伤愈合的小瘢痕。剖开右腿见右股动脉及其分支无明显异常改变;右股静脉大部分增粗变硬,其内有一段完全被凝固的血液成分堵塞,该血液凝固物长约 35 cm,大部分呈暗红色,表面粗糙,质较脆,与血管壁连接不紧密。肺动脉的主干及两大分支内均被凝血块样的团块堵塞,该团块呈暗红色,无光泽,表面粗糙、质脆,与肺动脉壁无粘连。左肺内较小的动脉分支内也有血凝块样物质堵塞。

显微镜检查:右股静脉主要为红色血栓结构(纤维素网内充满大量红细胞),少数处为混合血栓结构(可见少量血小板梁),靠近血管壁处有肉芽组织长入血栓内。肺动脉主干及两大分支内大部分为红色血栓结构。左肺小动脉分支内血凝块样物为红色血栓,靠近血管壁处血栓有肉芽组织长入。

讨论:

(1)右股静脉内有什么病变? 为什么能形成这种病变?

(2)肺动脉内为何种病变? 根据是什么?

(3)左肺较小的动脉中凝血块样物有肉芽组织长入,说明了什么?

【实验评价】

1. 用物齐备,操作方法和步骤正确、熟练,描述及绘图准确。

2. 在操作过程中注意爱护显微镜、大体标本、组织切片。

3. 用所学基本理论知识解释临床现象,准确进行病例分析。

【实验作业】

1. 慢性肺淤血的病理形态特征及其后果?

2. 血栓栓塞的常见部位及其后果有哪些?

3. 绘制低倍镜下慢性肝淤血结构简图。

实验三 炎 症

【实验目的】

1. 观察变质性炎、渗出性炎、增生性炎的常见病理大体标本及镜下形态特点,理解炎症的病理分型。
2. 观察各种炎症的常见病理大体标本,进一步认识炎症的基本病理变化。
3. 观察并绘制各种炎细胞的镜下形态结构简图。

【实验准备】

1. 病理大体标本:化脓性脑膜炎、急性化脓性阑尾炎、绒毛心、气管白喉、大叶性肺炎、子宫息肉、慢性纤维空洞型肾结核。
2. 病理组织切片:化脓性脑膜炎、急性病毒性肝炎、肠息肉、粟粒性肺结核病。
3. 显微镜、双向互动示教系统、多媒体、红蓝铅笔、实验报告、擦镜纸、二甲苯、吸耳球等。

【实验内容】

1. 大体标本观察

化脓性脑膜炎、急性化脓性阑尾炎、绒毛心、气管白喉、大叶性肺炎、子宫息肉、慢性纤维空洞型肾结核标本的观察,识别病变标本并记录病变形态特点。

2. 病理切片观察

(1)化脓性脑膜炎

蛛网膜下腔可见大量嗜中性粒细胞、纤维蛋白、淋巴细胞浸润。

(2)急性病毒性肝炎

肝细胞肿大,胞浆疏松呈网状,半透明,肝窦因肝细胞肿胀而受压变窄。

(3)肠息肉

纤维母细胞、血管内皮细胞和巨噬细胞增生,伴有淋巴细胞、浆细胞等慢性炎细胞浸润。

(4)粟粒性肺结核病

可见结核结节,中央为红染颗粒状无结构的干酪样坏死物质及朗格汉斯巨细胞,外周有大量上皮样细胞分布。

3. 临床病例讨论

患者,男,15 岁。两周前鼻翼外侧长一疖肿,肿胀疼痛,一周后挤出脓性血液。之后发生寒颤、高热、头痛、呕吐,经治疗未见好转,且病情进一步加重,出现昏迷抽搐而入院。体格检查:神志不清,T 39.5℃,P 150 次/分,R 36 次/分,面部有一个 2 cm×3 cm 的红肿区,触之有波动感。实验室检查:白细胞总数 $19×10^9$/L,中性粒白细胞 0.87。血培养金黄色葡萄球菌(＋)。由于病情危重经抢救无效死亡。

尸检解剖记录摘要:面部有一个 2 cm×3 cm 的肿胀区,切开有脓血流出。颅腔:大脑左额区有大量灰黄色脓液填充,此处有脑组织坏死,并见一个 4 cm×4 cm×5 cm 的脓腔形成。组织切片观察:病变处脑组织坏死,大量嗜中性粒细胞浸润,并见肉芽组织形成。

讨论:

(1)本病例脑部病变是怎样引起的?

(2)从本病例中应吸取什么教训?

【实验评价】

1. 用物齐备,操作方法和步骤正确、熟练,描述及绘图准确。

2. 在操作过程中注意爱护显微镜、大体标本、组织切片。

3. 用所学基本理论知识解释临床现象,准确进行病例分析。

【实验作业】

1. 炎症局部的基本病变有哪些? 举例说明它们之间的关系。

2. 绘制各种炎细胞的镜下形态结构简图。

实验四　肿　瘤

【实验目的】

1. 观察膀胱癌、溃疡型胃癌、乳腺癌、脂肪瘤、骨肉瘤、子宫平滑肌瘤病理大体标本病变特点,进一步理解肿瘤的命名、生长方式、转移途径及其对机体的影响。

2. 观察鳞癌、子宫平滑肌瘤、纤维肉瘤的镜下病变特点,进一步理解病变特点与临床表现之间的关系。

3. 绘制低倍镜下高分化鳞癌形态结构简图。

【实验准备】

1. 病理大体标本:膀胱癌、溃疡型胃癌、乳腺癌、脂肪瘤、骨肉瘤、子宫平滑肌瘤。

2. 病理组织切片:鳞癌、子宫平滑肌瘤、纤维肉瘤。

3. 显微镜、双向互动示教系统、多媒体、红蓝铅笔、实验报告、擦镜纸、二甲苯、吸耳球等。

【实验内容】

1. 大体标本观察

膀胱癌、溃疡型胃癌、乳腺癌、脂肪瘤、骨肉瘤、子宫平滑肌瘤标本的观察,识别病变标本并记录病变形态特点。

2. 病理切片观察

(1)鳞癌

癌细胞呈巢状分布,与间质界限清楚。分化好的鳞癌,癌巢中央可出现均质红染的层状角化珠,细胞间可见到细胞间桥。

(2)子宫平滑肌瘤

瘤组织由形态比较一致的梭形平滑肌细胞构成,相互编织呈束状或呈栅栏状排列,核呈长杆状,两端钝圆,核分裂象少见。

(3)纤维肉瘤

瘤细胞多呈棱形,分化好的瘤细胞异型性小,呈编织状或旋涡状排列,实质和间质分界不清。

3. 临床病例讨论

患者,男,65 岁。半年前胃部不适,时有疼痛,3 个月前有烧心、吐酸水,并有呕血和便血。经胃镜检查可见胃窦部有一溃疡,边缘不整齐。另查体见左锁骨上淋巴结肿大变硬。化疗后患者日渐消瘦、贫血,呈恶病质状态,入院 1 个月后病情逐渐恶化而死亡。

尸检解剖所见:呈恶病质状态,左锁骨上淋巴结肿大。大网膜、肠系膜、腹后壁、肝门淋巴结均肿大变硬,切面呈灰白色。纵隔淋巴结、肺门淋巴结亦肿大变硬。胃:胃小弯近幽门处有一个 4 cm×3 cm 大小的溃疡,溃疡边缘不规则隆起,切面呈灰白色、质硬,溃疡底部凹凸不平,有处见出血坏死;镜下见大量腺癌癌巢侵入黏膜下层、肌层及浆膜层。淋巴结:胃周边淋巴结、肠系膜、大网膜、纵隔、肝门、肺门等处淋巴结病变相同,均见大量腺癌癌巢侵入正常淋巴结。

病理诊断:溃疡型胃癌,淋巴结转移癌(锁骨上、纵隔、胃周围、大网膜、肠系膜淋巴结等)。

讨论:

(1)通过此病例如何判断肿瘤的良、恶性?

(2)肿瘤的转移方式有哪些?

(3)溃疡型胃癌的病理临床联系有哪些?

【实验评价】

1. 用物齐备,操作方法和步骤正确、熟练,描述及绘图准确。

2. 在操作过程中注意爱护显微镜、大体标本、组织切片。

3. 用所学基本理论知识解释临床现象,准确进行病例分析。

【实验作业】

1. 通过观察大体标本和切片,在良、恶性肿瘤的鉴别上,你得到了哪些启示?

2. 恶性肿瘤对机体的危害有哪些?

3. 绘制低倍镜下高分化鳞癌形态结构简图。

实验五　心血管系统疾病

【实验目的】

1. 观察风湿性心外膜炎、风湿性心内膜炎、冠状动脉粥样硬化、高血压心脏病、原发性颗粒性固缩肾、高血压脑出血病理大体标本病变特点,进一步理解其对机体产生的影响。

2. 观察风湿性心肌炎、冠状动脉粥样硬化、高血压细动脉硬化的镜下病变特点,理解病理改变与临床表现之间的联系。

3. 绘制高倍镜下风湿性心肌炎形态结构简图。

【实验准备】

1. 病理大体标本:风湿性心外膜炎、风湿性心内膜炎、冠状动脉粥样硬化、高血压心脏病、原发性颗粒性固缩肾、高血压脑出血。

2. 病理组织切片:风湿性心肌炎、冠状动脉粥样硬化、高血压细动脉硬化。

3. 显微镜、双向互动示教系统、多媒体、红蓝铅笔、实验报告、擦镜纸、二甲苯、吸耳球等。

【实验内容】

1. 大体标本观察

风湿性心外膜炎、风湿性心内膜炎、冠状动脉粥样硬化、高血压心脏病、原发性颗粒性固缩肾、高血压脑出血标本的观察,识别病变标本并记录病变形态特点。

2. 病理切片观察

(1)风湿性心肌炎

心肌间质小血管旁见梭形风湿小体,中央呈红染纤维素样坏死,周围见风湿细胞,并伴淋巴细胞等炎细胞浸润。

(2)冠状动脉粥样硬化

冠状动脉粥样硬化表面有玻璃样变的纤维帽,深部可见大量针状胆固醇结晶空隙及无定型坏死物质,底部可见肉芽组织。

(3)高血压细动脉硬化

细动脉壁增厚,可见玻璃样变,管腔缩小,甚至闭塞。

3. 临床病例讨论

患者,男,63岁,退休工人。患高血压20余年,近3年来经常头痛、头晕、眼花,血压波动在185/100～200/110 mmHg。半年前出现双下肢麻木,腿部肌肉萎缩,走路时多疼痛,跛行,休息后缓解。一天前生气后突然失语、昏迷,大小便失禁,右半身瘫痪,口角歪向左侧,入院诊断为脑出血。

查体:体胖,昏迷,呼吸缓而深。血压190/110 mmHg,心率90次/分,体温37℃,呼吸25

次/分。口角歪向左侧,右半身弛缓性瘫痪,双侧巴彬斯基征(＋),右侧生理反射亢进。双下肢萎缩变细,以右下肢明显。

眼底:视网膜动脉硬化,出现动静脉交叉、静脉受压现象,视神经乳头水肿。

X线:左心界扩大,主动脉弓突出。

脑CT:左侧内囊区出血。

化验:尿蛋白(＋)。

治疗:山梨醇250 mL静脉点滴,给予降压药和止血药等治疗。

讨论:

(1)该患者有哪些病变?

(2)上述症状、体征、化验等阳性所见的病变基础是什么?

【实验评价】

1.用物齐备,操作方法和步骤正确、熟练,描述及绘图准确。

2.在操作过程中注意爱护显微镜、大体标本、组织切片。

3.用所学基本理论知识解释临床现象,准确进行病例分析。

【实验作业】

1.风湿性心脏病的基本病理变化及结局如何?

2.高血压病主要脏器的病理变化有哪些?

3.绘制高倍镜下风湿性心肌炎形态结构简图。

实验六　呼吸系统疾病

【实验目的】

1. 观察大叶性肺炎、小叶性肺炎、间质性肺炎的病理大体标本病变特点及组织切片镜下形态特点,进一步理解其病理变化与临床表现之间的关系。

2. 观察支气管扩张、中心型肺癌、周围型肺癌病理大体标本病变特点,进一步理解病变特点与临床表现之间的关系。

3. 绘制低倍镜下大叶性肺炎形态结构简图。

【实验准备】

1. 病理大体标本:大叶性肺炎、小叶性肺炎、间质性肺炎、支气管扩张、中心型肺癌、周围型肺癌。

2. 病理组织切片:大叶性肺炎、小叶性肺炎、间质性肺炎。

3. 显微镜、双向互动示教系统、多媒体、红蓝铅笔、实验报告、擦镜纸、二甲苯、吸耳球等。

【实验内容】

1. 大体标本观察

大叶性肺炎、小叶性肺炎、间质性肺炎、支气管扩张、中心型肺癌、周围型肺癌标本的观察,识别病变标本并记录病变形态特点。

2. 病理切片观察

(1)大叶性肺炎(灰色肝样变期)

肺泡壁毛细血管受压闭塞,肺泡腔内充满大量纤维素、大量中性粒细胞、少量巨噬细胞的渗出物。

(2)小叶性肺炎

细支气管壁充血水肿,嗜中性粒细胞浸润,黏膜上皮细胞坏死脱落,管腔内充满大量嗜中性粒细胞及脱落的黏膜上皮细胞等。支气管周围受累的肺泡壁毛细血管扩张充血,肺泡腔内见中性粒细胞、脓细胞、脱落的肺泡上皮细胞等。

(3)间质性肺炎

细支气管壁及其周围组织和小叶间隔等肺间质充血水肿,淋巴细胞、巨噬细胞浸润,肺泡间隔明显增宽,肺泡腔内无渗出物或仅见少量浆液。

3. 临床病例讨论

患者,男,28岁。三天前自觉浑身不适,体温40℃。用药物治疗后症状有所减轻。但第二天仍寒颤、发热。第三天则出现胸痛,咳铁锈色痰,呼吸困难。

入院检查:意识清,高热病容,体温38.7℃,心律100次/分。两下颌淋巴结肿大,压痛

（＋），咽部充血。左胸壁触觉语颤增强，左肩胛区可闻及管状呼吸音，未闻及干湿啰音。心音钝，律整。腹软，肝、脾未触及。X线示左肺下叶大片致密阴影，边界模糊。化验：WBC $13\times 10^9/L$。

经积极治疗，症状好转，一周后出院。

讨论：

（1）本病例的诊断是什么？

（2）本病例有哪些病变？其病理临床联系有哪些？

【实验评价】

1. 用物齐备，操作方法和步骤正确、熟练，描述及绘图准确。

2. 在操作过程中注意爱护显微镜、大体标本、组织切片。

3. 用所学基本理论知识解释临床现象，进行病例分析。

【实验作业】

1. 列表比较大叶性肺炎和小叶性肺炎的异同点。

2. 简述肺癌的病理分型及各型的特点。

3. 绘制低倍镜下大叶性肺炎（灰色肝样变期）形态结构简图。

实验七　消化系统疾病

【实验目的】

1. 观察慢性萎缩性胃炎、胃溃疡、溃疡型胃癌、肝硬化、肝癌、食管癌病理大体标本病变特点。
2. 观察胃溃疡、门脉性肝硬化、慢性萎缩性胃炎的镜下结构特点。
3. 绘制低倍镜下门脉性肝硬化的形态结构简图。

【实验准备】

1. 病理大体标本:慢性萎缩性胃炎、胃溃疡、溃疡型胃癌、肝硬化、肝癌、食管癌。
2. 病理组织切片:胃溃疡、门脉性肝硬化、慢性萎缩性胃炎。
3. 显微镜、双向互动示教系统、多媒体、红蓝铅笔、实验报告、擦镜纸、二甲苯、吸耳球等。

【实验内容】

1. 大体标本观察

慢性萎缩性胃炎、胃溃疡、溃疡型胃癌、肝硬化、肝癌、食管癌标本的观察,识别病变标本并记录病变形态特点。

2. 病理切片观察

(1)慢性萎缩性胃炎

胃小凹变浅,黏膜固有层腺体萎缩、稀疏;胃黏膜全层淋巴细胞、浆细胞浸润;伴肠上皮化生和假幽门腺化生。

(2)胃溃疡

溃疡的底部由表面至深层分四层:炎性渗出层、坏死组织层、肉芽组织层、瘢痕组织层。

(3)门脉性肝硬化

正常肝小叶结构被破坏,可见大小不等,呈圆形或椭圆形的假小叶。假小叶内肝细胞排列紊乱,中央静脉缺如、偏位或两个以上,假小叶外周增生的纤维组织中有多少不等的小胆管增生、慢性炎症细胞浸润。

3. 临床病例讨论

患者,男,60岁。半年前开始出现腹胀,食欲不振,腹部渐膨隆,下肢浮肿。曾于15年前被当地医院诊断为肝炎。

入院查体:意识清楚,面色灰暗,皮肤、巩膜明显黄染。上臂、前胸可见散在蜘蛛痣,手掌大小鱼际发红。心肺未见异常,肝脾未扪及,腹水(＋)。下肢指压痕(＋)。化验检查:总蛋白48.1 g/L,白蛋白27.6 g/L,球蛋白20.5 g/L,A/G 1.3,总胆红素27.9 μmol/L,直接胆红素8.5 μmol/L,谷丙转氨酶120 U/L。B超提示肝硬化,门静脉高压,脾肿大,中等量腹水,腹水为漏出液。CT 示肝凹凸不平,密度减弱不均。肝裂增宽,肝各叶失调。右叶见 4.5 cm×3.5 cm 低密度区域,界限清。临床诊断为肝硬化合并肝癌。

讨论:

(1)结合肝大体所见,镜下应有何种病理改变?

(2)请分析该病变与临床表现之间的关系。

【实验评价】

1. 用物齐备,操作方法和步骤正确、熟练,描述及绘图准确。

2. 在操作过程中注意爱护显微镜、大体标本、组织切片。

3. 用所学基本理论知识解释临床现象,准确进行病例分析。

【实验作业】

1. 胃溃疡底部分哪几层结构?

2. 描述门脉性肝硬化的特征性病理改变,并列举出其病理临床联系有哪些。

3. 绘制低倍镜下门脉性肝硬化形态结构简图。

实验八　泌尿系统疾病

【实验目的】

1. 观察急性肾小球肾炎及慢性硬化性肾小球肾炎的形态特点,进一步理解其病理变化和临床表现之间的关系。
2. 观察急性肾小球肾炎及慢性硬化性肾小球肾炎的镜下形态特点。
3. 绘制低倍镜下慢性硬化性肾小球肾炎形态结构简图。

【实验准备】

1. 病理大体标本:膜性肾小球肾炎、急性肾小球肾炎、慢性硬化性肾小球肾炎、肾癌、膀胱癌。
2. 病理组织切片:急性肾小球肾炎、慢性硬化性肾小球肾炎。
3. 显微镜、双向互动示教系统、多媒体、红蓝铅笔、实验报告、擦镜纸、二甲苯、吸耳球等。

【实验内容】

1. 大体标本观察

膜性肾小球肾炎、急性肾小球肾炎、慢性硬化性肾小球肾炎、肾癌、膀胱癌标本的观察,识别病变标本并记录大体病变形态特点。

2. 病理切片观察

(1)急性肾小球肾炎

肾小球体积增大,细胞数增多,系膜细胞、内皮细胞明显增生,使毛细血管管腔狭窄,甚至闭塞。

(2)慢性硬化性肾小球肾炎

肾小球纤维化和玻璃样变性;肾小管萎缩或消失;肾间质纤维化,淋巴细胞、浆细胞浸润。

3. 临床病例讨论

患儿,男,6 岁,因眼睑水肿、尿少 3 天入院。1 周前曾发生上呼吸道感染。体格检查:眼睑浮肿,咽红肿,心肺(一),血压 126/91 mmHg。实验室检查:尿常规示,红细胞(＋＋),尿蛋白(＋＋),红细胞管型 0～3/HP;尿量 350 mL/24 h,尿素氮 11.8 mmol/L,血肌酐 165 μmol/L。B 超示双肾对称性增大。

讨论:

(1)患儿肾脏的病理变化有哪些?

(2)根据病理变化解释患儿出现的一系列临床表现。

【实验评价】

1. 用物齐备,操作方法和步骤正确、熟练,描述及绘图准确。

2. 在操作过程中注意爱护显微镜、大体标本、组织切片。

3. 用所学基本理论知识解释临床现象，准确进行病例分析。

【实验作业】

1. 急性弥漫性增生性肾小球肾炎的病变特点有哪些？其病理临床联系有哪些？

2. 绘制低倍镜下慢性硬化性肾小球肾炎形态结构简图。

实验九　乳腺与女性生殖系统疾病

【实验目的】

1. 观察乳腺癌、子宫颈癌、绒毛膜上皮癌、葡萄胎及子宫颈息肉病理大体标本的形态特点。
2. 观察葡萄胎、绒毛膜上皮癌、乳腺癌的镜下形态特点。
3. 绘制高倍镜下葡萄胎形态结构简图。

【实验准备】

1. 病理大体标本：葡萄胎、绒毛膜上皮癌、乳腺癌、子宫颈息肉。
2. 病理组织切片：葡萄胎、绒毛膜上皮癌、乳腺癌。
3. 显微镜、双向互动示教系统、多媒体、红蓝铅笔、实验报告、擦镜纸、二甲苯、吸耳球等。

【实验内容】

1. 大体标本观察

葡萄胎、绒毛膜上皮癌、乳腺癌、子宫颈息肉标本的观察，识别病变标本并记录大体病变形态特点。

2. 病理切片观察

（1）葡萄胎

绒毛高度水肿，间质血管大多消失，绒毛表面滋养层细胞轻度增生。

（2）绒毛膜上皮癌

子宫肌层可见大量呈条索状或片状排列的癌细胞团，癌细胞排列紊乱，无绒毛结构，无肿瘤间质。

（3）乳腺癌

癌细胞呈实体片状或条索状排列，癌细胞体积增大，异型性明显，无腺腔结构。

3. 临床病例讨论

患者，女，45岁。1年前无意中发现左乳腺外上方有一黄豆大小的肿块，无疼痛，局部无红肿，未引起重视。近1个月肿块生长迅速，现已长至拇指大小，乃就诊入院。

入院检查：左乳房侧外上象限明显隆起，皮肤表面呈橘皮样改变，乳头略向下凹陷。可扪及一个直径约3.0 cm的包块，质地较硬，较固定，边界欠清楚。左侧腋窝可触及3个黄豆大的淋巴结。临床诊断：乳腺癌伴左腋下淋巴结转移。

手术中病理发现：肿瘤直径约2.5 cm，浸润性生长，状如蟹足，质灰白，有浅黄色小点。镜下观，见瘤细胞成巢状排列，与间质分界清楚。瘤细胞呈条索状，无腺腔形成。瘤细胞大小、形态不一，核深染，可见病理性核分裂象。

讨论：

(1)乳房皮肤的局部表现是怎样形成的？

(2)腋窝下淋巴结可能有何病变？

【实验评价】

1. 用物齐备,操作方法和步骤正确、熟练,描述及绘图准确。

2. 在操作过程中注意爱护显微镜、大体标本、组织切片。

3. 用所学基本理论知识解释临床现象,准确进行病例分析。

【实验作业】

1. 绒毛膜上皮癌在临床上有哪些表现,其病变基础是什么？

2. 绘制高倍镜下葡萄胎形态结构简图。

实验十　内分泌系统疾病

【实验目的】

1. 观察弥漫性毒性甲状腺肿、甲状腺腺瘤、甲状腺癌病理大体标本的形态特点。
2. 观察甲状腺腺瘤和甲状腺乳头状癌的镜下形态特点。
3. 绘制低倍镜下甲状腺乳头状癌形态结构简图。

【实验准备】

1. 病理大体标本：弥漫性毒性甲状腺肿、甲状腺腺瘤、甲状腺癌。
2. 病理组织切片：甲状腺腺瘤、甲状腺乳头状癌。
3. 显微镜、双向互动示教系统、多媒体、红蓝铅笔、实验报告、擦镜纸、二甲苯、吸耳球等。

【实验内容】

1. 大体标本观察

弥漫性毒性甲状腺肿、甲状腺腺瘤、甲状腺癌标本的观察，识别病变标本并记录大体病变形态特点。

2. 病理切片观察

（1）甲状腺腺瘤

瘤细胞小，大小较一致，分化好，呈片状或条索状排列。

（2）甲状腺乳头状癌

乳头分支多，其中心有纤维血管间质，间质内可见沙粒体。

3. 临床病例讨论

患者，女，46岁。颈部肿物多年，近来肿物体积逐渐增大，并出现吞咽困难、声音嘶哑等压迫症状而入院就诊。体格检查：甲状腺明显肿大，表面可触及多个结节。甲状腺功能正常。行甲状腺切除术，标本送病理检查：肉眼见肿大的甲状腺表面及切面有大小不一、数目不等的结节，境界清楚，无包膜。镜下可见甲状腺滤泡大小不一，有高度扩张充满胶质的滤泡，有不含胶质的小滤泡，间质纤维增生。

讨论：

（1）根据以上资料给患者做出病理诊断，并提出诊断依据。

（2）患者为什么会出现吞咽困难、声音嘶哑等压迫症状？

【实验评价】

1. 用物齐备，操作方法和步骤正确、熟练，描述及绘图准确。
2. 在操作过程中注意爱护显微镜、大体标本、组织切片。
3. 用所学基本理论知识解释临床现象，准确进行病例分析。

【实验作业】

1. 甲状腺癌的病理学类型有几种？各型主要病变特点是什么？
2. 绘制低倍镜下甲状腺乳头状癌形态结构简图。

实验十一 传染病与寄生虫病

【实验目的】

1. 观察急性重症肝炎、原发性肺结核、慢性纤维空洞型肺结核、细菌性痢疾病理大体标本的形态特点。
2. 观察急性肝炎、结核结节、细菌性痢疾的镜下形态特点。
3. 绘制高倍镜下结核结节形态结构简图。

【实验准备】

1. 病理大体标本：急性重症肝炎、原发性肺结核、慢性纤维空洞型肺结核、细菌性痢疾。
2. 病理组织切片：急性肝炎、结核结节、细菌性痢疾。
3. 显微镜、双向互动示教系统、多媒体、红蓝铅笔、实验报告、擦镜纸、二甲苯、吸耳球等。

【实验内容】

1. 大体标本观察

急性重症肝炎、原发性肺结核、慢性纤维空洞型肺结核、细菌性痢疾标本的观察，识别病变标本并记录大体病变形态特点。

2. 病理切片观察

（1）急性肝炎

肝细胞体积增大，胞质疏松化和气球样变，排列紊乱，可见嗜酸性小体及点状坏死。

（2）结核结节

病灶中央可见红染颗粒状无结构的干酪样坏死物质及朗格汉斯巨细胞，外周有大量上皮样细胞分布。

（3）细菌性痢疾

肠黏膜被红色假膜覆盖，黏膜上皮及腺体大片消失。

3. 临床病例讨论

患儿，男，4岁，于3月23日急诊入院。入院时家长述患儿晨起自述头痛，高热不退，嗜睡，于中午开始呕吐，颈部发硬。入院检查：体温40℃，面色苍白无光泽，神志不清，时有惊厥，两侧瞳孔不等大，对光反射迟钝，呼吸深浅不均，节律不齐，听诊肺部有湿性啰音。入院后不久患儿忽然出现一阵强烈抽搐，立即呼吸骤停，抢救无效死亡。尸检所见：脑脊液呈微浊状，压力增高，白细胞总数增多，中性粒细胞数量略有增高。肉眼可见脑组织膨隆，血管充血。镜下可见血管扩张充血，其周有大量的淋巴细胞浸润，神经细胞部分出现变性和坏死，并可见部分区域有软化灶形成。

讨论：

（1）本病的病理诊断是什么？依据是什么？

（2）如何鉴别流行性脑脊髓膜炎和流行性乙型脑炎？

【实验评价】

1．用物齐备,操作方法和步骤正确、熟练,描述及绘图准确。

2．在操作过程中注意爱护显微镜、大体标本、组织切片。

3．用所学基本理论知识解释临床现象,准确进行病例分析。

【实验作业】

1．继发性肺结核有哪些类型？各型的主要病变特点是什么？

2．绘制高倍镜下结核结节形态结构简图。

参考文献

[1] 杨红,刘红. 疾病学基础[M]. 北京:高等教育出版社,2013.

[2] 吴和平. 病理学[M]. 北京:北京大学医学出版社,2007.

[3] 张建中. 病理学[M]. 北京:高等教育出版社,2010.

[4] 王见遐,张玉华. 病理学[M]. 北京:中国科学技术出版社,2012.

[5] 吴继峰. 病理学[M]. 北京:人民卫生出版社,2012.

[6] 里德 U N,魏纳 H. 病理学[M]. 北京:人民卫生出版社,1989.

[7] 陈杰,李甘地. 病理学[M]. 北京:人民卫生出版社,2010.

[8] 曾益新. 肿瘤学[M]. 北京:人民卫生出版社,2014.

[9] 李桂源. 现代肿瘤学基础[M]. 科学出版社,2011.

[10] 刘彤华. 诊断病理学[M]. 北京:人民卫生出版社,2013.

[11] 李玉林. 病理学[M]. 8 版. 北京:人民卫生出版社,2013.

[12] 杨光华. 病理学[M]. 5 版. 北京:人民卫生出版社,2001.

[13] 陶仪声,王学春. 病理学[M]. 北京:人民军医出版社,2013.

[14] 步宏. 病理学与病理生理学[M]. 北京:人民卫生出版社,2013.

[15] 任玉波,幼霞. 病理学[M]. 2 版. 北京:科学出版社,2008.

[16] 邹仲之,李继承. 组织学与胚胎学 [M]. 8 版. 北京:人民卫生出版社,2013.

[17] 高凤兰,崔茂香. 病理学[M]. 西安:第四军医大学出版社,2014.

[18] 刘红. 病理学[M]. 西安:第四军医大学出版社,2014.

[19] 王斌,陈命家. 病理学与病理生理学病理学[M]. 北京:人民卫生出版社,2009.

[20] 张敏吉. 病理学[M]. 北京:人民卫生出版社,2004.

[21] 王恩华. 病理学[M]. 北京:高等教育出版社,2003.

[22] 陈命家,丁运良. 病理学与病理学基础[M]. 回允中,译. 北京:人民卫生出版社,2014.

[23] 罗赛 J. Rosai&ACKEMAN 外科病理学[M]. 北京:北京大学医学出版社,2006.

[24] 刘彤华. 诊断病理学[M]. 北京:人民卫生出版社,2013.

[25] 王斌,陈命家. 病理学与病理生理学[M]. 北京:人民卫生出版社,2014.

[26] Rosai J. 外科病理学[M]. 北京:北京大学医学出版社,2014.

课后习题答案

第一章　疾病概论

一、名词解释(略)

二、填空题

　　1. 潜伏期　前驱期　症状明显期　转归期

　　2. 康复　死亡　完全康复　不完全康复

　　3. 濒死期　临床死亡期　生物学死亡期

三、选择题

　　1. A　2. C　3. B　4. E　5. A

四、问答题(略)

第二章　细胞和组织的适应、损伤与修复

一、名词解释(略)

二、填空题

　　1. 萎缩　肥大　增生　化生

　　2. 干性坏疽　湿性坏疽　气性坏疽

　　3. 一期愈合　二期愈合　痂下愈合

三、选择题

　　1. A　2. B　3. C　4. E　5. C

四、问答题(略)

第三章　局部血液循环障碍

一、名词解释(略)

二、填空题

　　1. 肺　肝

　　2. 白色血栓　混合血栓　红色血栓　透明血栓

　　3. 血栓栓塞　脂肪栓塞　气体栓塞　羊水栓塞　其他栓塞

　　4. 心　脾　肾　脑　肺　肠

三、选择题

　　1. E　2. C　3. D　4. D　5. B　6. D　7. D　8. B　9. A　10. D

四、问答题(略)

第四章　炎症

一、名词解释(略)

二、填空题

1. 变质 渗出 增生

2. 浆液性炎 纤维素性炎 化脓性炎 出血性炎

3. 蜂窝织炎 脓肿 表面化脓和积脓

4. 局部蔓延 淋巴道播散 血道播散

5. 红 肿 热 痛 功能障碍

6. 发热 白细胞计数增多 单核巨噬细胞系统增生 实质器官改变

三、选择题

1. E 2. D 3. C 4. B 5. C 6. C 7. C

四、问答题(略)

第五章 肿瘤

一、名词解释(略)

二、填空题

1. 分化 分化

2. 膨胀性生长 浸润性生长 外生性生长

3. 血道转移 淋巴道转移 种植性转移

4. 癌 肉瘤

三、选择题

1. E 2. A 3. D 4. D 5. B 6. D 7. C 8. D 9. C 10. B

四、问答题(略)

第六章 心血管系统疾病

一、名词解释(略)

二、填空题

1. 功能紊乱期 动脉病变期 器官病变期

2. 大、中动脉 细、小动脉

3. 脂纹脂斑 纤维斑块 粥样斑块 继发性改变

4. 斑块内出血 斑块破裂 血栓形成 钙化 动脉瘤

5. 左心室前壁、心尖处和室间隔前 2/3

6. 二尖瓣 二尖瓣和主动脉瓣联合受累

7. 变质渗出期 增生期 愈合期 纤维素样坏死 风湿小体

三、选择题

1. C 2. A 3. D 4. B 5. C 6. E 7. A 8. D 9. B 10. D

四、问答题(略)

第七章 呼吸系统疾病

一、名词解释(略)

二、填空题

1. 黏膜上皮的损伤与修复 腺体增生、肥大、黏液化和退变 支气管壁的病变

2. 细支气管阻塞性通气障碍　细支气管壁的结构损伤和肺泡壁的结构损伤

3. 充血水肿期　红色肝样变期　灰色肝样变期　溶解消散期

4. 肺肉质变　肺脓肿及脓胸　中毒性休克

5. 病毒性肺炎　支原体肺炎

6. 硅结节形成　弥漫性肺纤维化

三、选择题

1. C　2. E　3. D　4. C　5. D　6. B　7. C　8. D　9. A　10. C

四、问答题（略）

第八章　消化系统疾病

一、名词解释（略）

二、填空题

1. 胃小弯近幽门处　十二指肠球部

2. 出血　穿孔　幽门梗阻　癌变

3. 肝细胞变性坏死　传染病

4. 假小叶形成

三、选择题

1. A　2. B　3. C　4. B　5. D　6. B　7. C　8. C

四、问答题（略）

第九章　泌尿系统疾病

一、名词解释（略）

二、填空题

1. 循环免疫复合物沉积　原位免疫复合物形成

2. 血尿　水肿　高血压

3. 新月体性肾小球肾炎　新月体

4. 大量蛋白尿　低蛋白血症　高度水肿　高脂血症

5. 血源性感染　上行性感染

三、选择题

1. E　2. D　3. B　4. B　5. D　6. B　7. D　8. D　9. D　10. E

四、问答题（略）

第十章　乳腺与女性生殖系统疾病

一、名称解释（略）

二、填空题

1. 糜烂型　外生菜花型　内生浸润型　溃疡型

2. 完全性葡萄胎　部分性葡萄胎

3. 乳腺的外上象限

三、选择题

1. B　2. A　3. B　4. B　5. B　6. B　7. A

四、问答题(略)

第十一章　内分泌系统疾病

一、名词解释(略)

二、填空题

1. 增生期　胶质贮积期　结节期

2. 单纯型腺瘤　胶样型腺瘤　胎儿型腺瘤　胚胎型腺瘤　嗜酸细胞型腺瘤　非典型腺瘤

3. 原发性糖尿病　继发性糖尿病

三、选择题

1. B　2. A　3. B

四、问答题(略)

第十二章　传染病与寄生虫病

一、名词解释(略)

二、填空题

1. 变质　渗出　增生

2. 纤维化、钙化　机化与包裹　浸润进展　溶解播散

3. 局限型　浸润型　慢性纤维空洞型　干酪样肺炎　结核球　结核性胸膜炎

4. 淋巴细胞套　卫星现象　噬神经细胞现象　筛状软化灶　小胶质细胞结节状再生

5. 髓样肿胀期　坏死期　溃疡期　愈合期

6. 硬下疳　梅毒疹　树胶样肿

三、选择题

1. C　2. E　3. C　4. B　5. C 6. B　7. A　8. C　9. A　10. B

四、问答题(略)